灾害护理学

主　编　李秀华

副主编　张利岩　刘华平

主　审　李宗浩　田　力

编　者（以姓氏笔画为序）

王　莹（武汉大学公共卫生学院）　　　　张利岩（武警总医院）

王文珍（中国人民解放军海军总医院）　　陆　皓（兰州军区兰州总医院）

王秀华（中南大学护理学院）　　　　　　陈忠兰（四川大学华西医院）

叶　磊（四川大学华西医院）　　　　　　郑　娇（武警总医院）

汉瑞娟（兰州军区兰州总医院）　　　　　段丽娜（空军总医院）

成翼娟（四川大学华西医院）　　　　　　宣　力（广州军区广州总医院）

刘　贝（武汉大学公共卫生学院）　　　　夏季清（空军总医院）

刘万芳（武警总医院）　　　　　　　　　涂　艳（空军总医院）

刘华平（北京协和医学院护理学院）　　　勘　萍（武警广东省总队医院）

刘素珍（四川大学华西护理学院）　　　　崔红燕（武警黑龙江省总队医院）

刘继海（北京协和医院）　　　　　　　　程　艮（首都医科大学附属北京安定医院）

刘逸文（四川大学华西医院）　　　　　　曾凡杰（广州军区广州总医院）

许春娟（中日友好医院）　　　　　　　　管晓萍（武警总医院）

苏　迅（空军总医院）　　　　　　　　　谭晓东（武汉大学公共卫生学院）

李秀华（中华护理学会）

人民卫生出版社

图书在版编目（CIP）数据

灾害护理学/李秀华主编. —北京：人民卫生出版社，2015
ISBN 978-7-117-20290-9

Ⅰ.①灾…　Ⅱ.①李…　Ⅲ.①灾害-护理学-教材
Ⅳ.①R47

中国版本图书馆 CIP 数据核字（2015）第 059166 号

人卫智网	www. ipmph. com	医学教育、学术、考试、健康，
		购书智慧智能综合服务平台
人卫官网	www. pmph. com	人卫官方资讯发布平台

灾害护理学

主　　编：李秀华
出版发行：人民卫生出版社（中继线 010-59780011）
地　　址：北京市朝阳区潘家园南里 19 号
邮　　编：100021
E - mail：pmph @ pmph. com
购书热线：010-59787592　010-59787584　010-65264830
印　　刷：北京铭成印刷有限公司
经　　销：新华书店
开　　本：710×1000　1/16　印张：21
字　　数：400 千字
版　　次：2015 年 5 月第 1 版　2023 年 8 月第 1 版第 3 次印刷
标准书号：ISBN 978-7-117-20290-9
定　　价：66.00 元

打击盗版举报电话：010-59787491　E-mail：WQ @ pmph. com
质量问题联系电话：010-59787234　E-mail：zhiliang @ pmph. com

本书的出版得到

世界卫生组织资金和技术的支持

序

我国是一个自然灾害多发的国家，护士作为医疗卫生系统的重要组成部分参与到灾害救援中并成为医疗救援队伍中的主力军。护士在灾害救援中的作用已经得到了国际护理界的认可，美国护理应急准备教育联合会提出，尽管不是所有的护士都会成为灾害现场的第一反应者，但是每一位护士都应具备应对与灾害救援有关的最基本的知识和技能。

由中华护理学会组织编写的《灾害护理学》是我国第一部着手于护理人员作为救援一线人员的灾害护理书籍，目的是适应国际灾害学科的迅速崛起，提升医务人员应对灾害的救援能力，从而推动我国灾害护理学的发展。这本书以《灾害医学》作为蓝本，以灾害学及灾害医学概念和救援理念作为框架，从备灾、救援、后送伤员、医院救护到灾后检疫、心理疏导等方面扩展了灾害救援的范围，并从灾害救援中护士的作用、专业角色、核心胜任力、灾害专业知识及现场救援技能等方面对灾害护理学做了系统、全面的讲解和描述。既有对灾害理论的阐述，也有对救援现场中分检伤、各种不同场景下的救援技术实践的具体说明和表述，使读者一目了然，在阅读后能够切实解决具体的实际问题。因此，这本书既适合灾害护士的培训，也可以在未来作为学院开设《灾害护理学》课程学习的教材。具有理论性、全面性和实用性。

张宗久

国家卫生和计划生育委员会卫生应急办公室主任
2015 年 5 月

近年来，世界范围内各种灾害频发，造成了重大人员伤亡。中国是世界上自然灾害最为严重的国家之一，灾害种类多，分布地域广，发生频率高，造成损失重。继 2008 年我国南方低温雨雪冰冻灾害和四川汶川大地震发生后，医疗救助工作得到了广泛的重视，护理人员成为医疗救援中的重要力量。

灾害护理学，是研究在各种自然灾害和人为事故所造成的灾害性损伤条件下，实施紧急护理学救治、疾病防治和卫生保障的一门科学。与灾害医学一样正在逐渐成为一门独立的新兴学科而越来越受到世界各国的重视。2001 年，美国在其医学会的倡议下，建立了包括医师、牙医、护理人员在内的三种国家继续教育课程，在全国范围内实施。该课程以基本和高级生命支持为模式，教育内容包括三个水平：核心灾害生命支持（CDLS）、基本灾害生命支持（BDLS）和高级灾害生命支持（ADLS），以及不寻常事件的发现和报告、伤病者的治疗、控制措施的实施、资源和准备计划、灾后群众管理等。灾害教育的形式也发展为学校教育和在职继续教育并存。目前，在护理教学培训中新加入了灾害护理学相关内容，使护理人员自身的整体知识得到重组，并掌握各种减灾、防灾的医疗卫生知识，更好地在灾害医疗救援中发挥作用。目前，灾害教育在很多国家已经形成了系统化和规范化的教育体系，其中包括了严格的课程设置、教学内容确定、教材选择以及教学基地的建设和使用。

《灾害护理学》这本书正是在这样的形势下应运而生，是我国第一部由护理人员主编、参编的书籍，可作为未来针对我国灾害护士培训的主要教材。全书共包括六章，以《灾害医学》为基础，对灾害的概念、灾害医学、灾害护理学及灾害护士能力进行阐述。同时，以护理人员在灾害中的角色为特征，从护理的视野描述了护士在防灾减灾准备阶段、现场救援及灾后恢复阶段中的灾害必备的知识和技能、病人管理、护理人员自我心理问题纾解等。同时，对于我国目前应急救援政策方针也进行了说明，期望护理人员通过对本教材的学习能够提高对灾害的认知和应对能力。

本教材的编者有来自武警总医院、空军总医院、海军总医院、兰州军区总医院、四川大学华西医院、北京协和医院、中日友好医院、首都医科大学附属北京安定医院等参加过多次救援工作的医生、护士；有来自武汉大学公共卫生学院、四川大学华西护理学院、中南大学护理学院从事灾害研究或教学的专家。这个编写团队保证了教材内容的真实、前沿和贴近灾害救援实践。

我们期望本教材能够为读者带来耳目一新的内容，能够为今后灾害护理教学及培训做出贡献！

李秀华

2015 年 5 月

目 录

第一章

灾害护理学概论

　　自古以来，地震、火山、洪水、台风等自然灾害给人类和人类赖以生存的环境造成了严重的破坏。现代社会的发展也带来了许多人为的灾害，如核泄漏、环境破坏等。同时，国家及局部地区的动荡引发的战争灾害、恐怖袭击，使人们的生命和财产遭受严重的威胁。正如联合国前秘书长安南在国际减灾日文告中所说的："我们的世界比任何时候更容易受到灾害的伤害"。尽管科学技术不断发展，提高了人们战胜灾害的能力，但灾害的发生往往没有规律可循，没有人能预测下一个灾害发生的时间、地点及其危害性，而且，不管何种灾害，发生后都会产生相似的医疗和公共卫生后果，都需要医疗资源的支持。因此，灾害医学和护理已成为当今世界共同面对的课题。

　　我国是世界上自然灾害最严重的少数国家之一。灾害种类多、发生频度高、分布地域广、造成的损失大。在各种灾害救援活动中，护士总是同其他专业人员共同工作在第一线，发挥着重要的作用。特别是近年来频繁发生的特大灾害提示人们重新认识了护理人员在灾害应急准备和反应中的作用，并建立了相关的专业机构。继 2001 年 1 月成立的中国"救援医学专业委员会"之后，2013 年 5 月 12 日成立了"救援医学专业委员会护理救援分会"，这标志着我国灾害护理救援事业进入了新的旅程。

第一节　灾　　害

一、灾害的概念

　　广义的灾害是指给人类和人类赖以生存的环境造成破坏性影响事件的总称。世界卫生组织（WHO）对灾害的界定是：任何能引起设施破坏、经济严重受损、人员伤亡、人的健康状况及社会卫生服务条件恶化的事件，当其破坏

1

力超过了所发生地区应用本身资源应对的能力而不得不向该地区以外的地区求援，以应对这些后果即为灾害（或"灾难"）。联合国"国际减灾十年"专家组定义为：灾害是一种超出受影响社区现有资源承受能力的人类生态环境的破坏。从灾害的定义可以看出，灾害必须具有两个要素：其一，灾害是自然或人为破坏事件，具有突发性；其二，灾害的规模和强度应超出受灾社区的自身应对能力。

<h2 style="text-align:center">二、灾害的分类</h2>

因为灾害的成因错综复杂，灾害的分类方法亦有多种。

（一）按灾害发生的过程、性质和机制分类

2006 年 1 月 8 日国务院颁布的"国家突发公共事件总体应急预案"根据突发公共事件的发生过程、性质和机制，将突发公共事件分为以下四类：

1. 自然灾害　主要包括水旱灾害、气象灾害、地震灾害、地质灾害、海洋灾害、生物灾害和森林草原火灾等。

2. 事故灾难　主要包括工矿商贸等企业的各类安全事故、交通运输事故、公共设施和设备事故、环境污染和生态破坏事件等。

3. 公共卫生事件　主要包括传染病疫情、群体性不明原因疾病、食品安全和职业危害、动物疫情，以及其他严重影响公众健康和生命安全的事件。

4. 社会安全事件　主要包括恐怖袭击事件、经济安全事件和涉外突发事件等。

（二）按灾害反应规模分类

1. 一级灾害　指灾害发生地区的内部资源能够自然恢复原状的灾害。

2. 二级灾害　指灾害规模比较大，需要邻近地区帮助才能恢复的灾害。

3. 三级灾害　指需要国家之间进行大规模救助的灾害。

目前，人们对"自然灾害完全是自然的结果"这一错误认识已经有了深刻反省，认识到自然灾害发生的许多后果往往与人为因素有关。许多灾害的性质和强度虽由自然力量所致，但也与受灾地区的人口分布、易损性、应急预案、减灾措施等密切相关。因此，在很大程度上，灾害的严重程度是由人的行为决定的。2005 年，在日本兵库县举行的世界减灾大会上发表的《兵库行动框架》一文中，首次提出用"自然灾害相关灾害"取代"自然灾害"的表达，显示出人们对"人为自然灾害"的重视程度。

三、灾害的分级

灾害的严重程度与受灾社区的承受能力有关，相同的灾害在不同应对能力的社区会有不同的结局，即同等规模的灾害在发展中国家构成灾害，而在发达国家则可能不构成灾害。因此，对灾害的分级目前尚无统一的国际标准，大多数国家采用单种灾度评估和综合灾度评估两种方法来确定社区受灾的严重程度。比如地震、洪灾、矿难、海难等均采用单种灾度评估。

（一）单种灾度评估法

我国对单种灾度分级主要参考人口的直接死亡和经济损失程度，对每种灾害制定相应的分级等级。如地震的灾度分为五个等级。

A 级：死亡万人以上或损失亿元人民币以上者为巨灾。

B 级：死亡千人至万人或损失千万元至亿元为大灾。

C 级：死亡百人至千人或损失百万至千万元者为中灾。

D 级：死亡 10 人至百人或损失 10 万元至百万元为小灾。

E 级：死亡 10 人以下或损失 10 万元以下为微灾。

（二）综合灾度评估法

1. PICE 分级法　1994 年由美国 Kristi Koenig 等人提出一个新的名词"潜在创伤事件"（potential injury creating event，PICE），PICE 用来代表过去所有的人为或自然的意外事件，再按照其等级，评估是否达到"灾害的程度"（表1-1）。PICE 考虑的因素主要有以下 3 个：

A. 事件已经稳定（static）或还正在发展中（dynamic）。

B. 地区的资源状况是否足以应付（controlled）或是需要特别的程序来应付（disruptive），甚至是崩溃的（paralytic）。

C. 影响程度是地区性的（local）、局部性的（regional）、全国性的（national）或是国际性的（international）。

表 1-1　PICE 分级方法

A 事件状态	B 地区资源状况	C 影响程度	PICE 分级	外来资源 需求	外来援助 状态
稳定 （static）	足以应对 （controlled）	地区性（local）	0	不需	互动
动态 （dynamic）	需特别程序 （disruptive）	局部性 （regional）	I	小	警戒

续表

A 事件状态	B 地区资源状况	C 影响程度	PICE 分级	外来资源 需求	外来援助 状态
崩溃 （paralytic）	全国性 （national）	Ⅱ	中	准备
	国际性 （international）	Ⅲ	大	启动

每一个灾害可以用 A、B、C，PICE 分级来描述，如美国 1995 年北领地震就是属于 dynamic 、disruptive、regional、PICE Ⅰ 级的灾害。

2. DSS 分级法　DSS（disaster severity score）灾害严重程度分级是由 Boer 及 Rutherford 等人在 1990 年前后发展出来的，其主要概念是把灾害分为以下七个项目：

（1）对社区的影响（灾害冲击地点及其周边）：例如社区的结构（医院、行政区等），完整的为 1 分；有损害则为 2 分。

（2）原因：人为灾害为 0 分；自然灾害为 1 分。

（3）时间：冲击时间小于 1 小时为 0 分；1～24 小时为 1 分；24 小时以上为 2 分。

（4）灾害范围半径：小于 1km 为 0 分；1～10km 为 1 分；10km 以上为 2 分。

（5）伤病员数目：伤病员数目 25～100 人为 0 分；101～1000 人为 1 分；大于 1000 人为 2 分。

（6）存活伤病员的严重度：如果大部分伤病员不需要住院为 0 分；一半伤病员需要住院为 1 分；大多数伤病员需要住院为 2 分。

（7）救援所需时间：包括搜救、紧急处置与后送。所需时间在 6 小时内为 0 分；6～24 小时为 1 分；24 小时以上为 2 分。

按上述分类，所有灾害可以划分为 1～13 分，例如亚美尼亚的地震为 12 分；而一般的大车祸可能在 1～2 分。

有的 DSS 系统，将第二项自然或人为灾害评分取消，而以死亡人数代替，死亡小于 100 人为 0 分，大于 100 人为 1 分，总分仍为 1～13 分。

四、灾害对人类社会的影响

灾害给人类社会造成巨大影响。全世界每年因为自然灾害和人为灾害造成的损失非常惨重，无论是极端天气引发的洪灾、旱灾、台风、地震，还是交通事故、传染病流行等灾害发生，都会给人们的生命财产安全造成极大损害，阻碍社会的发展，甚至引起国家政局的动荡。

（一）人员伤亡和财产损失

灾害对人类社会造成的损失是多方面的，最直接的是大量人员伤亡和经济损失。

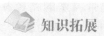

知识拓展

灾害对人类社会造成的直接损失

2004 年 12 月 26 日的印度洋海啸造成了 15 万人死亡，2 万人失踪，52.5 万人受伤。

2008 年全球有超过 24.5 万人在自然灾害和人为灾害中丧生，受灾人数达到 2.11 亿。

2010 年 1 月 12 日海地首都太子港突发地震，造成约 30 万人死亡。

联合国机构"国际减灾战略"2010 年 1 月 28 日在瑞士日内瓦发布全球自然灾害最新统计报告指出，2000—2009 年全球共发生 3800 多起自然灾害，造成 78 万多人丧生，近 20 亿人受到影响，经济损失高达 9600 亿美元。

中国是世界上自然灾害最严重的少数几个国家之一。中国的自然灾害发生频率高，灾情严重。在 1900—2010 年的 110 年间，中国因各种重大自然灾害造成的死亡人数为 1271 万，受灾人数大于 25 亿人次，经济损失超过 3313 万亿美元。随着国民经济持续高速发展、生产规模的扩大和社会财富的积累，灾害损失有日益加重的趋势。灾害已成为制约我国国民经济持续稳定发展的主要因素之一。

（二）环境破坏

人类赖以生存与发展的环境系统，既包括由水、土壤、森林、动植物、空气等要素综合组成的自然环境，也包括人工营造的各种生产、基础和生活服务设施等，各种环境因素相互协调，维系着一个相对稳定的状态，这就是环境安全。然而，当今社会面临的日趋严重且类型众多的灾害，给环境安全造成很大的压力。灾害除了地震、火山等纯自然现象外，更多地与人类破坏生态环境行为密切相关，例如，化工企业的原材料和产品多具有毒性，甚至剧毒，本来这些化工行业的污水治理任务就非常艰巨，一旦地震发生，处理装置受到破坏，必将给人民群众的生活安全和生态环境造成损害；化工、冶金、电力、煤矿以及一些特殊行业的放射性物质，更对环境和人类生活产生巨大的破坏作用。当今全球范围内的气候变化异常、资源匮乏、生物物种锐减、土地沙化、水土流失等生态破坏，是人类活动长期积累造成的恶果。有专家指出：极端天气是由地球变暖所致。全球政府间气候变化专门委员会（IPCC）出版的《气候变化 2007 综合报告》指出，近 100 年来（1906—2005 年），全球温度普遍升高，海平面上升速度与地球变暖一致，这就导致温带风暴的路径和温度场改变，极端天气及其后事件发生频率与强度增大，干旱区域面积增大，强降雨事件频率增多，自然和生物系统出现变化，某些疾病传播媒介重新分布，亚洲和非洲的大三角地区贫困人群处于患病的更高风险中。灾害导致环境破坏，环境破坏也会引发灾害，这凸显了灾害与环境的特殊相互关系，值得我们深思。

（三）次生灾害及传染病流行

许多自然灾害，特别是级别高、强度大的自然灾害发生以后，常常诱发出一连串的其他灾害接连发生，这种现象叫灾害链。灾害链中最早发生的、起作用的灾害称为原生灾害，由原生灾害所诱导出来的灾害则称为次生灾害。比如地震，由于强烈地震使山体崩塌，形成滑坡、泥石流；水坝河堤决口造成水灾；易燃易爆物的引燃造成火灾、爆炸或由于管道破坏造成毒气泄漏，以及细菌和放射性物质扩散对人畜生命造成威胁等，对人们的生命财产造成严重破坏。此外，灾害发生后，由于清洁水源被破坏、流动人口增加、媒介生物孳生、卫生状况恶化以及灾民营养缺乏等因素，极易引起某些传染病流行。如与水污染有关的传染病：腹泻、甲型肝炎、钩端螺旋体病；与人口密集有关的传染病：麻疹、流行性脑膜炎、急性呼吸道传染病等；与媒介动物有关的传染病：疟疾、登革热等，还有其他如破伤风、狂犬病等。

（四）社会动荡

灾害造成的影响可殃及整个社会，灾害频发会加剧社会矛盾，给社会造成不稳定。一方面，灾害引起民心浮动，特别是巨大灾害造成民众大规模逃亡时，给社会管理带来困难，造成社会秩序的不稳定。另一方面，政府也面临巨大压力，在灾害救援以及灾后重建过程中，政府要投入大量的人力、物力和财力，若救灾不力或决策失误，将导致民众不满，出现抢劫、破坏事件，甚至引发国家内部危机，严重时可导致政权更替，如 20 世纪 70 年代，飓风和洪灾导致原巴基斯坦国家分裂。因此，灾害是影响民心稳定和社会发展的一个重要因素。

五、人类对灾害的认识

灾害是一个古老的话题。人类社会的历史就是与大自然抗争的历史，自古以来，人类一直没有停止过对灾害原因的研究和预控的追求。

自人类产生之时就开始了关于灾害的探究和阐释，直到近代以来才渐趋科学。随着经济社会的进步尤其是科学技术水平的提高，人类对灾害实质的理解逐渐由以不可思议的自然现象转变为以自然现象对人类的影响为中心，认为灾害是对人的生命财产带来破坏和损害作用的事件。古代视瘟疫为天谴，时至近代，传染病已被理解为可控制的自然现象，像天花、鼠疫等这些曾经在世界各地猖狂肆虐的传染病，如今已成为淡漠的往事。尽管某些传染病诸如艾滋病、感冒等流行病一时还难以全面有效地控制，近些年又新出现或复生了一些诸如埃博拉病毒感染、SARS 等易传染、死亡率高的疾病，但是，人类对战胜这些灾害始终充满希望。

历史进入近现代，人类通过发展科学技术和生产力，不断增强了对自然的"控制"与"征服"能力，但所带来的人口膨胀、资源短缺、环境污染和生态破坏却是前所未有，以致厄尔尼诺现象、温室效应、沙尘暴、大洪水、大旱灾、沙漠化等，纷至沓来，造成了已经显露的和一些现在仍无法预知的破坏。人们已经认识到，自然灾害产生的许多后果往往与人为因素有关，并开始谋求防灾减灾的政策和措施，大量的行动促进了多学科领域共同致力于减灾的发展。1972 年 6 月，在瑞典首都斯德哥尔摩召开了联合国人类环境会议，这是世界各国政府共同讨论当代环境问题、探讨保护全球环境战略的第一次国际会议。会议通过了《联合国人类环境会议宣言》，呼吁各国政府和人民为维护和改善人类环境，造福全体人民，造福后代而共同努力。同时，通过的重要文件之一——《21 世纪议程》成为了"世界范围内可持续发展行动计划"，它是从目前至 21 世纪在全球范围内各国政府、联合国组织、发展机构、非政府组织和独立团体在人类活动对环境产生影响的各方面的综合行动蓝图。1992 年 6 月在巴西里约热内卢举行的联合国环境与发展会议，重申了 1972 年的《联合国人类环境会议宣言》，并试图在其基础上再推进一步，建立一种新的、公平的全球伙伴关系的目标，致力于达成既尊重所有各方的利益，又保护全球环境与发展体系的国际协定，这标志着人类在维护地球的整体性和相互依存性的共识已经形成，这将对 21 世纪全球环境保护、社会可持续发展产生积极的、深远的影响。

（王秀华）

第二节 灾害医学

一、灾害医学的概念

灾害医学是研究自然和人为灾害与人类生命和健康的关系，探究各种灾害对人类生命和健康的影响和规律，在灾害条件下及时实施有效的医学救护和卫生防护的一门学科。灾害医学虽然是一门与灾害有关的医学，但它涉及的领域相当广泛，与流行病学、急诊医学、伦理学、公共卫生学、管理学、心理学、地质学、建筑学等许多学科关系密切。

二、灾害医学的特征

灾害医学除了医学应急（主要包括急救与防疫）的技术层面外，最显著的特征是具有突发性、群体性、复杂性等特点，并常同时伴随社会生活层面的许多部门受到严重影响（如道路、通信、交通、水电等），灾害医学的实施常需要政府组织相关部门统一协调才能有效应对，体现出其独特性。

（一）医学救援社会化

灾害医学是一项社会系统工程，是需要政府主导、全社会投入的一门实践性很强的新兴交叉性综合学科。重大灾害具有突发性，常常在短时间内造成大量人员伤亡，伤病员处在恶劣的环境中，因此，医学救援呈现出强有力的组织体系和多部门协作的态势。救援需动员社会一切可以借助的卫生资源，以及通信、交通、能源、建筑、保险、气象、供水等部门的力量，密切依靠消防、警察、军队等救援人员，共同完成救援任务；同时，灾区灾后的医疗系统重建同样需要社会资源。

（二）组织结构网络化

在灾害救援时，建立强有力的组织指挥系统和科学的应急救援网络十分重要，灾害医学救援的实施与急诊室工作不同，不只是医护人员之间的协调配合，更需要外界的人力、物力的援助，这时，统一指挥和调度显得尤为关键。医学救援首先应在当地政府以及救援指挥中心的领导下开展工作，依靠组织机构的网络系统，启动紧急救援预案，调动一切需要的力量，及时进行医疗救援人员的合理调配、急救药品和器械的运送，以及根据伤情及时而恰当地将伤员转运到各级医疗机构等工作，有条不紊实施救助，从而保障医学救援工作顺利、高效运行。

（三）抢救现场化

灾害救援不同于院内急诊科、ICU，也不同于院前急救。在短时间内灾区受伤人员多、伤情严重、并发症以及心理障碍者多，大量医务人员、移动医院、救护车、医疗药品等需迅速到达现场，医务人员必须在短时间内进行现场分诊、救治和转运伤员；有时，在缺少必要的器械、设备的情况下，只能就地取材，救援任务十分艰巨。而灾区环境充满危险性、无序性和刺激性，给卫生救援带来巨大困难，同时也给救援人员带来很大的心理压力。这需要医疗卫生人员精湛的专业技术、良好的心理适应能力和较好的身体素质，在艰苦的救援现场，尽最大努力救治伤员。

（四）知识普及化

灾害医学的重要任务之一是向民众普及灾害相关知识，包括灾前防御演练、灾害中自救与互救知识、灾后的公共卫生及传染病预防知识、心理应激的处理等。积极开展灾害医学知识研究、灾害医学应急培训与演练，促进灾害医学救援知识的普及和推广，提高群众的自救与互救能力，是灾害医学不可或缺的研究内容。自然灾害的发生往往是难以阻止的，但是各部门事前做好相关的应急救援预案，使民众掌握紧急避险和逃生的知识，将能最大限度地降低受灾程度。

（五）跨学科、跨部门、跨地区、跨国界合作

当今全球经济正趋于一体化，交通发达、信息和科技的交流频繁，使各地的联系愈来愈密切，灾害医学的发展出现了跨学科、跨部门、跨地区、跨国界的合作趋势。灾害医学融多学科为一体，且涉及经济、教育、科学、政法等社会各方面和部门；灾害医学的科学研究已经国际化，国家之间开展广泛的学术交流与合作，也体现了"全球一体化"的特点；同时，世界灾害救援出现了跨国界的合作，许多国家积极参与联合国人道主义紧急救援事务，例如，我国的四川汶川地震后，先后有日本、俄罗斯、韩国、新加坡等国家的国际救援队参与救援；中国国际救援队自成立后，也先后参与了阿尔及利亚、伊朗、印度尼西亚、巴基斯坦等国家的灾害救援工作，其高尚的人道主义精神获得国际社会的广泛赞誉。

三、灾害医学的范畴与任务

（一）灾害流行病学

灾害流行病学是运用流行病学和其他预防医学手段，对疫病灾害和灾害诱发疫病的发生、发展规律及其影响因素进行研究，并采取预防和救治措施的学科。主要工作任务包括：疫病监测和疫情报告、及时发现传染源并进行积极的治疗和有效控制、分析并消除危害因素、指导个人防护方法、分析流行因素和流行规律等。

（二）灾害救援医学

灾害救援医学是研究灾害条件下进行医学救援的科学规律、方式、方法、

组织的一门学科。涉及灾害救援的各方面、各个阶段,是灾害救援的重要组成部分。主要工作任务是灾害现场伤员救治,包括营救幸存者、进行检伤分类、现场急救;疏散和运送伤员;灾区的卫生防疫工作;灾后心理障碍的处理;灾后帮助当地医院的重建与医疗培训工作。

(三)灾害医学教育

纵观各类灾害的救援行动,任何一次灾害救治的成效不仅与专业技术人员的救治水平有关,还与灾民的自救互救能力、救援机构的组织指挥能力、各救援力量的环境适应能力和协调配合能力等息息相关。因此,普及灾害医学知识、提高专业救援技能极为重要。灾害医学教育的主要任务是:开展群众性的宣传教育、对重点人群(警察、司机、消防员)进行培训、对救灾医务人员进行特殊技能培训。

(四)灾害管理

灾害管理是减灾系统的中枢,管理水平的高低直接决定了减灾科技发展和减灾能力的强弱。我国现行的灾害管理工作中,无论是体制,还是手段和方法均有许多不完备之处,因此,2009年5月国家颁布的《中国的减灾行动》白皮书中明确提出:在未来一段时期内我国灾害管理任务繁重。国家灾害管理的目标是:建立比较完善的减灾工作管理体制和运行机制,大幅提升灾害监测预警、防灾备灾、应急处理、灾害救援、恢复重建能力,使公民减灾意识和技能显著增强,人员伤亡和自然灾害造成的直接经济损失明显减少。灾害管理的主要任务包括:灾害风险隐患和信息管理、灾害监测预警管理、救灾物资管理、交通通信管理、灾害学科建设和人才培养管理、立法和经济管理等。

四、灾害医学的现状与发展

(一)国际灾害医学的发展现状

现代灾害医学起步于西方发达国家,1864年8月在瑞士日内瓦成立了"红十字会"(Red Cross Society)组织,该组织由起初的改善战伤救护条件逐渐发展为对各种自然灾害的救援、急救、护理等国际人道主义机构,该机构在两次世界大战的战伤救护中发挥了极其重要的作用。尽管如此,灾害医学及医学救援的发展还是始于20世纪50年代,在欧洲,法国率先创立了"SAMU",即急救、复苏体系,使医生、护士走出医院,将急救前移至社区、家庭,开展现场急救,SAMU医疗从业人员主要是医师、护士,因此,救护质量很高。随着救护车装备的完善以及急救经验的不断积累,很快在全国统一了急救组织、人员、装备、运作的规范化标准;同时,开始了对社会急救的培训、统一急救电话等,大大缩短了病人等待抢救的时间,此举被认为是急救的革命性里程碑。60 年代，法国开始建立城市急救网点，通过缩短急救半径，为病人赢得救治时间。地面救援虽日趋完备，但不及空中救援迅速，特别是山地丘陵地带，因此，70 年代欧洲国家建立起空中医学救援体系，特别是德国，它拥有世界上最密集、最完善的空中救援网络和最高的救援标准，是世界上航空救援体系最为发达的国家，国内任何一处都可以在 15 分钟内得到航空救援服务，可以说欧洲的急救形成了地面与空中融合的立体医学救援模式。美国也是在这一时期建立了具有其特色的救援模式，即紧急医疗服务体系（emergency medical service system，EMSS），此模式是警察、消防、医疗一体化，通过"911"一键式呼救，使伤者得到及时救助，大大方便了救援，也使城市中日常危急重症救护得到快速、灵活、有效的处置，并且，由于急救人员只要经过专业培训即可获得资质，较之医学院校正规培训成本低，因而显示出巨大的优越性，成为引领全球紧急医学救援的标杆。

1955 年美国匹兹堡大学国际心肺复苏研究中心著名急救医学学者、当代心肺复苏创始人彼得·沙法（Peter Safar）教授将其研究中心更名为"国际心肺复苏与灾害医学研究中心"，引起世界各国的关注。1963 年瑞典国家医学防护咨询委员会成立了世界第一个灾害医学救援组织。1976 年，来自七个国家的急救和重症监护医生在瑞士日内瓦成立了世界上第一个专门研究和探讨急诊医学和灾害医学的学术机构——急救和灾害医学俱乐部，不久，俱乐部更名为"世界急救和灾害医学学会"（World Association on Emergency and Disaster Medicine，WAEDM）。WAEDM 的成立，很快吸引了社会有关部门、人士的关注，在此后的几年里，国外学者逐渐把注意力和研究重点放到灾害医学上来。1981 年，美国建立了国家灾害医疗系统（National Disaster Medical System，NDMS），通过一些政府组织的支援和医疗队对受灾地区实施快速有效的救援。2005 年，美国政府成立了灾害医学委员会（American Board of Disaster Medicine，ABODM）和灾害医学协会（American Academy of Disaster Medicine，AADM），至此，美国及西方发达国家逐步建成了灾害救援体系。

（二）中国灾害医学的发展现状

我国灾害医学的发展比西方发达国家相对滞后，20 世纪 80 年代，我国著名急救医学专家李宗浩教授经彼得·沙法介绍加入了 WAEDM 组织，并担任了该协会主编的《院外急救与灾害医学》杂志的编委，这标志着我国灾害医学正式与世界接轨，1980 年 3 月，由李宗浩教授发起并得到原卫生部的支持，在北京召开了建国后第一次城市急救站工作会议，并成立了我国第一个急救医学学术团体——中国急救医学研究会。1989 年 4 月，中国政府为了积极响应第 44 届联合国大会的"国际减灾十年"行动计划，首次成立国家级的减灾防灾机构——国家救灾委员会。从 20 世纪 90 年代开始，中国专家十分关注"灾害医学"的研究进展，1992 年中华医学会急诊医学会成立了"灾害医学专业组"；一段时间里，从国家到省市一批专业化救援队相继成立；同时，灾害医学相关书籍也开始译著、编写并出版发行。1995 年 4 月原卫生部发布了《灾害事故医疗救援工作管理办法》，这是我国关于灾害救援的第一部法规性文件。2000 年 1 月，经科技部、民政部批准，成立了中国灾害防御协会救援医学会；同年 4 月，成立了中国国际救援队（China International Search & Rescue Team，CISRT），这是一支达到联合国重型救援队标准的专业地震灾害紧急救援队，在国际、国内的灾害救援工作中发挥了积极的作用。2006 年 1 月 8 日，国务院正式发布《国家突发事件总体应急预案》，对突发公共卫生事件的预防和应激准备、报告与信息发布、紧急处置及法律责任等问题制订了具体措施，标志着我国将应对突发灾害事件纳入了法制化轨道，也标志着我国处理重点灾害事件应对机制的进一步完善。2008 年汶川发生特大地震后，政府总结了地震救灾的经验与教训，在各省市设立了应急救灾办公室，积极参与防灾救灾工作。并根据我国实际情况，将军队中具备救援和保障能力的主要应急救援力量纳入国家灾害医学救援体系中，在每一次灾害救援中，军队发挥了极其重要的作用。自 2009 年开始，我国将每年的 5 月 12 日定为"防灾减灾日"。

　　近些年来，我国灾害医学取得了一些成就，但从整体上看，灾害医学的发展尚处于起步阶段。当前，中国对于灾害医学的研究和认识远不能适应灾害救援的需要，发展灾害医学、完善灾害救援体系任重而道远。

（三）我国灾害医学展望

　　1. 构建完备的灾害医学救援组织体系　　减灾工作的过程系统由测、报、防、抗、救、援六大环节构成，只有将各环节统一考虑才能实现无缝连接，实现减灾效益的最优。国内外实践表明，作为灾害救援体系不可或缺的组成部分，建立科学完备的医学救援体系至关重要。继 2006 年国家颁布《国家突发公共卫生事件应急预案》和《国家突发公共事件医疗卫生救援应急预案》后，虽有地方政府将医学救援体系建设纳入政府建设中，但医学救援体系发展仍然相对滞后，我国应从实际情况出发，借鉴国外经验，构建具有中国特色的、完备的灾害医学救援组织体系。包括健全相关法律体系；成立统一的防灾救灾领导机构，实施统一指挥和调度；以急救医学体系为基础，以军队提供机动性支援为特色，组织灾害医学救援；同时，开展广泛的宣传教育活动，对各级各类人员进行培训，以提高国民的防范意识和自我应急处理能力等，从而形成全民族共同应对紧急事件的强大合力。

2. 成立灾害医学研究机构 灾害医学是一个全球性的社会医学问题，近年来，国际上十分重视灾害医学的研究，欧美等发达国家已相继成立了全国性灾害医学学术组织和灾害医学救援中心，并进行了广泛的理论与实践探索。相比之下，我国存在较大差距，迄今尚无相应的灾害医学学术组织。因此，成立全国性灾害医学学术组织和灾害医学救援中心将对灾害医学研究发挥重要的作用，并以此为契机，开展灾害医学学术研究，活跃学术氛围，深入探讨自然变化与人类活动对自然灾害的双重影响、灾害对人类健康的危害、灾害医学救援的专业化标准等，开展广泛的国际性交流与合作，进一步推动我国灾害医学的发展。

3. 培养灾害医学人才 我国灾害医学研究刚刚起步，未建立灾害医学教育培训体系，灾害医学专业人才匮乏。目前，我国绝大多数医学院校尚未开设灾害医学的相关课程，绝大多数在岗的医护人员没有接受过灾害医学的规范培训，缺乏现场救护的基本知识和技能。因此，充分利用现有的教育和卫生资源、建立灾害医学培训教育体系、推动灾害医学教育的发展是当务之急。医学院校应开设灾害医学及相关选修课程，确立灾害医学教育的目标，明确主要的教学内容，采取良好的教学形式使学生掌握灾害医学的相关知识和技能；同时，将灾害医学纳入继续教育体系，建立灾害医学的信息网络系统，进行网络化教育，对各行政区域大型综合医院及中心医疗机构的医护人员进行培训；医院也可对在岗人员开展灾害相关知识和技能的继续教育培训，定期组织模拟演练，以加快灾害医学人才队伍的建设和发展。

（王秀华）

第三节 灾害护理

一、灾害护理的概念

灾害护理（disaster nursing）又称灾难护理，目前国内还没有对此提出统一的定义或翻译标准。世界灾害护理学会对灾害护理的定义是："系统、灵活地应用护理学独特的知识和技能，同时与其他专业领域合作，为减轻灾害对人类的生命或健康所构成的危害而开展的活动"；"灾害护理学"则是指"灾害护理活动所需知识与技术的开发及其成果的发布与应用的一门学科"。

二、灾害护理的特征

灾害护理对护理人员的护理理论和技能提出了特殊的要求。与平时的护理工作不同，以往实施的传统的急救结构、护理技能、理论框架难以适应灾难发生时的境况。这主要是由灾难护理的特征决定的。

（一）工作量大且复杂

由于灾难的突发性和强烈的破坏性，常常会有大批伤员同时出现，病情紧急复杂，有单一伤也有多发伤，以多发伤为主。因此，灾害护理工作较一般护理工作更为艰巨复杂。护理人员在预检分诊、初筛及病情观察过程中没有太多时间思考，须条理清楚，反应敏捷且判断正确。在灾难发生后的混乱、惊恐、焦虑的氛围中，护理人员要保证高效率工作，是对体力、心智和情绪的考验。同时，由于救援行动需要多个团队的即时协作，任务复杂，沟通困难，出现指挥混乱，工作程序不合理等情况时有发生。在组织中，护理人员很难确切掌握现场信息及预测下一步的工作内容与流程，而这种情形又可能影响整个团队的运作效率。

（二）工作环境艰险

在平日绝大多数情况下，护理技能训练场景是在具备高科技医疗器材及良好物资供给的医院进行，护理人员缺乏在灾害环境中资源匮乏条件下的工作经验。当灾难摧毁电力、交通及医疗机构时，护理人员的能力施展受到限制，无法发挥原有的水平。灾难发生时的高压力工作环境，如检伤分类或陈尸处理，护理人员直接接触死伤或者垂死者，部分尸体还没有掩埋处理，这样的场景对救援人员会产生剧烈的心理冲击。同时，灾害伴随着各种炎暑、寒霜、风雨、雷电气候，海上或山区的险象，各种病伤、疫情、意外的风险，以及狭窄吵闹的工作环境，食宿恶劣、无水盥洗的居住状况，物资装备及人力不足（或过多）等因素均是造成压力的原因。某些情况下甚至需要救护人员具有野外生存和自救技术，如攀登、游泳、悬浮等技术，才能有效实施高山、水上等救援并在必要时进行自救。在救灾现场，目睹伤亡恐怖的场面，有可能使护理人员经历"替代性创伤"，以及和灾民相似的"创伤后压力反应"。如美国经历"9·11事件"灾难现场的护理工作人员普遍出现压力征象及综合征，如震惊、害怕、悲伤、做噩梦，脑海中一直出现照顾过的病人形象，突然想哭或高血压等生理症状。

（三）伦理困境的冲击

人道主义是医学道德的基本原则之一。它要求医务人员必须重视病人的生命价值，尊重其人格尊严，自觉地维护病人的医疗权利，坚持在医疗面前人人平等。护理人员向来被视作病人权利的维护者、代言人。但灾难医学有其特殊的伦理要求，如在伤员量大、人力、物力有限时，重伤员不再无条件地比轻伤员优先处理，而是以尽可能抢救多数伤员为原则，灾难救护中只对那些经过处理才能存活的伤员给予优先处理，而对不经过处理也可存活的伤病员和即使处理也会死亡的伤病员则不予优先处理，这些原则对提高灾难医学的救治效益至关重要且卓有成效，体现了科学务实的精神。但这一做法却与人人享有平等的医疗权相悖，护理人员在检伤分类过程中将那些无法救治的人员排除在外，是否剥夺了他们的医疗权？优先救助对象的确定即排定了获得医疗权的先后顺序，这是否背离了权利平等？另外，知情同意与紧急救治的冲突在灾难现场时有发生，一些病人没有家属可以询问，在进行一些操作时无法履行先告知后施行的原则。救护人员因长时间目睹伤害及死亡，并在混乱冲突中进行着攸关生死的决策，因此，比一般人更易出现较多的精神障碍。一项质性调查发现，灾难现场的护理人员处在无法救回受灾者的罪恶感及与"先救谁"的伦理和道德责任的冲突之中。这些研究提示，灾难护理人员不仅要调整自己的心理状态，倾其所能全力抢救伤病员，还需要对平时的伦理观做出必要的调整。

（四）人员选拔与培养的困难

灾难护理是一种可教育、可训练、可增强的能力，通过教育、管理与业界的共同协调与努力，完全可以培训出一批灾难护理的精兵强将，服务于国家和民众。国内有学者建议开展我国灾难专科护士培养，提议灾难专科护士培养应以"多能"为前提和基础，"一人多能"和"多能一专"是主要培养目标，唯此才能保证为伤员提供高效、持续的护理服务。"一人多能"指的是灾难专科护士应该具备灾难护理的各种相关基本知识。"多能一专"是指灾难专科护士在具备多能的前提和基础上，根据其自身专业特点，熟练掌握与大型灾难密切相关的专病特长。汶川地震中"全专业适任"护士在现场急救、手术配合、伤员转运、院内后续治疗、重症监护及突发事件的应对中均显示出了特有的优势。这样的人才有利于跨专业护理多系统伤情的病人，具有更强的救治和护理能力，是抗震救灾护理队伍中的"多面手"。但是，如何培养"全专业适任"护理人员、如何界定其核心能力与专业素养？目前，灾难护理知识、技能及教育计划尚无统一标准可依循，这些问题是今后深入进行灾害护理研究的方向。

灾害护理在我国是新兴的学科，缺乏合格的师资，更没有完整及深入的教学，要真正培养出"一人多能"和"多能一专"的灾难专科护士远非近期可以达到的目标。

三、灾害护理的范畴与任务

（一）灾害护理的范畴

灾害发生的周期可分为 4 个时期："始动期"：即灾害发生后所进行的紧

急救护和救命的时期；其次为"灾害中期"；进入恢复再建阶段称为"远期"；把进行灾害的应对和训练的时期称为"准备期"。以下根据灾害不同的周期阐述护理人员在灾害护理中的作用。

1. 始动期

（1）现场营救和就地抢救：在接到伤员后，迅速对其进行卧位的安置，除去有污垢的衣服，医疗救护人员以救为主，其他人员以抢为主，各负其责，相互配合，以免延误抢救时机，在医生查体的同时护士迅速给伤员清理呼吸道，保持呼吸道通畅，吸氧、止血、包扎、固定、建立留置针静脉通道，检测生命体征，执行医嘱，做好需手术者的术前准备，做好轻中度受伤病人的病情观察、诊疗、护理工作。

（2）预防疫情和创伤处理：灾民砸伤、划伤、扎伤等外伤随处可见，伤口直接暴露接触病原菌，病菌复杂，条件有限，无法进行微生物检测。护理人员对每处伤口都要进行彻底清创消毒，严密观察伤口情况，对可疑坏疽的病人隔离治疗。加强对灾区恶劣环境的整治，集中处理医疗垃圾，协助卫生防疫部门的工作。

2. 灾害中期　灾害中期要注重伤员的康复和灾后生活重建。国际护士会前主席、日本护理学会前会长南裕子教授等认为：受灾者在避难所和临时住宅生活的时间越长，其健康问题越严重。因此在灾害中期，为防止受灾人群陷入孤立无援的状态而开展持续的护理活动非常重要。

3. 灾害远期　灾难远期要加强心理干预，建立共同的心理目标。日本灾害救援中加强远期心理应对干预包括：对受灾者的关怀，帮助受灾者恢复健康生活的援助活动和地区社会重建的援助活动等内容。日本护理志愿者在灾后会向受灾者提供健康咨询服务，同时他们还提出安慰心灵伤痛必须要做的"3T"，即：交谈（talk）、眼泪（tears）、时间（time）。

4. 准备期　灾害发生前的应对是灾害准备期的重要内容，即通过进行防灾活动，将可能受灾人群的健康问题减少到最小范围。

（二）灾害护理的任务

1. 研究各类灾害致伤的规律　各类灾害造成的伤害不同，因此要深入研究各类灾害造成伤害的规律，从而为制定有针对性的现场应急预案和预防继发性伤害的方案打好基础，并做好急救技术培训、演练和基本物资准备。

2. 各类灾害事故应急预案的制定　应急预案要全面、可操作性强，急救人员及急救器材要落实，常备不懈。参与并组织院前及院内急救的演练，密切配合，不断提高应急反应能力和护理学救护水平。

3. 研究灾害事故现场抢救指挥　研究主管灾害护理学救援的护理行政人

员应该接受哪些必要的专业培训，如何根据所辖区的卫生资源，各类不同灾害的致伤特点和规律，不同性质、不同规模的灾害，合理地调度卫生资源及有效指挥现场急救；并学习如何与交通、公安、武警、消防、军队有关部门等建立特殊关系，建立起一条灾害急救高速网络。

4. 急救医学护理学的网络建设 包括院前急救和院内急救系统的建设，如现代通信设施、交通工具、急救器材、急救专业护理人员等。目的在于提高急救护理反应能力。

5. 赴灾区进行现场抢救 在地震、飓风等灾难突然发生的数分钟内，只能依靠自救、互救和第一目击者的救助。这些救助的操作虽然非常简单（如从倒塌物掩埋或挤压中解救出来，压迫止血，脱离险境等），但十分有效。灾害发生后数分钟至数小时或 1~2 天内，本地尚存的医护人员和开始进入灾区的少数急救人员对伤员实施初级生命支持，如止血、清理呼吸道、胸部按压等。此后，大批外来医学救援人员进入灾区，开始有组织地对伤员进行高级生命支持。此时由专业人员对重伤员进行胸腔引流、通气、供氧、止痛、除颤等抢救措施。受灾的重伤员经抢救，病情稳定后，及时送至固定医疗机构。在出现大批伤员的情况下，要把主要力量放在大多数伤员的救治上，而不要把个别极重度伤员作为救护重点。

四、灾害护理的现状与发展

（一）国际灾害护理的发展现状

在 2001 年美国"9·11"事件、2005 年卡特琳娜飓风等灾难救援中，美国联邦紧急事务管理局（Federal Emergency Management Agency，FEMA）下设的国家灾害医疗系统（National Disaster Medical System，NDMS）设计的流动医疗队和帐篷医院已经应用，充分显示出使用护士的有效作用。在急救单元的建立、启动、运行中对护士的地位和作用给予了极高的评价。同时，对医生、护士关于高级灾难生命支持（advanced disaster life support，ADLS）等所使用的教材和培训都处在同一等级上。美国有关部门指出，在未来的 10 年内，基本灾难生命支持（basic disaster life support，BDLS）、高级灾难生命支持课程提供有关在各种灾难事故现场如何做好准备及实施抢救程序的培训，不仅是创伤，还包括一些特殊的情况：如化学、生物、放射等，这将是美国每一个医生、护士都必学的同一级别的课程，当然还包括紧急医疗服务体系的专业人员和医院急诊科人员。事实上，近十多年来欧美医学救援行业发展非常快，美国与欧洲一些国家比较，各种灾难更加频发，对护理学、护士的地位和作用更为重视。

日本也是一个自然灾害十分严重的国家，对灾害的防御、演习及医学救援工作一直较为重视。在灾害发生后，护士与其他专业急救人员一起在现场参与抢救，充分发挥其专业知识与技能。近年来，日本护理人员对灾害护理的关注度持续增高，伴随灾害多发的状况，护理人员充分认识到灾害中护理的必要性。例如：日本护理协会及各地方护理协会都建立了灾害护理的研究会，从2008 年开始，已经与日本国际协力机构（JICA）合作实施了为期 1 个月的灾害护理协作研修项目。

1990 年中期，"灾害护理"这一概念首次引入韩国。红十字看护大学新增"急救与灾害护理"课程以后，在本科教育中增加相应内容的学校在不断增加。2005 年对韩国所有看护大学进行的调查显示，尽管没有单独开设灾害护理课程的学校，但混合开设灾害护理和急救护理的占 36.7%，即 36 个学校开设了相关的课程，虽不是单独的一门课程，但大都在成人护理学、社区护理学等课程中进行讲授。

（二）中国灾害护理的发展现状

相对发达国家而言，我国的灾害护理起步较晚。目前处于探索阶段，没有形成完整的学科体系，未跟上国际形势的发展变化。目前国内护理界尚未成立灾害护理相关职能部门，院校也未正式开设灾害护理学基础教育和继续教育课程。根据日本和美国等国家灾害护理的经验，灾害救援不仅包括灾害发生时的紧急救援，还包括灾害发生前的准备阶段及恢复重建阶段的长期应对，如灾难护理教育和灾后健康咨询和心理疏导，我国在这两个阶段的护理工作还需完善。有学者对 20 所开设本科护理专业的高等护理院校进行了灾难护理学课程设置的调研，结果显示，只有个别部队院校的护理学院开设了灾难护理学相关课程。由此可见，我国在高等护理的基础教育中尚未将灾害护理纳入课程设置。《突发公共卫生事件应急条例》颁布实施后，推动了我国灾害医学以及灾害护理学的发展。2004 年，《中华护理教育》杂志以第 9 届中日护理学术交流会为契机，提出了我国应重视灾害护理教育，由此灾害护理得到了进一步发展。汶川地震的发生，凸显了护理人员在灾害救援中的巨大作用，灾害护理相关论文急剧、快速增加。我国原卫生部和世界卫生组织共同主办了"2008 年亚太地区突发事件与灾害护理协作网会议"；2009 年中华护理学会成功主办了"全国灾害护理学术交流暨专题讲座"会议，成为我国灾害护理发展的里程碑，但与国外相比还有一定的差距。

（三）我国灾害护理的展望

灾害护理学特别是中国灾害护理学要想跟上国际灾害救援医学发展的步伐，适应世界灾害救援的需要，任重而道远。目前我们亟待完成以下几方面的工作。

1. 成立灾害护理的职能部门　在整个护理界，虽然灾害护理尚未形成完整的体系，但美国、日本等国家已经拥有了本国的灾害护理救援系统和组织。由于国家体制的不同，在灾情发生后，其国内不同地区的护士可以作为志愿者参与救援活动，这就大大缓解了灾区救援护理力量不足的压力。我国目前尚无灾害护理的专业职能部门统一组织护士参与灾害救护，护士个人更不可能作为志愿者参与救援活动。急需像中华护理学会及各地分会这样的机构担当此任，以利于灾后统一组织、调配护理人员参加救护，也便于与相关组织和社团进行协作。

灾后中、长期灾民心理和精神的重建更需要护理人员的力量。尤其是进入灾害的中远期，会出现许多救援活动无法触及的死角，对处于孤立状态的受灾者及受灾人群，给予长期持续的医学支援是非常必要的。实际上这部分工作可以由当地的护理职能部门组织护士深入社区开展心理咨询、心理支持活动来完成。在这方面日本护理界的工作已经初见成效，我国这方面几乎还是空白。

2. 建设灾害护理的专业队伍 目前我国灾害救援中派遣的护理人员大多由临时抽调的医院各科室人员组成，队员大多未接受过正规救援培训和训练，虽然在救援活动中也发挥了重要作用，但不可能在短期内发挥最大合力。鉴于此，我国国际救援队和各个医院内的院前急救队都应该组建专业队伍并配备足够的护理人员，加强培训、严格准入，建设一专多能全面发展的灾害护理专业队伍。

（1）强化培训急救技能和相关专业知识：统一进行相关知识的强化培训，包括高级生命支持和技能培训，提高对多发伤、各类传染病、中毒、生化、生物、核辐射等突发公共卫生事件的防护与抢救能力。

（2）严格执行行业和岗位的准入制度：实行先系统培训再考核，取得合格证书后方能从事急救和救援工作的准入制度，同时推行年度考核注册制度，建立急救灾害护理从业人员不断更新知识、提高技能的机制。

3. 普及灾害医学继续教育 我国幅员辽阔，人口众多，也是地球上灾害多发地区之一。有些灾害灾情严重，来势迅猛，不及防范，对社会经济及人民生命财产造成严重破坏与损害。因此，如何提高对灾害事故的应急反应能力，提高医疗救援效率，是对卫生行政部门及从事急救医务人员的极大挑战。

（1）普及医学救援知识：对在职医护人员可以定期举办各种形式的医学救援知识培训班，或充分利用现代化科技教学手段，积极开展远程灾害医学教育，使各地医护人员在当地便可以学习到有关灾害医学的基础知识。通过接受灾害医学教育，使医护人员自身的整体知识得到"重组"，使其尽快掌握各种减灾、防灾的医疗卫生知识，当发生灾情时，就可以更好地为当地灾民排忧解难，救死扶伤。

（2）模拟灾害救护训练：主要是模拟常规的灾害事件，使广大护理人员掌握灾害发生时的应对措施及相关知识。对在职护士可每年进行 2~3 次模拟灾害救护训练，提高护理部门的应急能力。通过紧急预案使各部门协调工作，医护人员熟悉各种工作程序，明确自己的工作内容，提高快速反应能力，以便能从容应对突发事件的发生和救护。

（3）开展灾害医学的系统教育：尽管"国际十年减灾"活动已告一段落，但全球各地的综合减灾及研究工作却正向着更新、更高、更加实际的方向发展。灾害医学呼唤具备救援医学知识的高素质全科医护人员，因此，在世界范围内开展、强化灾害医学、灾害护理学的系统教育势在必行。增设灾害医学的基础教育，开展灾害医学和灾害护理学的基础教育，是完善全科医学教育不可缺少的重要组成部分。重视灾害医学的继续教育，将灾害护理教育作为对护理人员的专业教育，目前在国际范围内还远未达到系统化，而我国尚未起步。开展灾害医学的系统教育，不但要增设基础教育，也要重视灾害护理的毕业后教育和继续教育。在灾害护理的基础教育中，应以灾害医学护理学为基础；在毕业后教育和继续教育中，应从实践和研究的高度出发，阶段性地培养优秀的灾害护理实用型人才。

五、灾害护理中的法律及伦理问题

在灾害瞬间导致大批伤员出现时，常规临床护理实践已难以适应，在紧急救护中，救护行为势必出现非常规化的特点。由于灾害护理学救援活动是护理人员在一个临时的、非常艰苦的、缺少设备和药品甚至是冒着生命危险的环境中对大批伤病员进行的紧急救护活动，这就决定了要获得最佳的救护效果，必然要科学地处理各种矛盾，其中包括救护行为本身和救护过程中所结成的种种关系在非常态下引发的护理学伦理问题。如何认识、辨别、明确灾害护理学救护行为，以及在救灾过程中所结成的种种关系，解决由此而引发的伦理问题，对于引导灾害护理学救护中护理人员树立正确的伦理观念，规范护理人员的救治行为，提高灾害护理学救治效率具有重要的意义。

（一）灾害护理中的人际关系

护理学人际关系是护理伦理学研究的基本问题。护理学人际关系主要是指护理实践活动中主体之间、主体与客体之间，直至医学与整个人类社会的相互关系。

1. 护患关系　救护者与被救护者的关系是灾害护理学中人际关系的核心。与临床活动中的护患关系相比，灾害护理学中的护患关系有其自身的特点。

（1）护患比例严重失调：由于灾害突然发生，在瞬间便可能造成大量伤员同时出现，且伤员以多发伤为主，伤情复杂，危重伤员多，致使医学资源严重不足，护患比例严重失调。

（2）护患关系多变，缺乏稳定性：在灾害护理学救援中，检伤分类、疏散治疗是唯一能缓解灾区医疗压力、提高抢救效率的方法。因此，大量的伤员通过医护人员分类实施初救后便被分送到各级医院。在伤员被抢救直至恢复健康的过程中，病人面对的不仅仅是医务工作者，还面对各级救灾部门的机构和人员。所以，灾区救护活动中护患关系多变，缺乏稳定性。

（3）护理人员自主性增强，伤病员自主性相对淡化：由于护患双方在专业知识的占有、医学资源的支配，直至社会经济地位等方面的不对等，曾导致护患双方长期处于不平等的地位，造成护患关系的主-从模式，病人的自主权十分有限。随着医学的发展和社会经济文化的进步，上述倾向正在逐步纠正。可是，在灾害护理学救援中，情况又发生了逆转：特定的环境使伤病员的境遇发生重大变化，其自主选择的空间极度缩小。反之，护理人员的自主权和特殊干涉权得到强化。上述情况会引发两方面的后果：其一是促使护理人员强化道德责任感，充分行使主权，最大限度对灾民实施救护；其二是容易忽略伤病员的自主愿望和自主选择，给长远疗效和生命质量埋下隐患。因此，参与救灾的护理人员对此应有清醒的认识，对伤病员的自主权需更加尊重，并千方百计予以保护。

2. 护际关系　在灾害护理救援中，护际关系的变化表现出以下特点。

（1）护际关系泛化：灾害救援中，护际关系范围更加宽泛。就部门而言，突破了医学卫生系统而包容了承担救灾任务的各级相关部门；就地域界限而言，突破了本区域而延伸到其他地区，甚至关联到国际社会。因此，灾害护理学救援中的护际关系泛化。具体来讲，灾害护理学救援中的护际关系可以包括国际间的救援组织及自愿救援者，国家、地区政府各救援部门的救援人员，群众救援组织的人员乃至自发救援人员，以及来自各医学机构的医护人员之间的相互关系。

（2）护际关系的临时性：护际关系是在灾害突然发生后，为了抢救灾区的伤病员而临时由来自各个部门和地区的救护人员组成的。一旦灾害抢救工作结束，护际关系也随之而解除。

（3）目的的统一性：护际关系是以护患关系为基础而建立起来并展开其活动的。虽然护际关系已大大突破了医学卫生服务行业体系，但是护际之间追求的目标是同一的，都是为了抢救受灾伤员的生命并促使其恢复健康。

（4）运作的协同性：在灾害中伤员预后的好坏主要取决于从受伤到开始

救护的时间、初救的质量，以及现场和运送途中对危重伤员的急救和复苏情况。其救治效果尤其需要各部门与相关机构的密切配合，统一指挥、协同作战；需要真诚合作和广泛协调的精神；需要各方救援人员具有良好的协作意识才能共同完成救灾任务。

3. 患际关系　面对突发灾难，患际关系也发生了以下变化。

（1）患际关系的竞争性：灾害突然降临，造成大批伤病员同时出现，他们对有限的医疗资源构成一种竞争关系。特别是在灾区医疗机构完全陷于瘫痪的情况之下，医疗资源明显不足，护患比例严重失调；受灾伤员家园被毁，财产损失殆尽，甚至还要忍受失去亲人的痛苦。生存的本能使受灾伤员都希望能最先得到救治，体现出患际关系竞争性的一面。

（2）患际关系的合作性：处于特定的、艰险的、痛苦的环境之中的患际关系既有潜在的相互争夺资源的一面，又有闪烁着人间真情的一面，即患际之间的相互关怀、支持、互助的美德，体现为患际关系的合作性。患际关系的合作性是抗灾自救的重要力量。

（二）灾害护理中的伦理矛盾

1. 人人享有平等的救护权与救护中伤员分类、确定优先救助对象的矛盾　权利是法学和伦理学的重要范畴。伦理学上的权利是指一定的道德体系所认可并由道德评价、舆论等特殊手段保障行使的权利。人人享有平等的救护权利是病人权利的主要内容之一。人类的生存权利是平等的，当人们的生命受到威胁时，有要求得到治疗、获取继续生存的权利。然而，在灾害护理中，伤员分类是最基本的救治措施，检伤的目的一是要优先处理危及生命的或正在发展成危及生命的疾病或损伤，将那些有生命危险但迅速治疗还可抢救的伤病员区分出来，将那些如不及时处理肯定会死亡的伤病员鉴别出来立即进行复苏救治；二是在危及生命的损伤已被鉴别出来之后，鉴别伤病员可能存在的其他较不重要的损伤，根据检查中获得的资料，对伤病员进行适当的分类并选择适宜的后送方式。伤病员分类指的是伤病员的伤情分类和救治的先后顺序的确定。因为在有大量伤病员的灾害中，决定哪些伤员最先获得处理是最大限度地降低死亡率的一个关键，但这一做法却难免与人人享有平等的救护权相矛盾。

2. 灾害护理中人道主义原则与放弃无效救护的矛盾　人道主义原则是医学道德的基本原则之一。它要求医务人员必须重视病人的生命价值，尊重病人的人格尊严，自觉地维护病人的权利，坚持在救护面前人人平等。然而一旦发生大规模的灾害，履行上述规范变得极为困难，充满矛盾。倘若以灾区有限的医疗资源去全力抢救实在无法挽救的重伤员，就会使那些本来经过医学救援可以挽救生命的伤员失去机会。在这种情况之下，组织者的头脑清醒、指挥得当，评价者的客观公正、切合实际就显得尤为重要。

3. 知情同意原则与紧急救护的矛盾　知情同意是指在医学实践中，医护人员为病人提供决定所需要的足够信息，病人在权衡利弊后，作出肯定或否定的决定。知情同意是病人权利的重要组成部分，体现了对病人在治疗中自主权利的尊重，保护了病人决定在其身上做什么的合法权利。灾害护理的特殊性、条件的艰苦性、环境的危险性、灾区伤残人员的悲惨状况、工作的超负荷无一不是对护理工作者的严峻考验。灾害救治人员不仅要调整自己的心理状态，倾其所能全力抢救伤病员，而且要对平常的伦理观做出必要的调整。面对众多的伤员，在时间就是生命的紧急状态下，正确的选择只能是本着生命第一的信念，以简洁、高效、科学、严谨的态度去实施抢救工作，尽可能多地抢救生命，减少伤残。

4. 挽救生命与改善生命质量的矛盾　在灾害护理学中，面临的伤情可能极其复杂。在大量伤病员面临死亡威胁的情况下，医护人员最迫切的责任和义务就是尽最大努力把伤病员从死亡的边缘抢救回来。然而由于灾区救护条件的限制及其他各种因素的制约，往往不可避免地造成挽救生命与改善生命质量之间的矛盾。

（许春娟）

第四节　灾害护理对护士能力的要求

一、护士的技能准备

（一）快速判断伤情，加强危重伤员病情观察

在集中救治过程中，护理人员要依据快速检伤分类原则迅速对伤病员进行简单分类，尽一切努力确保Ⅰ类伤病员得到优先抢救，伤情稳定后优先后送。在紧急情况下，可根据动脉搏动情况初步判断伤病员动脉血压；对严重挤压伤及筋膜室综合征等症状都需要护士做好病情观察以提高抢救成功率。

（二）掌握基本的急救技能

面对大量伤情复杂且严重的伤员，要坚持危重者优先、救命第一的原则进行救援。建立和保持通畅的气道是复苏抢救中最重要的环节。护理技能包括复苏体位、清除口鼻分泌物、必要时的气管插管或气管切开配合等。输液通道是补液扩容抗休克的必备通道，是药物、血液和营养制品的供给线，是地震伤员的生命通道。因此护士应熟练掌握穿刺技巧。另外，导尿术、外伤包扎术等技

术也是救援护士应该熟练掌握的。必要时就地取材、完善护理用具也能为有效救治抢得先机。如利用有颜色的布条制作分类标示；树枝、布条制作夹板、绷带；输液器制作尿管、冲洗管，棉布和报纸制作颈托；干粮盒制作利器盒、污物罐；空矿泉水瓶制作小便器等。做好转运和护送途中的护理是伤员获得进一步救治的前提。担架和直升机在伤员转运和后送途中具有不可或缺的重要性。在担架转运时，要保持行进途中平稳，抬担架的人员步调一致，防止前后左右摆动及上下颠簸，最好在担架上捆2条保险带，将伤员胸部和下肢与担架固定在一起，以防伤员摔下。大型运输机后送伤员时，伤员可横放两排，中间为过道，便于医护人员巡视治疗；休克伤员因血容量不足，头部要朝向机尾，以免飞行中引起脑缺血；同时转运途中保证吸氧、补液等治疗的有效性。

二、护士的心理准备

心理素质是一个人认识活动和情感活动的有机结合。它能表现出一个人独特的精神风貌，是衡量人格优劣的重要标志。良好的心理素质是战胜困难、忠于职守的决定条件。灾害医学对护理人员的心理要求更为严格。

（一）高尚的医德

要求护理人员在险恶环境中，将自身的名利与安危置于脑后，把灾民的痛苦和生命看得高于一切。忧病人之忧，想病人所想，视病人如亲人，将强烈的同情心化作无私的奉献。

（二）积极而稳定的情绪

情绪是客观事物能否符合人的主观需要而引发的一种外在表现形式。在灾区，面对险而又险的环境，面对失去家园心理脆弱的病人，护理人员要很好地控制个人的喜怒哀乐，始终保持积极而稳定的情绪。只有以这样的情绪投入工作，才会对病人亲切和善，使工作忙而不乱。

（三）独立的思考能力

灾区病人多，病种多，伤情复杂。少数医护人员要治疗大批病人，所以护理人员要有独立的思考能力，才能在救治过程中及时发现问题，解决问题。

（四）良好的沟通技巧

沟通是指人与人之间传达思想、观点或交换信息的过程。沟通可以分为语言和非语言沟通。语言沟通要求护士利用工作之便多与病人交谈，了解对方的家庭状况、文化素养、民族特点、习惯、嗜好以及对自身病情的理解和复杂的心理变化，灵活运用鼓励性、劝慰性、健康指令性和积极暗示性的治疗语言，在不知不觉中巧妙地改变病人的心理状况，从而促进病人以积极的心态配合治疗。

非语言沟通是指语言以外的任何形式的沟通方式，包括目光、表情、语调、举止以及与病人的距离等。进行非语言沟通的关键在于掌握一个"度"。如美好的微笑会起到治疗的作用，而夸张、虚伪的笑只能引起病人的反感。与异性病人之间的距离和身体接触更应掌握分寸，以免引起不必要的误解，影响病人的身心健康。对待患儿，护理人员适当的搂抱、抚摸会消除其紧张恐惧心理，有利于疾病的诊断和治疗。

三、护士的体能准备

在灾区一线，环境恶劣、生活条件差，护理人员每天都要处理大量的病人，不能按时休息，生活没有规律，而且随时都有被疾病传染的危险。所以没有强健的体魄和充沛的精力，根本无法履行职责，治病救人。良好的身体素质是对灾害护理人员最基本的要求。

（许春娟）

第二章

灾害应急体系

第一节　中国灾害的应急体系

我国是自然灾害最为严重的国家之一，灾害种类多，分布地域广，发生频率高，造成损失重。日益严峻的灾害应急趋势，迫切需要我们关注灾害应急体系的建设。目前我国初步形成了一套灾害应急体系，在面对突发公共事件时，能及时发挥作用，减少灾害带来的损失。在当代中国，应对灾害不仅是一般的理论课题，更是关系发展的重大实践课题。本节将从防灾减灾体系、应急体系、卫生应急体系及体系中的协调机制四方面对我国的灾害应急体系进行阐述。

一、防灾减灾体系

（一）防灾减灾的定义与组成

1. 定义　防灾减灾（preventive disaster，reducing disaster loss）指通过系统认知环境演变规律，依靠自然灾害预测预报、监测预警等核心应用技术，以国家防灾减灾体系为支撑，开展的对可能发生的灾害进行识别防控管理以达到减少灾害对人们正常生活及社会损失的一系列有序的活动。灾害多具有偶然性、突发性，因此完全防止灾害的发生、避免灾害的损失是不可能的。防灾减灾活动的意义就在于最大限度减少灾害活动，将灾害所产生的损失降低到最低。

2. 防灾活动的组成　防灾的活动主要由对灾害的认识、预测与预警、减少损失、灾后恢复与重建等组成。具体来说，首先是认识灾害的分布情况及发生规律，在制订计划或进行活动时应避免灾害高发期；其次，在认识灾害的基础上，加强灾害的监测工作，提高灾害预测、预报水平，制定减灾方案，在灾害发生前，有计划地撤离疏散人员和重要财产，避免或减少人员伤亡和财产损失；最后，还需加强防灾宣传教育，增强防灾意识，普及防灾知识，提高民众和社会防灾能力；此外，在灾后，应及时开展各项灾后重建恢复活动。

3. 减灾活动的组成　主要指通过各种有效的措施减少灾害活动的频次，尤其要避免各种人为灾害，同时进行有效的抗灾救灾重建活动，将灾害的社会损失降低到最低限度。目前社会上常将防灾减灾连在一起使用，但二者又略有区别，在说整个活动时，应该是减灾工作，在说灾前的工作时是防灾工作。

（二）防灾减灾的主要内容与作用

1. 以民政为中心的防灾减灾指挥体系　在应对自然灾害时，需要各部门的合作完成。各级民政部门因其职能的原因，在救灾应急工作中起到中流砥柱的作用。民政部门的救灾应急响应工作以《国家自然灾害救助应急预案》为依据。根据《民政部救灾应急工作规程》：救灾预警响应启动后，救灾司救灾处、备灾处、救灾捐赠（综合）处和国家减灾中心灾害信息部、灾害评估应急部、卫星遥感部、技术装备部24小时待班。救灾司救灾处负责，国家减灾中心灾害评估应急部、技术装备部配合，具体应急准备工作是：

（1）根据即将发生灾害的特点和可能造成的危害，向相关省份发出灾害风险预警信息，提出应对的要求；

（2）通知有关中央物资储备库做好救灾、救援应急物资准备工作，启动与当地铁路、公路、民航等部门应急联动机制，保证救灾物资随时可以调运；

（3）向财政部等相关部门通报灾害预警有关情况；

（4）视情派出预警响应工作组，实地了解灾害风险情况，检查各项救灾准备的情况；

（5）做好启动救灾应急响应的各项准备工作。

2. 以防灾减灾为标志的社会宣传活动　当前，面对自然灾害的多样性，应该尽快从举国救灾向举国减灾转变。包括全民动员、群防群治、多方投入、社会参与等。应当充分调动社会资源与市场资源，发挥各企业组织、社会组织、社区与家庭及个人的防灾减灾积极性和主动性。

许多以防灾减灾为标志的社会宣传活动发挥了巨大的作用。自2009年起，每年的5月12日被定为全国"防灾减灾日"。"防灾减灾日"的设立，有利于唤起社会各界对防灾减灾工作的高度关注，有利于全社会防灾减灾意识的普遍增强，有利于推动全民防灾减灾知识和避灾自救技能的普及推广，有利于各级综合减灾能力的普遍提高，最大限度地减轻自然灾害的损失。

知识拓展

防灾减灾日的主题

2010 年主题：减灾从社区做起。

2011 年主题：防灾减灾从我做起。

2012 年主题：弘扬防灾减灾文化　提高防灾减灾意识。

2013 年主题：识别灾害风险，掌握减灾技能。

针对不同的主体，全国各地组织开展多种形式的科普宣传活动，有效提升了全社会防灾减灾能力。

3. 自然灾害监测预警体系　自然灾害监测预警体系的建设、自然灾害监测网络的完善，离不开气象、水文、地震、地质、农业、林业、海洋、草原、野生动物疫病疫源等多部门间的信息共享。在自然灾害监测预警体系中，应注意灾情上报与统计核查系统，尤其重视县级以下灾害监测基础设施建设，增加各类自然灾害监测站网密度，优化功能布局，提高监测水平。健全自然灾害预报预警和信息发布机制，加强自然灾害早期预警能力建设。

4. 国家防灾减灾空间信息基础设施建设　我国防灾减灾空间信息基础设施的建设体系应首先逐步完善环境与灾害监测预报小卫星星座、气象卫星、海洋卫星、资源卫星和航空遥感等系统，推动环境与灾害监测预报小卫星星座在轨 "4 + 4" 星座建设，加强静止轨道灾害监测预警凝视卫星建设，提高自然灾害综合观测能力、高分辨率观测能力和应急观测能力。加强与相关规划的衔接，整合各类卫星应用需求，统筹规划卫星、卫星应用及相关基础设施的发展，提高卫星的复合观测能力和地面系统的综合应用能力。充分利用国内外各类民用、军用对地观测手段和无线传感器网络，提高自然灾害的大范围、全天候、全天时、多要素、高密度、集成化的立体监测能力和业务运行水平。

（三）我国防灾减灾现状、成就及今后的发展趋势

古今中外的历史昭示我们：各种灾害都是危及人民生计与社会安定的重要原因，也是检验统治者执政能力与管治能力的重尺。从近 30 年来的灾情发展变化看，中国的灾害问题在总体上处于不断恶化之中。其表现在于：自然灾害的危害面积在蔓延扩大，这是中国灾情的重要发展趋势；自然灾害的发生周期愈来愈短；自然灾害的危害后果日益严重；各种人为灾害均在上升，尤其是交通事故、火灾以及与生产相关的人为灾害，危害后果日趋严重，如公路交通事

故。但随着我国经济实力及综合国力的不断提高，我国应对灾害的体系、机制也在不断完善。我国当前制定了防灾减灾的三步走目标，经过未来 30 ~ 40 年努力，将全面实现世界领先水平的防灾减灾战略目标。

1. 我国防灾减灾发展现状　我国防灾减灾现状及取得的成就体现在以下几方面。

（1）应对灾害能力不断提升：近几年间，我国发生了 2008 年的南方冰雪灾害、汶川特大地震，2010 年的玉树大地震、西南大旱、舟曲特大山洪泥石流等，这些灾难无一例外地造成了重大的损害后果。这一次又一次的灾难无疑增强了国人科学面对突发性灾难的信心。从国家角度看，我国经济水平稳步上升，国家在应对灾害的技术及物质支持上提供了充分的保障；从媒体角度看，媒体在应对灾害时，客观报道灾情，引导公众舆论往积极健康的方向发展，科学普及防灾减灾知识；从公众角度看：在一次又一次的灾害中，不断积累了应对灾害的知识，增强了防灾减灾意识。

（2）应对灾害的体制与机制逐渐完善：当前，我国灾害应急体制是以中国共产党为领导，国务院各部门具体负责、社会各组织积极参与的一套符合我国国情的灾害应急体制。同时，我的应急管理分属的预防机制、预警机制、处置机制及善后机制也在不断地完善起来。

（3）应对灾害的方法不断创新：要想成功地应对各种日趋复杂的灾害，就要掌握领先的防灾救灾方法。近几年政府不断加大防灾减灾科技技术的研究力度，各种新型技术为防灾减灾提供了重要的保障。例如：中科院遥感地球所实施的甘肃地震震前卫星数据共享，雅安地震航空遥感监测评估等。

2. 我国防灾减灾今后的发展趋势　根据我国目前防灾减灾发展状况，不难得出结论，中国必须从战略高度重视防灾减灾，并用战略思维来指导整个国家的防灾减灾行动。

从法制上讲：我国应进一步明确防灾减灾的法制化，因为法制化首先有利于克服灾害应急中经验化的倾向；其次，法制化有利于实现灾害应急中的依法行政；最后，法制化有利于在应对灾害时各部门的协调合作。

从应对灾害的理念上讲：应树立以人为本、安全第一，和谐发展、天人合一，预防优先、综合治理的防灾减灾新理念，在打破灾种分割、条块分割的条件下开展全民动员、多方参与、标本兼治，共同面向灾害整体开展综合性的防灾减灾，使防灾减灾能力成为综合国力上升的有机构成要素，最终造就一个适合人类生存与永续发展的安全世界。

从模式上讲：在灾害应对、管理模式上，实现从以突发事件应对与危机管理式的救灾为核心，向以降低灾害风险、防灾备灾为核心的综合灾害管理与减轻灾害风险为主体内容的模式上的结构性转变。尽快实现从举国救灾向举国减灾转变。

二、应急体系

（一）应急体系的定义与组成

应急体系是指以国务院为指导，以国家民政部、国家卫生和计划生育委员会等部门为主要力量，各部门协调，以《国家突发公共事件总体预案》等法律法规为指导，由应急组织管理指挥系统、应急工程救援保障体系、综合救援的应急队伍等组成的一套应对突发公共事件的网络体系。

（二）应急体系的主要内容与作用

1. 主要内容 我国的应急体系主要针对的是自然灾害、事故灾难、公共卫生事件及社会安全事件这四类突发公共事件。因突发公共事件的偶然性及破坏性，仅凭某个单一部门的力量是无法达到预期目的的。因此，需要各部门在现有法律法规下协调一致。当前，我国应急体系的主要内容包括四方面：即组织体系、运行机制、支持保障体系及法律法规体系。

（1）组织体系：组织体系主要由领导机构、办事机构、工作机构、地方机构及专家组组成。

领导机构：国务院是突发公共事件应急管理工作的最高行政领导机构。在国务院总理领导下，由国务院常务会议和国家相关突发公共事件应急指挥机构（以下简称相关应急指挥机构）负责突发公共事件的应急管理工作。必要时，派出国务院工作组指导有关工作。

办事机构：国务院办公厅设国务院应急管理办公室，履行值守应急、信息汇总和综合协调职责，发挥运转枢纽作用。

工作机构：国务院有关部门依据有关法律、行政法规和各自的职责，负责相关类别突发公共事件的应急管理工作。具体负责相关类别的突发公共事件专项和部门应急预案的起草与实施，贯彻落实国务院有关决定事项。

地方机构：地方各级人民政府是本行政区域突发公共事件应急管理工作的行政领导机构，负责本行政区域各类突发公共事件的应对工作。

专家组：国务院和各应急管理机构建立各类专业人才库，可以根据实际需要聘请有关专家组成专家组，为应急管理提供决策建议，必要时参加突发公共事件的应急处置工作。

（2）运行机制：当前，我国应急体系的运行机制包括预测与预警、应急处置、恢复与重建、信息发布四方面。

1）预测与预警：各地区、各部门要针对各种可能发生的突发公共事件，完善预测预警机制，建立预测预警系统，开展风险分析，做到早发现、早报告、早处置。

2）应急处置：包括信息报告、先期处置、应急响应、应急结束。信息报告是指特别重大或者重大突发公共事件发生后，各地区、各部门要立即报告，最迟不得超过 4 小时，同时通报有关地区和部门。先期处置是指在发生突发公共事件初期，有关部门在权限内，积极采取措施控制事态的发展。对先期处置未能达到预期效果的事件，应采取应急响应，进行应急处置。在特别重大突发公共事件应急处置工作结束，或者相关危险因素消除后，现场应急指挥机构予以撤销。

3）恢复与重建工作：包括善后处置、调查评估与重建。

4）信息发布：突发公共事件的信息发布应当及时、准确、客观、全面。事件发生的第一时间要向社会发布简要信息，随后发布初步核实情况、政府应对措施和公众防范措施等，并根据事件处置情况做好后续发布工作。信息发布形式主要包括授权发布、散发新闻稿、组织报道、接受记者采访、举行新闻发布会等。

（3）支持保障体系：包括人力资源保障、财力保障、物资保障、医疗卫生保障。

1）人力资源保障包括公安（消防）、医疗卫生、地震救援、海上搜救、矿山救护、森林消防、防洪抢险、核与辐射、环境监控、危险化学品事故救援、铁路事故处置、民航事故处置、基础信息网络和重要信息系统事故处置，以及水、电、油、气等工程抢险救援队伍，这是应急救援的专业队伍和骨干力量。中国人民解放军和中国人民武装警察部队是处置突发公共事件的骨干和突击力量，按照有关规定参加应急处置工作。

2）财力保障：要保证突发公共事件应急准备和救援工作所需资金。对受突发公共事件影响较大的行业、企事业单位和个人要及时研究提出相应的补偿或救助政策。要对突发公共事件财政应急保障资金的使用和效果进行监管和评估。

3）物资保障：要建立健全应急物资监测网络、预警体系和应急物资生产、储备、调拨及紧急配送体系，完善应急工作程序，确保应急所需物资和生活用品的及时供应，并加强对物资储备的监督管理，及时予以补充和更新。

4）医疗卫生保障：卫生部门负责组建医疗卫生应急专业技术队伍，根据需要及时赴现场开展医疗救治、疾病预防控制等卫生应急工作。及时为受灾地区提供药品、器械等卫生和医疗设备。必要时，组织动员红十字会等社会卫生力量参与医疗卫生救助工作。

（4）法律法规体系：近年来，我国应急体系相关领域的立法步伐进一步加快。据统计，我国目前已经制定涉及突发事件应对的法律40余部、行政法规40余部、部门规章60余个，有关文件100余个。特别是2007年正式实施的《突发事件应对法》，集中体现了我国应急工作的法律要求，进一步明确了政府、公民、社会组织在突发事件应对中的权利、义务和责任。确立了规范各类突发事件共同行为的基本法律制度。

2. 应急体系的主要作用　应急体系的四方面内容相互贯穿，其主要作用就是在各种突发公共事件发生时减少其对社会造成的危害。应急体系以民政部门为主导，在突发事件发生时，能更好地体现出应急的专业性；应急体系以多部门合作为基础，在公共事件发生时，能更好地全面进行救助。根据墨菲法则，突发公共事件的发生是不可避免的，应急体系就是针对突发公共事件的各种状况，及时发挥其作用，将事件造成的损失降低到最低程度。

（三）我国应急体系的现状、成就及今后的发展趋势

1. 我国应急体系发展现状　我国应急体系现状及取得的成就体现在以下几方面。

（1）统一领导：我国的应急管理体制是在党中央、国务院的统一领导下，各级地方政府分级负责，依法按预案分析、组织、开展突发事件的应急管理工作。统一由党委领导是由中国目前的政治构架所决定的。统一由党委领导也是我国应对突发事件的现实需要。由于突发性的灾害多具有偶然性，其对社会造成的损害也较大，因此，在面对突发灾难的应急救援中，往往需要多部门的协调，由党委统一领导，可以更好地在应急救援中发挥其优越性。

（2）综合协调：由于突发灾难具有突发性、综合性和联动性等特点，一个重大的突发事件是很难完全局限在某一个职能部门的职责范围之内的，一个部门甚至一个地方政府往往无法有效应对一个重大的突发性灾难，它需要多个部门在信息、技术、物资以及救援队伍等方面的合作。因此，从目前我国的应急管理体系看，设在各级地方政府办公厅的应急办公室就承担着这种综合协调的职能。

（3）分类管理：为了明确部门职责和责任主体，发挥专业应急组织的优势，以便在不同的专业应急领域内，形成一套统一的信息、指挥、救援队伍和物资储备系统，我国根据突发事件的类型、产生原因、表现方式、涉及范围和影响程度的不同，对不同类型的突发事件实施了分类管理。《国家突发公共事件总体应急预案》将突发事件分为四类：自然灾害、事故灾难、公共卫生事件和社会安全事件。这四类突发事件因为其发生的过程、性质和机制不同，其对应的技术、物资以及对专业知识的要求也都不相同，因此，不同类型的突发事件日常管理应该依托于相应的专业管理部门。

（4）分级负责：根据《国家突发公共事件总体应急预案》的内容，按照

各类突发事件的性质、严重程度、可控性和影响范围等因素，我国将突发事件分为四级：Ⅰ级（特别重大）、Ⅱ级（重大）、Ⅲ级（较大）、Ⅳ级（一般）。我国是一个地域非常广阔的大国，不可能把所有的突发事件都集中由某一个层级的政府来应对，即使是中央政府也无法对所有的突发事件都实施集中统一管理。因此，必须实施分级负责的管理体制，我国行政体制中现有的层次节制架构，为应对突发事件实施分级负责管理体制提供了基本的组织保障。

（5）属地为主：条块结合，属地为主是在强调由事发地的地方政府统一组织实施应对工作的同时，还要充分发挥垂直指挥机构的作用，这样才能做到快速反应、协同应对。由于应急管理属于一种非常状态下的管理活动，因此，它的应对工作既不可能完全按照现有的行政管理构架来进行，也不可能完全脱离现有的行政管理架构。

2. 我国应急管理体制今后的发展趋势

（1）健全应急管理的跨地区、跨部门联动机制：缺乏联动机制是我国目前应急管理体制中存在的最大问题，也是今后我国应急管理重点发展的趋向。主要应从日常信息的相互联动、各部门的相互联动、不同层级政府之间的联动、条块之间的联动及相邻政府之间的联动五方面来完善。

（2）应急管理资源信息库的完善：一个全面而系统的应急管理资源信息库是各级政府应急管理办公室发挥枢纽作用的前提。通过这个应急资源信息库，应急管理的决策者可以一目了然地知晓本行政区域内所拥有的应急人员和物资储备等情况，当应对工作需要这些资源的配合和协助时，政府就可以随时调用。全面而系统的应急管理资源信息库至少应该包括统一的危险信息源库、应急物资信息库及应急人员信息库等。

（3）统一的应急管理信息平台：首先，各级政府应急管理办公室承担起本行政区域内的应急管理信息汇总职能；其次，垂直管理部门的应急管理信息要实行本垂直系统内的上下联动和互相协调；再次，对一些特殊的跨区域的道路和大江大河的危机管理，也要建立贯穿整个区域的信息共享网络；最后，要将垂直部门的信息网络、道路和大江大河的跨区域信息网络与地方政府的应急信息网络实现联网，以保持国务院与各地区、各部门之间的联络畅通，实时接报各类突发事件信息和现场图像，并具有预警预测分析、检测监控、信息报告、综合研判、指挥调度和异地会商的功能，真正实现以应急管理办公室为枢纽的信息联动。

三、卫生应急体系

（一）定义与组成

1. 卫生应急体系相关概念　卫生应急是指为了预防和处置突发公共卫生

事件的发生，控制、减轻和消除各类突发公共事件引起的健康危害所采取的一切活动的总称。

卫生应急学是研究预防和处置突发公共事件，达到控制和减少危害的科学与实践。是公共卫生、卫生管理学和急救医学相结合的综合性学科。主要研究内容包括突发公共卫生事件的监测、预警、应急与响应、评估。

2. 卫生应急体系的组成与任务　卫生应急体系是国家应急体系的一个重要分支，是卫生系统的重要组成部分。主要包括应急保障系统、指挥决策系统、监测预警系统、应急处置系统、科技教育系统、风险沟通系统、应急队伍系统 7 大系统。

卫生应急的主要任务包括突发公共卫生事件的预防控制、其他各类突发事件的紧急医学救援及重大事件中的医学与公共性保障。

（二）我国卫生应急的主要内容

卫生应急内容较多。一般来说，卫生应急有"双状态"工作模式，即常态的工作模式和应急状态工作模式。常态的工作模式主要有：监测、会商与研判、预案与演练；应急状态的工作模式主要有：现场评估与预测、应急响应与指挥、现场控制、事后重建与评估。卫生应急工作的首要目标是预防突发公共卫生事件的发生，尽可能地将突发公共卫生事件控制在萌芽状态或事件发生的初期。当突发公共卫生事件出现后，卫生应急机制应能及时动员相关资源和技术力量，将突发公共卫生事件迅速控制在有限的范围内，减少对公众健康的影响。

在我国当前的卫生应急管理中，"一案三制"的不断完善也丰富了应急体系的内容。其中，"一案三制"中的"一案"是指制订修订应急预案；"三制"是指建立健全应急的体制、机制和法制。应急预案：是应急管理的重要基础，是中国应急管理体系建设的首要任务。应急管理体制：国家建立统一领导、综合协调、分类管理、分级负责、属地管理为主的应急管理体制。应急管理机制：是指突发事件全过程中各种制度化、程序化的应急管理方法与措施。应急管理法制：在深入总结群众实践经验的基础上，制订各级各类应急预案，形成应急管理体制机制，并且最终上升为一系列的法律、法规和规章，使突发事件应对工作基本上做到有章可循、有法可依。

卫生应急工作中的重点领域依次为：

1. 突发公共卫生事件的风险识别与科学处置　风险是客观存在的，风险不可避免但可防范。当发生突发公共卫生事件时，卫生应急体系发挥其特殊作用，及时辨别出风险强度，对风险作出客观评估，根据快速现场评估的结果，适时采取不同的应对措施，避免资源浪费。

2. 急性传染病、不明原因疾病和新发传染病的预防与控制　急性传染病等新发传染病当前处于活跃期，有时其传播途径及传播机制一时难以确定，这就需要卫生应急中的各系统分工合作，尽快开展以流行病学为基础的一系列工作，及时控制事态发展，查明传播途径并进行有效的隔离。

3. 突发公共事件的应急医学救援　卫生应急体系的另一个主要作用就是突发公共事件的应急医学救援。不管是发生地震等自然灾害还是群众行为等社会事件，无疑都会造成一定程度的公众生命安全危险。卫生应急体系的专业医疗应急队伍应及时赶往现场，开展一系列工作，将受灾群众的生命危害降低到最低。

4. 突发公共事件处置的卫生监督　在突发公共事件发生时，参与卫生应急的部门较多，有行政部门、专家团队及社会组织。在各部门的应急救援下，同样需要进行卫生监督，确保救援工作合理有序。

5. 处置措施的效果、效率、效益和效用评价　往往在一系列的卫生应急工作结束后，需要进行处置效果的客观评估。对处置效果的评价评估，不仅是对评价本次应急工作的要求，更能对今后应对突发事件发挥指导作用。

6. 卫生应急处置恢复重建阶段的指导　卫生应急过后需要进行有效的重建。一般的重建不仅包括设施设备及其他硬件设施的重建，更应注重受灾人员的心理疏导，避免灾后阴影带来后续的"二次灾难"。

（三）卫生应急中的过程管理

卫生应急中的过程管理直接关系到卫生应急效果是否能够达到预期的标准。过程管理最先运用于现代组织管理这门学科中，后来逐渐应用到当前卫生应急的过程中。过程管理最重要的四个步骤是：过程策划、过程实施、过程监测、过程改进。

1. 卫生应急过程策划　预防是突发事件应对过程中的第一阶段。在卫生应急体系中，能体现出预防机制的活动有：预案编制、风险评估、应急培训、预案演练等。应急预案是在辨识和评估潜在的重大危险、事件类型、发生的可能性及发生过程、事件后果及影响严重程度的基础上，对应急机构与职责、人员、技术、装备、设施、物资、救援行动及其指挥与协调等方面预先做出的具体安排。风险评估要对危险源、危险区域进行彻底调查、登记和评估，并做好安全防范措施。应急培训是为卫生应急时做好充分的人力资源准备。

2. 卫生应急过程实施　各级人民政府组织协调有关部门参与突发公共卫生事件的处理，划定控制区域。当发生重大灾情疫情时，当地人民政府可以在本行政区域内采取限制或者停止集市、集会、影剧院演出，以及其他人群聚集的活动；停工、停业、停课；封闭或者封存被传染病病原体污染的公共饮用水源、食品以及相关物品等紧急措施；临时征用房屋、交通工具以及相关设施和设备。

要准确把握信息发布原则。突发公共卫生事件发生后，有关部门要按照有关规定做好信息发布工作，信息发布要及时主动，准确把握，实事求是，正确引导舆论，注重社会效果。同时要开展群防群治工作，街道、乡（镇）以及居委会、村委会要协助卫生行政部门和其他部门、医疗机构，做好疫情信息的收集、报告、人员分散隔离及公共卫生措施的实施工作。

在卫生应急过程中，卫生相关部门起到非常重要的作用。其中包括：组织医疗机构、疾病预防控制机构和卫生监督机构开展突发公共卫生事件的调查与处理。组织突发公共卫生事件专家咨询委员会对突发公共卫生事件进行评估，提出启动突发公共卫生事件应急处理的级别。

3. 卫生应急过程监测　在突发公共卫生事件的应急救援中同样需要随时进行监测。根据随时监测的结果，不断调整应急方案。监测工作包括对政府部门的工作监测、对社会组织包括媒体的监测及对公众灾难反应的监测。

4. 卫生应急过程改进　突发公共卫生事件结束后，各级卫生行政部门应在本级人民政府的领导下，组织有关人员对突发公共卫生事件的处理情况进行评估。评估内容主要包括事件概况、现场调查处理概况、病人救治情况、所采取措施的效果评价、应急处理过程中存在的问题和取得的经验及改进建议。评估报告上报本级人民政府和上一级人民政府卫生行政部门。同时根据后期评估的结果，实施奖励制度，并对受灾群众进行一定的抚恤和补偿。

四、体系中的协调机制

（一）依据三大任务三大体系相互协调

突发公共事件包括：自然灾害事件、事故灾难、公共卫生事件、社会安全事件。防灾减灾体系主要是应对自然灾害事件及事故灾难，在自然灾害事件发生之前，采取有效的预防措施，在自然灾害发生时进行灾害救急。在应对自然灾害时，则需要应急管理体系的三大体系相互协调。其中三大体系指：国家应急职能体系、应急管理主干机构体系和专项应急处置机构体系。而针对自然灾害及事故灾难时，卫生应急的主要三大任务（突发公共卫生事件的预防控制、其他各类突发事件的紧急医学救援及重大事件中的医学与公共性保障）贯穿整个事件的始末，在不同的灾害时期发挥了不同的作用。

（二）全天候的医学救援

医学救援由卫生行政部门和医学救援业务管理部门统一管理。医学救援因为其特殊性，必须要处于全天候随时待命的状态。医学救援主要是卫生行政部门领导下的以疾控、应急及医院为主要组成力量的队伍，需相互协调，发挥各自所长。疾控、应急队伍能够完成事发现场的快速判断，并及时做出控制事态发展的决策，例如在发生食物中毒等事件时的应对。而医院救援业务部门主要起到挽救受灾群众生命健康的具体临床任务。

突发公共事件时，由应急管理部门和卫生应急管理部门统一管理和协调。其中，卫生应急管理部门主要负责自然灾害、社会安全性事件中医学救援任务。在发生自然灾害及社会安全性事件时，以民政部门如救灾司为主导部门，及时救灾抗灾。卫生应急部门起到辅助的作用，例如：在较大的灾难过后，及时采取有效措施，避免各种传染性疾病的流行；在灾区采取措施保障饮用水的安全；同时，在灾害发生时，也要担负起医学救援的重要任务。

（王 莹 谭晓东）

第二节 医院灾害应急预案

灾害救助和灾害后支援是整个社会乃至全世界共同关注的问题。需要许多部门、机构的共同参与，其中医疗救助特别是医院的医疗救援贯穿于救助的全过程。

当灾害发生后，院前急救系统、消防系统、公安系统、疾病控制系统都相继在灾害救治中启动，但只要有伤员存在，医院永远是救治系统中的最终环节，而且也是重要的环节之一。可以想象，在类似"9·11"事件中，救护车、消防车和警车喧嚣的那一刻背后，必定是忙乱不堪的医院。在医院的灾难救治中要完成病人/伤员的分诊、鉴别、给予生命支持及后续有针对性的治疗，以达到最大限度救治伤员的目的。要成功地实现以上功能，医院必须制定切实可行的灾害应急预案，并不定期进行灾害演练，这样才能在灾害发生后做到应对及时有效。

灾害事件发生后可直接导致医院的日常工作无法开展，例如灾害可能导致医院断水断电，或者灾害事件本身直接威胁病人和医院工作人员的人身安全。因此医院需要制定相应的应急预案以应对这些突发事件。制定应急预案，要包括并回答下述问题：何时启动应急预案；应急组织架构及各级各类参与人员的职责；各种不同灾害事件发生后的应对策略和方案；评估灾害事件对医院安全及日常功能的破坏程度；需要时如何疏散；列出一些重要信息：如应急电话、院内院外主要联络人的电话，保证沟通渠道畅通等；救灾物资的准备（包括水源、氧气及药品等）。

制定灾害应急预案时还应考虑以下关键因素：救治区域的划分、救治人员的数量和专业技术能力（特别是急救技术能力和对病人的判断能力）、救治设备是否齐全、院内院外通信是否畅通、运转体系是否流畅、管理监督体系是否得力等。以下主要从五方面阐述医院灾害应急预案的制定原则。

一、防灾组织结构

（一）建立医院防灾组织的指导思想

在当地卫生行政部门的统一领导下，开展各类突发灾害事件的应急救援工作。本着对人民群众生命财产高度负责的精神，按照先救人、后救物，先控制、后处置的指导思想，遵循"一切以病人为中心、快速反应、统一指挥、分级负责、单位自救与社会救援相结合"的基本原则，充分发挥各相关部门和当地政府在突发灾害事件应急救援中的作用，及时、妥善地处置突发灾害事件，最大限度地减少人员伤亡和财产损失。

（二）医院防灾组织机构组成（图 2-1）

1. 应急指挥部 一旦发生突发性公共事件，迅速成立医院突发公共事件应急救援指挥部，负责统一组织和指挥突发性公共事件的应急救援工作，指挥部下设若干应急工作组。主要职责是根据突发事件的具体情况由相应工作组启动应急预案。

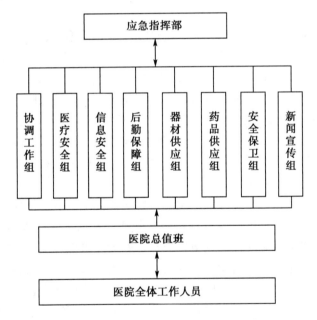

图 2-1 医院防灾组织机构组成及信息报告流程

2. 协调工作组 负责突发事件的上报、行政协调、联络工作。根据突发事件的具体情况，及时与相关应急小组沟通协调，并立即启动相应应急预案，同时根据具体情况与院内外相关部门进行沟通协调，采取有效措施确保预案实施。

3. 医疗安全组　遇突发公共卫生事件（特殊、重大、急危重症病人、传染病疫情或暴发、医院感染控制和传染病暴发调查处理等）、实验室生物安全问题、医疗安全、医疗纠纷等事件，负责全面组织、协调突发事件的应急救治工作，立即启动相应预案（包括：医务人员的调配、救治场所的安排、组织专家会诊等），并随时向指挥部汇报。同时做好与相关部门和科室的协调工作。

4. 信息安全组　遇突发信息安全事件，如部分计算机网络设备故障或计算机病毒的暴发，导致医院局部网络无法正常使用；服务器或数据库或计算机网络全面故障，造成门诊或住院的医疗工作全面停顿；地区性网络安全事故造成医院计算机网络使用全面停顿等。信息安全组立即启动相关应急预案。并随时向指挥部汇报，同时做好与相关部门的协调工作。

5. 后勤保障组　遇突发火灾、雷击、供水电暖故障等突发公共事件或突发公共卫生事件，立即启动相应应急预案，保证医疗救治所需的物资、器械、药品的供应和储备，并时刻向指挥部汇报，同时做好与相关部门的协调工作。配合和支持其他部门做好运输及后勤保障等工作。

6. 器材供应组　保障急救类、生命支持类医学装备及其他物资的供应。

7. 药品供应组　保障应急状态下医院药品供应和特殊药品的应急处置。

8. 安全保卫组　制定并落实医院安全保卫措施、值班制度；负责全院的安全保卫工作，与公安机关保持密切联系，积极预防和打击犯罪活动；协助医务处协调处理医患纠纷、危险物品管理、特殊药品丢失被盗管理；制定防火安全制度，加强消防设施的配置、维修和管理，对全院职工进行消防安全培训，定期组织演练；一旦发生火灾，立即启动火灾应急预案，并向指挥部上报，同时上报消防安全部门；配合和支持其他部门应对突发公共事件。

9. 新闻宣传组　遇到传播危机等突发事件，立即启动相应预案。并时刻向指挥部汇报，同时做好与相关部门的协调工作。配合和支持其他部门应对突发公共事件。

（三）监测与预警

根据突发灾害事件的类别，主管部门应制定相应的监测计划并组织实施，建立一个灵敏准确的监测体系，工作人员对监测数据及时进行科学分析与综合评价。医院所属各科室均为突发灾害事件的监测单元，每个员工均有监测的责任及报告的义务。一旦发生突发灾害事件，要积极上报，并根据相应灾害事件的级别启动医院的应急预案，做好应对准备。

（四）报告与信息发布

1. 建立突发性灾害事件应急报告制度　医院职工对发生和可能发生的突发灾害事件及其潜在隐患均应在发现情况后立即报告相关部门。任何科室和个人对突发灾害事件，不得隐瞒、缓报、谎报或者授意他人隐瞒、缓报、谎报。

2. 报告流程　职能部门值班者接到突发灾害事件报告后应立即向医院突发灾害事件应急处理指挥部报告，根据指挥部要求采取相应的措施防范或应对（如图2-1所示）；医院突发灾害事件应急处理指挥部接到报告后，应根据情况立即组织力量对报告事项调查核实、确证，采取必要的控制措施；同时迅速向当地公安、消防等有关部门进行报告；并自突发灾害事件发生时计算，2小时内向市卫生局以及卫生和计划生育委员会报告。

3. 建立医院突发灾害事件信息发布制度　信息发布应及时、准确、全面。由医院突发灾害事件应急处理指挥部指定医院新闻发言人，严禁其他人参与发布信息，保证信息的透明度和权威性。

二、人 员 培 训

（一）突发灾害事件应急预案制定

突发灾害事件应急指挥部应认真研究各自主管范围内最可能发生的突发灾害事件，估计可能发生的情况，拟定应该采取的对策，制订培训计划，编写培训教材，对相关人员实施培训，并针对培训结果进行评估分析，并完善进一步需要采取的措施。

（二）进行全方位的全员培训

突发灾害事件应急处理主管部门应对各级各类人员（包括临时工）进行全员培训。采取走出去、请进来等多种形式，以各类突发灾害事件的监测、预警、识别、报告、应急处理技术、群体防护、个体防护、现场救护等为内容进行培训。对特殊人员进行特殊技能的培训，如对医院新闻发言人应进行媒体沟通技巧的培训。

1. 制订应急反应手册　突发灾害事件应急处理主管部门应根据应急处理工作中各类责任人的责任与义务分别制订"应急反应手册"。手册需针对各个关键部门的具体负责人，明确其职责范围、协调对象、主要对策、行事步骤、联系方式等。手册内容力求简明扼要，便于携带。

2. 组织模拟演练　模拟演练每年组织1~2次，根据各个部门的具体情况组织实施。由突发灾害事件应急处理指挥部制订模拟演练计划，并组织实施。通过技术培训、模拟情景、实际演练，提高各类人员的应急反应能力，训练一支能打硬仗的应急队伍。

三、救灾物资准备

（一）医院应急物资和设备的管理

医院应急物资、设备的保障，由器材处主管。在医院应急体系下，器材处应成立相应的应急保障组织，执行医院突发事件领导机构下达的指令，参加其组织的演习和实践。以保障应急情况下物资、设备的需求，并符合使用状态的要求。

1. 应急物资的确认　应急物资品种按"院突发灾害事件领导机构"和医务处关于突发灾害事件的特殊要求确定。应建立针对各类灾害事件的应急物资目录。

2. 应急设备管理　应急设备系用于急救、生命支持类的设备，包括除颤仪、监护仪、心电图机、输液泵、注射泵、呼吸机和吸引器。

器材处对全院急救和生命支持类设备负有管理和监管责任。具体应做到：

（1）定期对急救、生命支持类设备进行预防性维护、维修。

（2）优先安排急救、生命支持类设备的维修及抢修任务，原则上30分钟内到达现场，对不能及时修复和处理的（48小时），应考虑替代方案。

（3）对属于器材处直接管理、用于租赁的急救、生命支持类设备，应留有一定数量的应急待用机，并保证其100%处于完好待用状态。

（4）开展面向全院人员的急救及生命支持类设备使用保养知识技能的培训。

（5）器材处采购部门应与应急物资、设备供应商签订优先应急供应协议，或由应急物资、设备供应商提供优先应急供应的承诺书，以保障应急物资、设备的紧急调用和采购。

3. 科室应急设备管理要求　对于产权归属使用科室的急救、生命支持类设备，使用科室负有管理责任，做到责任到人。具体要求是：

（1）使用时严格执行操作规程和安全防护制度。

（2）尽可能保证留有充足数量的急救、生命支持类设备，并处于完好应急待用状态。

（3）使用人员应该完成日常的维护、保养工作。

（4）设备出现故障时及时报修，保持急救、生命支持类设备的完好。

（二）突发灾害应急事件的物资保障

1. 常规、必备应急物资和设备的准备　由医院医疗应急小分队负责领出打包，单独储存，提高应急事件发生时的响应速度。器材处配合医院医疗应急小分队定期更新具有效期管理的医用消耗材料，并负责应急设备的检测、维护，使之处于完好应急待用状态。

2. 应急物资存储量　除医院医疗应急小分队储存应急物资外，器材处还需考虑储备一定裕量的应急物资和设备。医用消耗材料应以必备为原则，建立储备目录，并将所需物品存储量保持在最低警戒线以上；应急设备由器材处设备租赁中心备份（呼吸机由呼吸科呼吸治疗中心负责备份）。

3. 应急物资和设备的调配 根据"医院突发灾害事件应急指挥部"的指令统一进行调配。使用部门如需要增加紧急购置设备的，必须报"医院突发灾害事件应急指挥部"统筹规划并批准。经医院突发事件领导机构批准紧急购置的应急物资和设备，器材处要开通采购和发放的绿色通道，保障供给的时效性。

四、灾害发生时的避难程序

灾害发生时医院的避难程序与一般场所不同，除了常规的避难措施以外，医院还面临病人的转运和安置问题，需要着重考虑，并制定相应的预案，解决病人疏散和如何保证安全等问题。

不同医疗单元病人的疏散和抢救原则

1. 普通病房病人疏散和抢救原则 以病人为中心，先救人再救物。可以自主活动的病人，按照既定逃生路线转移，不可乘坐电梯；不可自主行走的病人，按照既定逃生路线转移，不可乘坐电梯，医护人员可用担架、平车、推车进行病人转移，紧急时可利用床单、被单制造简易担架。

2. ICU、CCU、MICU、NICU、手术室、急诊科病人疏散和抢救原则 按照既定逃生路线转移，不可乘坐电梯。

（1）根据病人不同情况进行处置。对插管、上呼吸机的病人采取紧急医疗处置，备好简单医疗设备。

（2）携带简单医疗设备，用氧气包取代固定的供氧面罩，保证病人获得足够的呼吸支持，将需用仪器放置于医用平车、推车进行转移。

（3）每个病人须有指定医护人员陪同转移。

（4）转移过程中避免二次伤害。

五、次生灾害的预防

（一）定义

次生灾害是指由人为或自然灾害等原发性灾害间接造成的灾害。就灾害的类型而言，可划分为自然灾害和人为灾害两大类。由于人为或自然灾害造成的火灾、建筑倒塌、山体滑坡、毒气外泄、煤气爆炸等间接造成的灾害都属于次生灾害。

（二）次生灾害的危害性

次生灾害对灾害本身有放大作用，它使灾害不断扩大、延续下去。如一场地震来临，首先是房屋倒塌，然后是地下管道的错位、折裂酿成的大火，接着是被埋葬或压死的尸体而引起瘟疫……因此，我们要注意各种灾害的影响和预防，警惕灾害的放大效应。尤其是高技术常规空袭，往往城市里许多目标相继遭到袭击，各个目标产生的危害因素和范围都不一样。有的地方可能是有毒气体泄漏，有的地方是高楼坍塌，也有的地方在燃烧甚至爆炸等，这就要求每个人根据次生危险源的情况，分别采取防护和消除危害的措施，使灾害造成的损失减到最低限度。

（三）对次生灾害的预防

1. 次生灾害预防的总原则　沉着冷静，随机应变，正确应对。

2. 预防措施　首先要根据次生灾害的性质，判定安全的方向和地区。火灾要离开易燃易爆物品，在上风空旷地避难；有爆炸危险时，避免在陡坡、堤岸、高层建筑下停留；对化学毒气等的泄漏，要根据风向，向上风或侧上风方向转移。另外，次生灾害一般都有从小到大的发展过程，每个人都应该参加一些初期灭火、转移危险品的抢险工作，帮助老弱病残及救助被埋压的人员。同时，自身也要相应采取防火、穿戴防毒器材等防护措施。

（刘继海）

第三节　灾害医疗救援队建设

一、灾害医疗救援队的组建

（一）灾害医疗救援队组建的必要性

1. 灾害医疗救援队是灾害救援体系中的重要组成部分　我国是自然灾害影响最严重的国家之一。常见的灾害类型包括洪涝、干旱、地震、台风、山体滑坡等。各种灾害对国民经济带来巨大损失。有资料统计，自 1949 年以来，我国平均每年由自然灾害造成的经济损失达 1000 亿元以上人民币。除自然灾害外，与社会经济建设发展相关的一些人为灾害也不断发生，而且这些灾害事件近年来有更加频繁的趋势。例如：我国 2003 年 SARS 暴发，2008 年汶川 8.0 级地震，2008 年年初及年末多地特大低温雨雪冰冻灾害，2008 年华南、中南地区、长江沿线及江南地区严重的洪涝灾害，2008 年会理 6.1 级地震，2008 年台风肆虐，2009 年 H1N1 流感，2010 年青海玉树 7.1 级地震，2010 年舟曲特大山洪泥石流灾害，2013 年雅安芦山 7.0 级地震。与此同时，国际上也是灾害频发，例如 2010 年海地 7.3 级地震、2010 年美国东北部暴风雪等。因此，加强灾害救援体系建设成为全世界保障社会稳定、人民安全的重要工作，其中加强灾害医疗救援队建设刻不容缓。

灾害的特点决定了受灾地区的资源供给无力承载救灾及维持生活生产的需求，需要外界帮助。因此灾害救援队的作用极为重要。广义的灾害救援队包括在受灾区域实施救援的各种力量，包括道路抢险抢修救援队、通信抢修救援队、现场搜救队、医疗救援队等不同工种救援队。

2. 灾害救援需要组织灵活的医疗机构运行模式 灾害环境中，医疗机构的双重特性（既是受灾主体，又是抗灾主体）让现场救援变得举步维艰。因为灾害对受灾地区的巨大破坏使得当地资源匮乏，使得当地没有条件承载大型医疗机构集中化的医疗活动。因此，灾害中需要组织灵活的医疗机构运行模式，以小组为单位的灾害医疗救援队恰恰具备组织灵活机动的特点，更能在灾害环境中发挥医疗救援的作用。所以从实际运作的角度讲，组建灾害医疗救援队很有必要。

3. 灾害救援需要经过专门培训的医护人员 灾害具有突发性，其发生是突然的、紧迫的、非预期的。即使做预测，在现有条件下也只能做一些模糊的预测，要想事先获知即将发生的灾害事件的类型、地点、时间、原因、破坏强度等信息几乎不可能。因此，无论是政府部门、专业科学机构，还是公众，在灾害发生时往往都无法做到冷静有组织地应对，特别是在灾害初期，往往显得应对仓促甚至混乱。灾害的突发性决定了灾害期采取的干预措施均是非常规化的，按照日常工作的模式难以有效应对，必须要有独特的工作组织模式才足以应对这些非常规、非常态的状况。从医疗活动的角度讲，灾害期间医疗资源匮乏，医疗环境从医院变为了设备简陋的临时场地，从诊室变成了废墟，一切医疗活动都无法严格按照日常医疗活动常规完整实施。需要医护人员因地制宜，力求以最少的资源消耗、最快的速度保护尽可能多的受灾群众的生命健康。因此，医疗活动主体（医院、医生、护士）的思路以及角色都需要迅速转变。没有经过专门的灾害医疗救援训练的医护人员是无法胜任这种思路和角色转变的。必须要有一批经过专门灾害医疗救援培训的医护人员，才能在灾害发生时迅速承担起灾害环境下的紧急医疗任务。

4. 灾害医疗救援队的组建需要加大投入 我国地大物博，地质类型多样，是一个多自然灾害的国家。随着社会经济高速发展，相应的一些突发公共卫生事件隐患逐渐凸显，突发公共卫生事件时有发生。但是在相当长的一段时间里，由于经济发展水平、灾害救援理念等方面受限，我国灾害救援工作发展缓慢，基础薄弱。在经历2003年"非典"防控及2008年汶川地震救援两大灾害事件后，我国灾害医疗救援体系建设进入了一个快速发展的时期。国家政府部门及大量学者更加重视研究如何建立和完善应急管理体系，包括对指挥协调系统、危机应对准备系统、信息网络系统、预警与监测系统、法律保障系统、应急处理预案等方面的建设。然而应当明确的是：在灾害救援的各个时期，靠的都是人的工作。所有体系的实施串联都是由人来完成的，所有应急预案都由人来制定和执行，灾害现场或医疗机构具体的救治工作要由技术精湛、经验丰富的医护人员来完成。因此，在救援体系建设中，专业救援队伍的建设至关重要。我国灾害医疗救援基础较差，缺乏相应的灾害医疗救援培训，缺乏在灾害救援方面有足够能力储备的队伍，这不利于灾害救援工作的开展。因此，作为快速提高灾害救援能力的途径之一，也是应急救援体系建设的重要任务之一，灾害医疗救援队的组建极有必要加大投入。

总之，无论从灾害发生趋势、灾害本身特点、救援机构运行模式，还是从应急建设现状方面考虑，灾害医疗救援队的建设都是刻不容缓的。

（二）灾害医疗救援队的管理

1. 灾害医疗救援队的组成结构（图2-2）　灾害医疗救援队应该按照"统一指挥、纪律严明、反应迅速、处置高效、平战结合"的原则，根据当地地域和常见灾害类型特点，由不同层次卫生行政部门或医疗机构组建。从结构上讲，灾害医疗救援队原则上都应该由卫生应急管理人员、医疗卫生专业人员和技术保障人员构成；考虑到灾害救援中需要公布信息，让社会公众了解救援进展情况，增强受灾群众生存信念，有必要做好宣传和信息沟通工作。因此，在必要时可以在医疗救援队中增加信息宣传或外联人员。灾害医疗救援队按照此结构框架，完成日常管理及紧急救援时的统筹指挥工作。但在具体执行救援任务时，该组织结构可以灵活组合成数支紧急医疗救援小组，每组仍可照此结构框架组织。

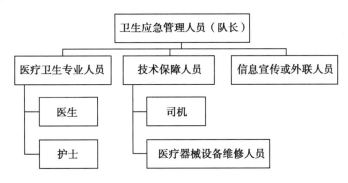

图2-2　灾害医疗救援队组成结构示意图

2. 灾害医疗救援队的日常管理　灾害医疗救援队在日常工作中应做好队员的遴选、培训和管理、装备管理等工作。

遴选救援队队员，应按照本人自愿申请、单位推荐、上级部门审核的方式，遴选富于奉献精神、善于团队合作、热爱卫生应急事业、业务能力过硬的人员参加灾害医疗救援队。

灾害医疗救援队应该根据相关要求，认真制定队伍年度培训和演练计划，积极开展相关活动。救援队主管部门应有专门文件对队员管理提出要求，以行政文件形式明确队员职责、权利与义务。灾害医疗救援队实行队长负责制，队员应服从队长指挥，履行各自分工与职责；做到服从上级统一领导和工作安排，遵守纪律；积极参加救援队组织的培训和演练；保持通信畅通，随时听候调遣；在执行具体救援任务时，及时报告发现的特殊情况。同时队员所在单位应该积极支持队员参加应急救援工作，包括培训、演练及紧急救援，不得以任何理由推诿妨碍队员参加灾害医疗救援队工作；在队员执行任务期间，其所在单位应保障其福利待遇。对工作表现突出的队员，救援队及队员单位应根据相关规定给予嘉奖和表彰。

装备管理是灾害医疗救援队重要的管理环节。由灾害医疗救援队上级组建部门负责按照相关政策规定完成装备采购并统一标识。救援队需指定专门部门或专人负责救援队装备的维护保养和更新工作，保证装备状况良好，运行正常。

3. 灾害医疗救援队的人员轮换机制 灾害医疗救援队的人员轮换机制包括日常队伍管理轮换机制以及紧急救援人员轮换两个部分。就日常管理来讲，为了兼顾灾害医疗救援队工作的延续性和持续活力，救援队应建立固定的轮换机制。原则上建议每3年对队员进行一次调整，符合条件的队员可继续留任，因健康以及其他原因无法履行职责和义务的队员，须经救援队上级管理部门核准终止任用。对在紧急救援工作中，违反制度和纪律，不认真履行职责的队员，应该报救援队上级管理部门审核确认，予以除名。

在执行紧急救援任务的过程中也涉及救援队员的轮换。现场灾害医疗救援工作任务艰巨、工作条件艰苦，常需要救援队员长时间工作在第一线。长时间持续工作将导致救援效率降低。为了保证医疗救援工作的效率，救援队有必要做好工作安排，要求队员之间能够相互替换。由于灾害现场充满负性刺激，血腥的伤残场面、生离死别的心理压力等，这些负性刺激对救援队员也是一种伤害。尽管在遴选队员时，对其身心健康或承受能力都有要求，但这种负性刺激仍然会对每个队员带来冲击。长时间置身于这种环境中，必然会引起一些身心健康问题。因此，对于重大灾害，队员需要在灾害现场长时间工作时，救援队一定要安排队员互相轮换；同时救援指挥部门需要统筹计划，调派新队员进入现场，安排前一批队员返回总部休整。按照国际惯例，通常每1~2周轮换一次，以保障现场救援效率和队员身心健康。

二、灾害医疗救援队的组建模式分类

(一) 按行政层次分类

1. 国家级灾害医疗救援队 为了满足不同级别灾害救援的需要，达到高效救援的目的，国内外都会在不同行政层次上建立不同的灾害医疗救援队。国家级别的灾害医疗救援队通常规模较大、数量少；由国家部门投入组建、直接领导，通常相对地方层次救援队规模更大，能够承担更大规模的灾害救援，特别是跨区域甚至国际灾害救援。

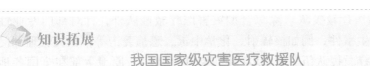

知识拓展

我国国家级灾害医疗救援队

我国国家地震灾害紧急救援队是在 2001 年 4 月 27 日由时任国务院副总理的温家宝同志亲自授旗成立的，对外称中国国际救援队。先后参加了 2003 年新疆地震、2003 年阿尔及利亚地震、2004 年印尼地震海啸、2005 年巴基斯坦地震、2008 年汶川地震、2010 年海地地震等多次国内外灾害救援，表现出了专业能力，展示了国际人道主义精神。2008 年之后，我国又在北京、广州、四川等地组建了多支国家卫生应急救援队。国家财政统一拨款，地方财政配套支持，由当地主要灾害应急救援力量联合组建，直接受国家卫生行政部门和防灾相关部门的领导调配。

2. 地方级灾害医疗救援队 地方级灾害医疗救援队是指由省市卫生行政部门、应急管理部门牵头组建的省市灾害医疗救援队，同时还包括各医院组建的灾害救援队。地方级灾害医疗救援队通常财政支持有限，规模相对较小，主要负责本区域灾害应急医疗救援任务。对于更严重的灾害，则需要更高层次的医疗救援队支援。地方级灾害医疗救援队是国家灾害医疗救援体系的基础。灾害区域所在的灾害医疗救援队是该区域首要的救援力量，能够在灾害发生时立即反应。而且因为平时对该地区人群结构、地区灾害特点等都更熟悉，其训练演练都针对该地区特点进行，所以其救援效率通常较高。但是，地方级区域灾害医疗救援队的劣势又很明显。区域救援队作为救援主体的同时也受到灾害的破坏，资源受损，救援效率常受到限制。这就需要国家级灾害医疗救援队跨区域的支援协同。

（二）按专业分类

1. 综合型灾害医疗救援队 综合型灾害医疗救援队其组建及训练都针对各种类型的灾害，并不局限于某些灾害类型。此类救援队通常在灾害类型多样的区域由综合性医院或医疗机构组建。其平日的训练和培训内容以及装备准备都具有综合性特点，能够在各种灾害发生时发挥救援作用。例如中国国际救援队、中国红十字 999 紧急救援队等，即为综合型灾害医疗救援队的代表，在国内多次各类灾害救援中均可见到他们的身影。这类救援队救援资源和救援力量都相对集中便于管理,其建设避免了针对不同类型灾害组建多支救援队的管理难题。这是目前国内外灾害医疗救援队建设的主体。

2. 专业型医疗救援队 除综合型灾害医疗救援队外,针对部门专业性强的突发公共卫生事件,例如核辐射、化学中毒、恐怖袭击等,相关管理部门组建了专业化医疗救援队伍。自2004年东南亚海啸后,原卫生部在全国各地组建了8支医疗救援队,其中就包括几支专业型医疗救援队。

(1)核辐射灾害医疗救援队:对于核辐射风险高,核辐射突发事件可能性大的区域,相关部门通常会建设专业的核辐射医疗救援队。因为核辐射危机救援对辐射防护、防护和救援装备的专业性要求都很高,必须要有专业队伍才能有能力选购储备专业防护和救援装备,只有经过系统专业化训练的队员才具备在辐射环境下的专业防护技能和救援技能,这通常是综合型救援队或是核辐射风险低的区域无法完成和应对的。因此此类专业性医疗救援队无法被综合型医疗救援队所取代。

(2)生物灾害医疗救援队:生物恐怖传染病是常见的一种突发公共卫生事件。救援队需要快速有效采集、鉴别致病微生物,要尽可能避免致病原的扩散,同时也要防止自身受到感染伤害。这些都对生物灾害医疗救援提出专业的要求,因此生物灾害医疗救援队应运而生。

(3)化学事故灾害救援队:化学品目前广泛应用于国民经济建设。危险化学品固有的易燃、易爆、有毒特性在产生经济价值的同时,也可能因管理不善对环境产生破坏,甚至形成严重的灾害事故。化学事故应急救援是近年来开展的社会性减灾救灾系统工程之一。实施救援的主体就是化学事故灾害救援队。

(4)恐怖袭击医疗救援队:随着"9·11"事件的发生,人们意识到恐怖袭击正在威胁着世界。各类恐怖袭击均有可能发生。以军队医疗为主体构建的恐怖袭击医疗救援队,从队员的身体素质、军事素养及设备条件上讲,在恐怖袭击情况下开展医疗救援均较其他组织更具有优势。

总的来讲,专业型医疗救援队因为在某一专业领域方向具有深刻认识和应对能力,虽然在建立了综合型灾害医疗救援队的基础上,同时建立专业型医疗救援队需要更大的资金投入和管理投入,其存在仍然具有价值,综合型灾害医疗救援队尚无法完全替代其作用。

(三)按组建主体分类

1. 以军队医疗为主体的灾害医疗救援队 国内外都有以军队医疗为主体的灾害医疗救援队。美国的灾害医学救援系统可以统一协调军队卫勤力量与地方医疗卫生力量,并把军队卫勤力量作为国际灾害医学救援的首选力量。2006

年，我国《国家突发公共事件总体应急预案》就明确提出：中国人民解放军和中国人民武警部队是突发公共事件处置的骨干。我国国家地震灾害紧急救援队就是以军队医疗为主体的灾害医疗救援队的典型例子。救援队主要由解放军的工程部队、武警总医院等相关人员组成。

军队卫生应急备勤是一项常态化的重要军事活动，也是灾害医学救援的需求。由于军队独特的管理方式和体系，以军队医疗为主体构建的灾害医疗救援队具有其独有的优势，主要体现在以下几方面。

（1）军队组织严谨，指挥机制完善：各部队医疗体系均建有医学救援指挥部，实行救援的统一垂直管理。指挥沟通机制在日常训练工作中较完善。

（2）整体反应迅速：军队医疗救援力量经常参加各种救援行动，拥有一支富于经验、集结快速、灵活机动的常备队伍，在短时间内即能集结、出发。同时军队拥有完善的交通运输体系，能够自主调度，保障运输，更能够保证军队医疗救援力量在最短的时间内到达灾区实施救援。

（3）军队保障有力，人员装备齐全：因为独特的建制，军队医疗体系有很好的资源保障，特别针对灾害应急救援通常都有很好的资源投入，相应的设备物资、药物储备都非常完备，同时设备技术精良。通常大型军队灾害医疗救援队都配备有手术车、放射检查车、炊事车等大型先进装备，能够为现场救援提供设备支持，为救援队员提供生活保障。

（4）训练有保障，身心素质高：军队医学救援队的医务人员都接受过系统的平/战时医疗保障和军事体能技能训练，具有过硬的专业素质。同时部队定期组织模拟野战医疗救援演练，训练频率和效果通常优于地方医疗系统。军队灾害医疗救援队队员具有更好的身体条件，往往能克服各种困难，在艰苦环境下更好地发挥业务能力。

2. 以地方医疗为主体的灾害医疗救援队　地方医疗机构在社会体系中承担着公共卫生医疗、保健以及疾病预防等社会职能，在突发公共卫生事件中也义不容辞地承担着应急医疗救援任务。多数省市县级别的灾害医疗救援队都以地方医疗体系为主体建立灾害医疗救援队。地方医疗机构数量多、分布广，医护人员数量大。经过多年的积累，其专业技术水平发展迅速。目前已经有越来越多的地方医疗机构主动参加到各类突发公共卫生事件的医疗救援工作中。特别是各省市的大型综合性医院纷纷组建各自的灾害医疗救援队，或者受各省卫生厅委托，由当地某大型综合性医院筹建区域性灾害医疗救援队，成为当地灾害医疗救援的主体力量。从实战情况看，以地方医疗为主体的灾害医疗救援队经过一段时间的发展，在救援装备、人员培训等方面都有了长足的进步，在"5·12"汶川地震、"9·7"彝良地震、"4·20"芦山地震等多次医疗救援工作中发挥了很好的作用。

3. 以军民结合为主体的灾害医疗救援队　目前，由军队医疗机构和地方医疗机构联合组成灾害医疗救援队，在国际上也不少见。以美国为例，其灾害医疗救援系统通常以军队卫生保障力量作为国际灾害医学救援的首选力量。在海湾战争以后，为更好地应对恐怖袭击及生化危机等灾难，美国建立了军民互动的应对体系。我国也有类似的尝试，例如，2008年汶川特大地震时，广州军区武汉总医院与湖北省红十字会联合组建灾害医学救援队，在实际救援工作中起到了很好的作用。

以军民结合为主体的灾害医疗救援队融合了军队医疗体系和地方医疗体系的优点，具有一定优势。但因为平时两者管理体系不同，在联合组建灾害救援队时需要打破常规，加强管理。重点环节包括重视统一指挥与整体协调工作，确保政令畅通；建立军地共同管理的灾害信息处理机构，统一资料采集，准确收集、汇总和分析各种灾害信息，并做好统计管理；根据两个体系各自的优势进行合理分工。救援队内部亦应根据时间、伤情进行整体协调，分工合作。只有两者充分合作，发挥各自特点，扬长避短，打破常规管理区别，才能将军民联合为主体的灾害医疗救援队的作用发挥到最大限度。

三、灾害医疗救援队的活动

（一）灾害医疗救援队的训练

结合灾害医学救援特点，开展相关灾害救护理念技能的系统培训是管理部门的重要职责；在灾害发生前充分做好专业技能储备是灾害救援队的重要任务。灾害医疗救援队成立后必须从实战出发，强化队员随时准备担负应急救援任务的使命意识。灾害医疗救援队管理部门要不断完善救援理论教学，提供实用性强的专业训练。通过灾害救援专业训练，帮助队员掌握各种灾害环境中可能使用到的技能，包括灾害环境下的通用技能及医疗救援专业技术。

1. 通用技能训练　优秀的灾害医疗救援队队员必须能够在艰苦的灾害环境下，克服多种困难，充分发挥其敏锐的观察力和快速反应力，熟练完成各项专业医疗技术。要做到这些，前提就是队员要有好的身体、心理素质，队员必须经过包括搜索与营救基本知识、野外生存技巧训练、体能训练在内的通用技能训练。医学救援队的体能训练能够使队员适应复杂多变的救援环境，为最大限度地救援伤员打下良好的基础。在灾害现场，救援队员面对的情况远比平时医院的环境复杂得多。很多时候，救援队员首先要能在艰苦环境中生存才有条件开展救援工作。在保护自身安全的前提下开展救援工作，这是救援的首要原则。如何获得水源、如何辨别方向、如何搭建营地等平时不需医护人员考虑的问题都必须自己着手解决。因此野外生存技巧训练尤为重要。同时，发现幸存者后如何安全将其救出也需要专门的培训，不科学的营救方式可能对幸存者和救援者都带来伤害。因此，搜索与营救基本知识是灾害医疗救援队培训的重要内容。总之，通用技能训练是保障医学救援队伍自身安全的前提，是完成救援任务的重要保证。

2. 医疗救援专业技术的训练　灾害医疗救援队的主要任务当然是利用专业医疗救援技术对幸存者实施医疗救治，挽救其生命，减少其伤残，缓解其身体和心理的病痛。因此，医疗救援专业技术训练是医疗救援队训练的核心内容。因为救援队员可能来自于不同的医学专业，因此队员们都有必要对专业救援技术进行系统培训。另外，因为使用环境的不同，如何将在日常医疗环境中熟练运用的技术快速准确地在灾害环境运用也是一个重要命题。

从灾害医疗救援队训练的形式来讲，基本可归纳为讲座、模拟训练、综合演习几种类型。讲座是最容易组织的形式，但相对枯燥，培训效果受讲者能力影响大，比较适用于理论类知识的培训。而对于灾害医疗救援训练来讲，模拟训练和综合演习是与常规培训不同且非常重要的训练形式。模拟训练通过情景模拟、环境模拟训练队员在接近实战的氛围中使用各种救援技能。而所有的技能模拟训练可以通过演习进行整合，训练队员对所有技术和组织环节的综合运用。综合演习可以分为预告演习和非预告演习。预告演习是事先明确演习科目，主要目的是为了队员熟练掌握操作和流程；而非预告演习因为没有事先通知，因此更注重于对实际情况的模拟，以期及时发现问题予以纠正。演习至少应该每年举行 1 次。演习前必须进行周密策划，并由专业人员对演习效果进行评价并提出整改方案。

（二）灾害医疗救援队的调集

当某地区发生灾害时，灾害医疗救援队管理机构（或临时指挥中心）将立刻收集灾害相关信息（当地地理环境、灾害类型规模、伤情、当地医疗资源现状等），并向灾害医疗救援队发出预警命令，准备启动预案。信息核实后，管理部门就可发出启动命令，确定救援队员名单，并迅速集结队伍。在队员集结的同时，救援物资也按照预案及已知灾害信息进行准备。待队员集结完毕，救援队管理部门立即向队员明确救援任务及救援初步方案，医疗救援队启动完毕。

（三）灾害医疗救援队的现场救援活动

灾害医疗救援队到达灾区的主要救援活动取决于灾害现场的应急救助需求和灾害的不同阶段特点。以地震灾害为例，医疗救援队不同阶段的工作重点如下。

1. 救援初期（震后 1~3 天）　进入灾害现场后，救援队的重点工作主要是搜救，及时医治现场埋压伤员，在其他搜救队伍的协助下，尽快将幸存者转移到移动医院或战地医院进行及时救治。

2. 救援中期（震后 3～10 天） 医疗救援队的重点工作是加强灾区现场救治和伤员的转运。在这一时期，由于交通状况有所改善，有更多的救援物资运达灾区，医疗救援队要充分利用这些资源对伤员进行伤情评估及检伤分类、将危重伤员及时转运到后方医院救治，并在现场开展更为高效的紧急医疗，或替代灾区卫生机构的功能，开展医疗巡诊工作，满足灾区居民健康需求。同时卫生防疫工作也应在这一时期展开。

3. 救援后期（震后 10 天以后） 灾区医疗机构陆续恢复其功能，灾害医疗救援队的任务逐渐过渡到协助灾区医疗机构重建，提供技术支持，提供医疗培训等方面。同时灾后心理康复也成为医疗救援工作的重点。

（四）灾害医疗救援队的经验/学术交流

相对日常医疗活动，灾害医疗救援毕竟不是常态，因此，每一次救援工作的经验积累都非常宝贵。通过各种形式的交流，有助于行业内经验共享，帮助各灾害医疗救援队能力建设。所以，经验/学术交流也是灾害医疗救援队的重要活动内容。如救援队之间的访问交流、系统的培训课程、学术会议的现场交流、学术论文的发表等，是常见的交流形式。通过这样的交流，各灾害医疗救援队从中获益，逐步完善队伍的建设与管理，不断提升专业救援能力及医疗救护水平。

（叶 磊）

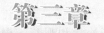

第三章

现场救援

第一节　疏散与避难选择

一、疏散与转运

（一）疏散与转运原则

1. 安全性原则　安全是伤员转运中的首要原则，包括伤情是否能够耐受转送以及避免转送不当造成新的损伤。转送前需再次对伤员进行评估，对有活动性大出血或转送途中有生命危险、不能耐受转送的伤员，需先就地进行必要的救治和处理，待伤情稳定后再转送，将转送可能发生的不安全因素降到最低限度。

2. 先重后轻的原则　除非伤员病情不适宜立即转送，一般应优先转送重伤员。但是如果伤员太多，交通工具有限，每一批伤员需要等待的时间较长，需遵循救治最多的伤员及最大效益原则安排转送。

3. 科学阶梯转送原则　即本着伤员生命第一，效率、效果和效益最大化的原则，确定伤员转送的适宜区域及医院，以及适宜的转送工具及转送人员。

4. 统一指挥原则　伤员转送是一项系统工程，涉及诸多部门协调配合，需要统筹全局，否则任何衔接不紧密都会导致转送过程延长，增加转送过程中伤员的危险。因此必须在统一的指挥下，制定完整、详细的转送预案，与所涉及部门及时进行沟通，明确责任、责任到人，使每个伤员在伤后能安全有序地被转运至相应的运输工具内，保证衔接工作忙而不乱。

（二）疏散与转运任务

1. 做好伤员转送准备　将伤员按照运送秩序提前做好转送前准备，根据伤情、转送医院的远近和医疗条件，安排交通工具。根据预计转送所需时间，备齐基础治疗和急救所需的药品、物品、器材、氧气等救护设备。

2. 伤员搬运　根据伤员的不同伤情，正确搬运伤员。搬运过程中需夹闭引流管，妥当固定，防止反流及搬运过程中牵拉引流管脱出，并检查引流是否畅通。

3. 确保转送途中的不间断治疗和观察　根据伤员的伤情安排适宜的转送人员，对于伤情随时可能变化的重伤员，需要有医护人员专门护送，并携带充足的急救药品和物品。

4. 正确安置伤员体位　根据交通工具和伤情确定伤员体位，进行正确固定和摆放，防止颠簸移位。

5. 科学安排转送医院　阶梯救治是最有效的转送救治方式。科学的转送要确保合理、有组织地转送伤员，防止有的医院负荷过重，伤情复杂的伤员需要安排到医疗条件好的医院及时救治。

6. 做好信息沟通　伤员救治与接收、伤情的控制和医疗资源调配等信息，必要时要汇报给当地政府，协调沿途交通管制和指挥，避免交通堵塞。伤员到达后严格进行伤员病情及有关事项交接，并及时向现场指挥部反馈情况。

二、避难场所的规划

（一）避难场所规划原则

1. 安全第一　避难疏散场所是灾害威胁程度低、避难比较安全的场所，在规划其规模和内部结构时，必须采取有效措施，提升避难所和避难疏散道路的安全性，赋予较高的防灾减灾功能。优先选择易于搭建临时建筑或帐篷、易于进行救灾活动的平坦、空旷、交通环境好的安全地域，并且为避难疏散场所创造必要的治安、卫生和防疫条件。对重要的避难疏散场所进行地质环境、自然环境和人工环境安全评价。"安全第一"是规划建设城市地震避难疏散场所最重要的基本原则。避难所内部应有消防通道、防火设施和防火器材。

2. 就近避难　避难疏散场所应相对均匀地分布在城区。通常情况下，所有避难人员按规划确定的避难所就近避难。居民就近避难，从住宅到避难所的行程短，避难疏散途中的安全几率高，又熟悉周围环境，邻里间相互认识，有亲近感，也利于关照住宅的财产。学校师生、企事业单位的工作人员就近避难，有利于增强组织观念，避难者有归属感、安全感和集体荣誉感，更容易有组织、有秩序地指挥避难疏散。商场、影剧院等人群集聚场所的人员就近避难，可以避免盲目逃生带来的潜在危险，耐心等候抗震救灾部门的指令，以便做出更妥善的避难疏散安排。避难所的合理布局以及确定适宜的服务半径，有助于就近避难。但当市区的避震疏散场所遭受火灾、海啸、洪灾等灾害的严重威胁时，必须组织远程避难，把居民有组织地疏散到城市郊区避难。

3. "平灾"结合　城市地震避难疏散场所，平时用于教育、体育、文娱和其他生活、生产活动，平时由避难疏散场所的所有权人或者授权管理者管理，临震预报发布后或地震灾害发生时转换为避难疏散场所。地震避难疏散指挥部门应协同有关单位为实现功能转换做必要的准备工作，并制定相应的管理制度。

4. 综合防灾 地震、滑坡等地质灾害以及水灾、海啸、严重工业技术灾害等发生后，都有可能组织居民避难。城市规划部门应当综合制定适用各种灾害的避难所和避难疏散道路。并制定不同灾害的避难规划，结束各专业部门防灾减灾各自为政的局面。充分发挥避难所和避难疏散道路在抵御各种灾害中的避难疏散作用。

5. 步行为主 居民到避难所避难一般步行而至。因为灾害发生后，避难所用地比较紧张，中小型避难所内一般不设停车场。而且，灾害发生后，道路上人多、车多，避难路线甚至城市道路一般都很拥堵，乘坐私人汽车到避难所避难有可能消耗更多的时间，冒更大的风险。

6. 照顾灾害弱者 灾害弱者是指残疾人、老年人和儿童。在规划建设避难疏散场所时，必须考虑他们避难疏散过程中出现的各种问题，例如避难步行时间的确定，避难道路的设计，残疾人代步工具的开发、储备物资的品种与供应、临时厕所等设施、避难引导人员的组织安排等，都要充分考虑灾害弱者的实际需求。灾害弱者集中的单位，例如小学、幼儿园等，宜妥善组织集体就近避难。

7. 动态性与灵活性 城市住宅建设不断发展，人口逐年增加，规划建设避难疏散场所必须适应城市的发展，通常每5年规划或修订一次。实际灾情与规划设定的灾情往往有较大的差异，灾后有可能修定原来规划的避难疏散方案，应根据灾后的具体灾情组织避难疏散。

（二）避难场所规划要求

1. 避难场所面积 根据国内外规范建设避难所的实践，每个紧急避难所的用地不宜小于1000平方米，中型固定避难所应在10000平方米以上，大型的则应大于500000平方米。每位避难者的平均有效避难面积：紧急避难疏散场所应不小于1平方米，固定避难疏散场所不小于2平方米。起紧急避难疏散作用的超高层建筑避难层的人均有效避难面积可按不低于0.2平方米安排。

2. 服务半径 紧急避难疏散场所宜为500米，步行大约10分钟内可以走到底；固定避难疏散场所服务半径宜为2千米左右，步行1小时内可以到达。

3. 城市的出入口数量 出入口数量需符合以下要求：中小城市不少于4个，大城市不少于8个。避难场地应有多个不同方向的进出口，便于人员与车辆进出。人员进出口与车辆进出口尽可能分开。紧急避难疏散场所内外的避难主通道有效宽度不宜低于4米，固定避难疏散场所内外的避难主通道有效宽度不宜低于8米。

4. 避难场所要具备生活和指挥功能　一般避难场所应具备应急供水设施、应急棚宿区、应急照明用电、应急厕所等设施。大型或永久性避难场所应设有应急指挥部、应急照明用电、直升机停机坪、应急供水设施、应急棚宿区、应急物资供应处、应急卫生防疫站、应急发电、应急监控、应急厕所、应急广播等设施。

5. 安全要求　避难场所应远离高大建筑物、易燃易爆化学物品、核放射物、活动断层、地下管网密集区、易发生洪水和塌方的地方。同时还要选择地势较平坦、易于搭建帐篷的地方。

6. 避难疏散场所应逐个核对　应列表给出避难场所的名称、面积、容纳的人数、所在位置等。避难疏散场所内应规划和设置引导性的标志牌，并绘制内部区划图。

7. 在城市规划图中绘制避难场所　在城市规划图中应明确绘制出各个避难疏散场所的具体位置、服务范围、避难通道以及与邻近避难疏散场所的交通联系。

三、避难动机、选择与行动

（一）避难动机、选择与行动意义

严重的城市灾害发生时，市民可能自主地选择避难，也可能自主地选择不避难。灾害的避难动机归纳为建筑破坏型、次生火灾型、生命线系统破坏型以及劝导型。不避难者则认为没有生命危险无需避难，或避难途中不安全，担心家庭财产丢失等。避难动机和避难选择导致避难行动。只有成功避难，才能挽救人的生命，保存人员实力，进行灾后重建，发展经济。

（二）避难动机、选择与行动重要性

避难动机、避难选择与避难行动是城市灾害避难研究的重要问题。避难行动搭建起避难动机、避难选择与避难生活之间的桥梁，市民们通过避难行动走进避难生活。避难行动安全是影响避难过程安全的重要环节。因此，对避难者避难前的选择和引导，开始时间、方向、避难场所疏散、交通工具等因素都应作为重要的研究管控方向。把握市民的避难动机与避难选择，确保其避难行动能有序安全地到达各个指定的固定避难疏散场所。这也是为了加强组织领导，制定综合防灾规划和避难应急方案而采取的安全措施。

四、避难疏散场所安全

（一）常见避难场所类型

城镇防灾避难场所可归纳为 7 种类型

1. 应急防灾避难场所　城市内的小公园、小花园、小广场、专业绿地、高层建筑中的避难层（间）等可作为应急防灾避难场所。主要功能是供其附近的避难者就近临时避难，也是避难者集合并转移到固定防灾避难场所的过渡性空间。建设避难道路和应急防灾避难场所主要用于灾时避难行动。

2. 固定防灾避难场所 指面积较大、可以容纳较多避难人员的公园、广场、体育场馆、大型人防工程、停车场、空地、绿化隔离带，以及抗灾能力强的公共设施、防灾据点等。是避难人员较长时间避难生活和进行集中性救援的重要场所。固定防灾避难场所主要用于市民的避难生活。

3. 中心防灾避难场所 主要是指规模大、功能全、可以起到避难中心作用的固定防灾避难场所。其功能与城市中心固定避难场所相似，具有较高的综合性。

4. 防灾据点 按照较高的抗灾设防要求，具有避难功能，且能有效保障避难人员安全的建筑物空间。高层建筑的避难层（间）就是典型的防灾据点。

5. 防灾公园 防灾公园是指能够满足避难需求，并有效保障避难人员安全的公园。其防灾设施与防灾功能齐全，可以容纳较大规模的避难人员，是重要的防灾避难场所。

6. 指定防灾避难场所 城市规划建设的，并指定避难地域或避难对象的防灾避难场所。指定避难场所，有助于避难行动与避难生活的有序性、计划性和安全性。

7. 福祉避难场所 以老年人、残疾人等避难行动和避难生活有困难而需要救护的人员为对象，特设的一种避难场所。福祉避难场所服务的对象通常是那些尚未达到住院程度，但其在避难所的避难生活需要关照的人，不包括需要救援者。

（二）避难疏散要求

充分利用城市的避难疏散设施，给每位避难者提供最基本的避难空间。各个避难疏散场所应有必备的安全设施，有良好的抗震防灾功能，确保避难疏散过程居民的人身安全。遇到地震灾害威胁时，按照规划建设的避难疏散场所组织避难疏散，形成有序的避难疏散人流，有组织、有秩序地把避难者安全地疏散到安全的场所，撑起居民生命安全的保护伞，避免盲目避难疏散可能造成的灾难性后果。在各个避难疏散场所合理规划配置医疗防疫队伍，让伤员、病者可以得到及时医治，确保大灾之后无大疫。通过抗震防灾教育与训练，使每位居民事先知道通过哪些避难道路到哪个避难所避难，充分发挥各个避难疏散场所的避难功能。

（管晓萍）

第二节 灾害救援现场管理

一、现 场 封 控

(一) 现场封控的定义

现场封控是指针对各类突发公共卫生事件，如自然灾害中的地震、海啸等及各种传染源、放射源发散引发的突发卫生事件（如日本 2011 年地震核泄漏事件）进行的灾害现场封锁，以避免出现暴发性疫情及大量人员伤亡的一种保护性措施。如确定警戒区，保护现场，控制现场出入口；防止抢劫、拍照和随意调查现场的情况发生；驱散或逮捕干扰现场救援、不听从指挥的人员；命令有可能阻塞救援通道的车辆离开现场等。现场封控是灾害现场医学救援的前提和基础。

(二) 现场封控的基本原则

1. 专人负责，统一指挥　在灾害现场，参与救援的各类救援人员一定要明确各自的职责，互相协助。因此，在救援现场，需要确定专人（一般为警察或消防部门的主要领导）为总指挥，负责现场的统一指挥、协调，其他人员包括警察、消防员、医务人员都要听从指挥，各司其职。

2. 现场封控的两个阶段

(1) 早期或应急期：指灾害后 1 周以内的这段时间。这一阶段以抢救生命为首要目标。救援人员到达现场后，接受统一指挥，封控现场，抢救伤员；疏散和转移未受伤群众；保持救援通道通畅。

(2) 中期或亚急期：指灾后 1 ~ 4 周这段时间。这一阶段以防控各类疫病为主要目标，尽量降低病人的死亡率和致残率，需要大量医疗资源。封控现场的主要目的是预防传染病暴发流行。加强对灾害现场传染病疫情的监测与报告，是做好灾区疫情控制的前提和基础，制定针对性预防控制对策与措施，及时、准确、完整地掌握灾区传染病疫情信息。此期对下一步分析灾区传染病疫情趋势和发病特征，具有重要的作用。

(三) 现场封控展开救援

1. 卫生行政部门根据实际工作需要，在灾害现场成立医疗卫生救援指挥部，由现场最高行政部门的负责同志担任总指挥，在事发地政府的统一领导下，指挥协调现场医疗卫生救援工作。

2. 救援人员到达现场后，应立即开展调查与疫情应急控制，警戒分队要迅速封锁现场，进行安全警戒，对现场进行流行病学个案调查，核实诊断，查明疫情感染来源、污染范围和传播途径，明确可能引疫情扩散的危险因素，要根据情况进行必要的职业防护。

3. 在卫生行政部门的组织下，结合当地气候、水文、地质等实际情况，及时对可能出现的自然灾害所引发的伤病风险和传染病疫情等公共危害进行评估，并向医疗卫生救援指挥部及时汇报。

4. 疏散围观群众、劝退亲友等进行的盲目救助，保护撤离群众的安全，保证脱险群众的基本生活条件。遇到亲属情绪过于激动的情况，可以从中选出较有号召力的人担任志愿者，协助维护现场秩序，稳定群众的情绪。

5. 加强医疗后送的组织与协调。按照"先抢后救、集中处置、重伤优先、维持生命、尽快后送"的原则，快速组织对伤员的现场急救。同时有效运用汽车、火车、飞机等运输工具，组织伤病员的后送，并周密实施伤员的交接、登记等管理工作。

6. 科学组织卫生防疫与防护。地震灾害发生后，当地卫生行政部门要根据情况组织疾病预防控制和卫生监督等有关专业机构和人员，开展卫生学调查和评价、卫生执法监督，采取有效的预防控制措施，确保大灾之后无大疫。一般在紧急救援期（黄金72小时）结束后，全面开展各项卫生防疫工作。

（1）疫情监测：地震发生地疾病预防控制机构要加强传染病疫情监测，做好疾病监测、报告、汇总、分析工作。网络直报系统遭到破坏的，要通过电话、传真、电子邮件等方式向上级疾病预防控制机构报告。主要进行以下几方面的监控与防护。

（2）环境卫生：灾区卫生部门要及时动员群众搞好环境卫生，做好水源保护；督促、指导有关部门设置临时厕所和垃圾堆积点，做好粪便、垃圾的消毒和清运等卫生管理工作；妥善处理人和动物尸体；加强蚊、蝇、蚤、蜱、鼠等病媒生物监测与防控。

（3）尸体处理：对于现场的遇难者，遵循尊重逝者的原则，督促有关部门和单位及时联系亲属，进行转运。对于灾后的动物尸体，要进行快速妥善处理，防止灾后疫情出现。

（4）食品卫生：加强对救援食品的卫生监督和管理，做好灾区原有食品的卫生质量鉴定和处理，对灾区在简易条件下经营的集体食堂和餐饮单位进行卫生监督。

（5）饮水卫生：加强对集中式供水的卫生监督，做好临时用水的检测、消毒工作。

（6）化学中毒、放射事故的预防和处理：卫生应急队伍要尽量远离化工厂等潜在危险源，做好个人防护。因灾出现化学中毒或放射事故事件后，当地卫生部门要积极协同环保部门开展现场毒物监测和毒物健康影响评价，做好中毒病人的医疗救治等工作。

（7）心理干预：灾害发生后，要及时组织心理干预队伍、志愿者等，对灾民、遇难者亲属、现场救援人员及其他有关人群开展心理危机干预工作，积极预防、及时控制和减缓灾难的心理社会影响。

7. 信息收集、监测和预警。充分利用现有的疫情监测和症状监测系统进行监测。同时要建立健全与农林、气象、水利等多部门的信息通报交流、工作会商等协调机制。共同构建监测信息平台，收集各类监测信息和数据，组织专家对收集到的相关信息进行监测预警分析。明确监测信息的收集、报告实行归口管理，由卫生行政部门核实确认后统一口径进行报告。

8. 健康教育。社会公众是防灾的主体。根据本地区自然灾害特点和工作实际，加强健康教育。利用各种形式如：广播、电视、网络、手机报和手机短信、宣传材料、面对面交流等方式，向公众宣传防病救灾的卫生常识，增加公众对突发自然灾害的认知，提高灾民自我防病和自我保护能力。要广泛开展"喝开水、吃熟食、洗净手"的预防肠道传染病的健康教育，针对雨雪冰冻灾害尤其要注意预防一氧化碳中毒。

9. 建立风险沟通机制。自然灾害发生后，会引发公众的恐慌，其危害程度可能远远大于灾害本身。政府应该建立一套权威信息预警、发布机制，在可能的灾害发生之前，就应利用媒体建立与公众的信息通道，定期发布公众需求的各类信息。满足公众的知情权，增加信息透明度，以提高公众对危机的心理承受力，增强公众的信心和决心，从而维护整个社会的稳定。不同的自然灾害风险沟通内容不同，要根据不同地区、不同灾种制定风险沟通预案。风险沟通的原则应及时、公开、透明。政府在第一时间主动告知自然灾害发生，但是属于可控范围，请公众不要恐慌，听从指挥。平时应加强对公众的灾害应对能力教育，增强民众防范意识和减灾能力。

二、现场安全评估

（一）现场安全评估的意义

在进行现场救援时，灾害环境或造成意外的原因可能会对救援人员产生危险，例如大量震后破坏或倒塌的建筑，可能遇到的山体滑坡、道路不通、堰塞湖、火灾、泥石流、碎石流、滚石、化学物品污染、辐射污染等具有危害性的状况，都可能危及救援人员的生命和健康。所以，应首先做好救援现场的安全评估，确保救援队伍自身安全，才能更快速有效地营救幸存者。

紧急救援是指快速派遣专业救援人员在遭受地震或恐怖事件破坏现场的倒塌建筑物中实施搜索、确定幸存者位置，并利用各种技术手段清理废墟，创造通道，安全有效地救出幸存者的过程。地震灾害紧急救援是一项危险性极高的工作，从倒塌废墟中快速、有效地营救幸存者是专业救援队的使命，确保救援队伍自身安全是国际救援界普遍倡导和认可的救援理念。救援队面对的是震后千疮百孔的灾害环境，若执行境外救援任务，则还会存在灾情信息不明、语言不通、风俗习惯不同、水土不服、队伍安全和生活难保障、设备不足等许多不利条件。如何确保救援队伍行动安全是衡量救援队伍自身能力和水平的重要指标，救援现场安全评估是完成这些任务的前提条件。

（二）现场安全评估方法

作为一个成熟的救援队，必须高度重视安全问题。救援行动中的安全涉及方方面面，救援风险来自环境因素、建筑结构失稳、心理因素、干扰因素、体力影响、物资设备等诸多问题。救援队应善于分析灾场环境，并针对特定情况动态制定安全策略和行动准则。

在倒塌建筑作业点处实施救援行动，最令救援队员担心的是：被破坏的建筑物结构稳定性不足，在新的扰动下可能发生二次坍塌的危险；部分结构构件或填充物坠落的危险；漏电、漏水，燃料、有毒气体（如一氧化碳）、危险材料（如石棉）等有毒有害物质导致的危险。

强调"科学救援"，确保"双安全"，即幸存者和救援人员的安全。要求救援者在进行现场评估时，必须具备以下能力作为安全保证：首先要具备对倒塌压埋幸存者建筑废墟结构稳定性的判断能力，并能够选取有效支撑技术设法保证其在施救过程中的稳定及可靠性；第二，对倒塌建筑中可能出现的危险物质进行检测和评估；第三，营救队员与评估专家根据评估结果共同制定营救方案、选配有效的救援设备、娴熟稳妥地开展营救工作。具体方法分述如下。

1. 结构评估　救援现场结构安全评估是由救援队配备的结构工程师、安全官来完成的。对建筑物进行分类、评估和标记是解决救援力量部署的关键问题。就整个救援过程而言，结构工程师对一个责任区域要完成两个层次的评估工作，即侦察评估（或叫快速评估）和稳定性判断（施救阶段对倒塌建筑进行的经验判定）。

（1）侦察评估：侦察评估是指救援队伍抵达灾区，对指定的工作区域进行快速调查和评估。目标是完成工作区域内破坏或倒塌建筑的救援需求调查分析，确定优先施救顺序，为队伍制订行动计划提供主要依据。目的就是以最快的速度、对最需要救助（或最容易救助）的幸存者实施救援，尽可能多地救出幸存者。侦查评估的先决条件就是调查，了解现场情况的一切人员都可作为调查对象，尤其是原建筑中的主人，这些幸存者非常了解建筑的情况，易于获得有效信息。在没有地图的条件下，侦察或调查的结果（特别是在国外）需要通过草图来反映，尤其是有明显救援需求的倒塌建筑，必须要进行定位，方式包括 GPS 给出经纬度坐标，同时要对街道名称、建筑名称及楼号进行标注。若无法获知街道名称、建筑名称及楼号则需要绘制地面标记。对倒塌建筑进行优先施救的快速评估主要取决于是否存在受困者（人数、大致位置）、失踪人员数量、倒塌建筑的稳定性、建筑倒塌形成空间的大小等因素。

（2）稳定性判断：房屋建筑在强地面震动下极易破坏甚至造成倒塌，尤其是特大地震现场房屋破坏和倒塌非常普遍，且具有倒塌机制不一、倒塌形式多样化等特点。尽管工程专家们通过震害现场调查、结构抗震试验、数值模拟分析等，给出了结构破坏和倒塌分析的方法，但是，在救援现场与时间赛跑抢夺生命的救援状态下，判断破坏或倒塌建筑的稳定性、抗扰动性等行之有效的方法还多停留在靠专家经验的定性分析水平上。结构工程师在搜索之前需提供对可能埋压人员位置（空间的大小）的判断，一旦搜索完毕（如人工、犬、仪器），确定出受困者位置后，结构工程师就应与营救人员共同研讨营救计划。这个阶段的营救计划就是如何安全接近受困者，即创建安全通道。结构工程师在整个行动中起到至关重要的咨询作用，不仅协助制订营救方案，还要时时指导和监督营救队员的各个行动，防止不当的扰动或破拆造成结构的二次坍塌，并要事先制定废墟营救中的撤离路线和集结地点。更为重要的是，结构工程师监测结构可能倒塌的征兆或特征，并做出判断，这涵盖了对梁、柱、墙体、楼等承重体系变形的判断，有时是相对于倒塌建筑形成的新的结构支撑关系。因此，救援队伍中的结构工程师需要加强专业培训和现场的历练。

2. 危险物质评估　救援现场危险物质评估是由救援队配备的危险物质工程师来完成的。其对一个责任区域要完成 3 个层次的工作，即询问与观察现场情况、对工作区域进行危险物质侦检、根据危险程度与救援队自身能力进行评估和初步处置。这需要危险物质工程师具备危险品信息识别与紧急处置的能力，配备专业侦检仪器，并具有较丰富的地震救援现场工作经验。

（1）信息收集：向灾区紧急事务管理机构了解，受灾区域是否有核能、放射性、特殊军事设施、化学工厂等危险源。目前，我国很多城市已建立重大环境污染事故区域预警系统，对破坏后可能造成大范围污染的危险源进行监控。一旦发生泄漏，当地紧急事务管理机构将快速获取损失情况和最新监控数据。针对具体的工作场地，通过对当地群众的询问以及现场的观察，了解可能存在的危险品信息。许多危险品都有危险信息标识，在可能的情况下，危险物质工程师应通过核对这些标识，确定危险物质的种类、危害性，依照收集的资料现场绘制灾区草图，在图上标注疑似危险源（化学工厂、有毒有害物质废料场地等）位置，并且分析当前与未来一段时间的气象条件（风力、风向、雨雪）造成的影响。

（2）侦检：根据现场情况，酌情对有待救援的狭小空间进行以下五方面检测：①氧气浓度水平；②物质或周围空气的易燃性；③是否有漏电；④是否存在有毒物质；⑤放射性水平。如果存在危险情况，应采取适当的防护措施，否则禁止队员进入实施搜救。

（3）评估与处置：通过对侦检结果和相关信息（已知的泄漏、烟雾或着火点，以及风力、风向等）的收集并初步分析，可以确定现场工作区域的优先级别，即直接开展救援的安全区、有防护的情况下开展地震救援的污染区和需由专业的危险品救援队伍先进行洗消再开展地震救援工作的危险区。对于能移出工作场地的危险品，如液化气瓶、化学试剂瓶等，应在有防护的前提下对危险物质进行移除。对于不能移出场区的危险品，应首先考虑其危险性是否可控制在一定范围内，救援队是否配备了足够的处置设备以及个人防护设备，以确保救援工作安全地开展，否则应做出警戒标记禁止进入危险区。对于可控制的危险源，应通过洗消的方式，降低危险性，再进行隔离，避免救援队员接触到危险品。例如已发生泄漏的化学试剂、燃油等应采用吸附剂覆盖，并划定隔离区，在建筑物的入口处增加危险信息的标记。在污染区工作的救援队员应注意自身防护水平，如佩戴护目镜、防渗手套、防毒面具或正压呼吸器等，防止皮肤与危险品接触，或吸入超过安全范围的有毒气体。如存在燃油泄漏或可燃气体泄漏，应使用无火花的救援工具作业。对在救援过程中可能沾染了危险品的救援工具及个人防护装备应及时洗消。

三、实施营救、救治原则与程序

（一）现场营救、救治的原则

灾害现场救护的目的是挽救生命，减轻伤残。在生命得以挽救、病情得以控制，防止进一步恶化这一基本的重要的前提下，要注意减少伤残的发生，尽量减轻病痛，对意识清醒者要注意做好心理护理，为日后伤员身心全面康复打下良好基础。

灾害现场急救原则应遵循先救命后治伤，先重伤后轻伤；抢救先于诊断，先救"生"再救"人"的原则。具体救治原则如下。

1. 先复后固　先进行心肺复苏，再固定骨折；
2. 先止后包　大出血时先采取一切办法止血，再消毒创口进行包扎；
3. 先重后轻　优先抢救危重伤，后抢救轻伤员；
4. 先救后送　对生命体征不稳定者，转运途中可能有危险，应先抢救再后送；
5. 急救与呼救并重　批量伤员，紧急救治的同时，呼唤支援；
6. 搬运　医护和抢救应在任务要求一致、步调协调一致、完成任务一致的情况下进行。

（二）现场营救、救治的程序

在灾害现场，搜救队员发现幸存者后往往需要很长时间的营救才能成功，需要医疗队员在营救前进入灾害现场，初步评估幸存者的身体状况，与营救队员一起拟定计划，决定下一步营救方案。对暂时无法救出的幸存者要进行心理安慰，采取补液等措施，为营救争取时间。营救成功后要及时进行简要的体检，对生命体征进行评估，准备后送。

1. 快速评估病情　当有大批伤员需要救治时，现场医务人员不急于处理某个伤员，应首先对所有伤员的病情迅速评估，尤其注意无反应能力的伤员，要对病情的严重程度进行分层，并做好标记。按照 A、B、C、D、E 的顺序评估每一位伤员的病情。

A：气道，判断气道是否通畅；

B：呼吸，观察呼吸的频率和节律，注意有否张力性气胸；

C：循环，评估有无活动性大出血并测量血压，如现场伤员多无法逐一测量血压，可采取触及桡动脉、股动脉或颈动脉的搏动来判断；

D：神经系统，确定意识状态，观察瞳孔大小和有无肢体瘫痪；

E：暴露，尽量充分暴露伤员各部位以发现重要的损伤。

2. 迅速对伤情做出正确判断与分类　迅速对伤情做出正确判断与分类的目的是要尽快了解灾害事故幸存者及抢救者的整体情况。掌握救治的重点，确定急救和后送的次序。灾害事故现场医疗急救的情况相当于战场救护，在有限的时间、空间、人力、物力的条件下，为了发挥医护人员的最大效率，尽可能多地挽救生命、减少伤残及后遗症，应根据现场医疗条件和幸存者的伤情，按轻重缓急处理。经过现场伤员的分检，按照国际惯例，一般可将伤病者分为危重病人-标红色标志，应优先处置并转运；重症病人-标黄色标志，次优先处置并转运；轻症病人-标绿色标志，可延期处置后转运；濒死或死亡者-标黑色标志，可暂不做处置。

3. 及时采取措施抢救伤病员的生命　现场救治的首要任务是抢救伤病员的生命，在经过判断发现危重伤后，要立即在现场采取紧急的救治措施，实施有效的心肺复苏和基础生命支持。这对降低灾后死亡率极为重要。同时针对不同的伤情采取正确的止血、包扎、固定、清创、抗休克等措施，尽最大努力防止发生感染和致残。现场救治的主要内容：维持伤者呼吸道通畅，及时清除异物，解除呼吸道梗阻，可使用口咽通气道；对呼吸障碍或呼吸停止者进行人工呼吸、气管插管；对发生心脏骤停者实施心肺复苏；对意识丧失者采取侧卧位，防止窒息；固定骨折肢体；迅速止血；对低血容量病人及时补充血容量。

4. 防止或减轻后遗症的发生　灾害事故医疗救治的重要目标之一是防止或减轻后遗症的发生。其主要内容是：尽快给予伤者生命支持，采取预防措施，防止病情加重或发生继发性损伤；对脊柱损伤的病人切忌随意搬动以免发生截瘫；尽早进行心理干预，减轻灾害对伤病员心理和行为的影响。

5. 及时运送伤员　经现场救治处置后，为后续抢救和治疗提供方便和时间，现场救治的目的在于：保全伤员的生命，防止病情恶化，预防后期感染或并发症，如病情允许，应将伤员安全运送到就近医院或专科医院接受后续治疗。

当今世界，灾害事故伤害不断，灾害意外伤害的威胁日渐突出，目前已成为世界公害。作为医护人员掌握灾害事故现场医学救治的原则和程序十分重要，目的在于降低灾害事故意外伤害伤员的死亡率。

四、移动医院的建立与运行

（一）意义

移动医院模式是今后国际灾害救援的一个方向，进一步提高移动医院的综合救治能力是救援队建设的重要内容。2004 年 12 月 26 日，印度洋苏门答腊岛近海发生九级大地震并引发严重的海啸，我国首次在国际医学救援中应用移动医院模式，全面提升了救援效能，赢得国际社会的高度评价。这一成功范例为移动医院的建设提供了以下有价值的经验。

1. 基本概念　移动医院是指将综合医疗救护系统"完整地"搬运到救灾附近或现场，快速实施现场救助，减少"运输途中"的救生"黄金时间"，可以最大限度地抢救生命。移动医院由不同大小的帐篷组成，可以快速地在 24 小时内搭建起来。医务人员、救助人员均在帐篷里居住，拥有开展成套医院常规工作流程的设施场所，包括诊断、治疗、化验、病房、手术室、药房、卫生间、洗漱间、供电供水系统，还有专门的救护车。一个普通规模的移动医院可以提供 120～160 个住院床位，为 25 万人提供医疗救助服务。

2. 功能与作用　移动医院模式的应用拓展了医学救援的纵深度，并能够将现场急救、巡诊、卫生防疫等工作整合起来形成立体式救援。移动医院能够及时派出小型分队参与到搜救队伍中，对伤员实施最初的紧急救治，再转送到移动医院进行早期治疗。移动医院相对固定的医疗设施和设备，便于开展危重病抢救和急诊手术治疗，提高了救援的技术含量和整体救治能力。移动医院与当地固定医疗点形成合作联系，可以实现对需要专科治疗伤员的转运和后续治疗。移动医院在灾区作为一个条件较好的医疗点，能够在当地形成治疗中心，方便一般病人自行前来就诊，减少了单纯巡诊对人力、物力的耗费，扩大了救治的数量和范围。移动医院内有项目完备的检验单元，也为卫生防疫工作提供了强有力的技术支持。由于灾害救援中涉及的人、物、信息等要素相对较多，所以移动医院模式的应用有利于整合这些要素，并为整合这些要素提供了一个较好的平台和框架。

（二）组织管理与运行

1. 夯实移动医院管理与运行的基础　提高移动医院的综合救治水平，

在组织管理和操作运行方面首先要做好基础性工作：一是完善符合移动医院组织与管理的应急预案，根据任务特点，从人员编组、任务分工、资源配置、设施应用等方面进行细化；二是以实战为背景，注重勤务、技术与装备训练的有机结合，抓好队伍的常规训练；三是完善移动医院的药材储备；四是提高移动医院各类资源的自动化管理，建立人流、物流、信息流通路，使医学救援链上的各个环节整体化、系统化；五是建立科学合理的绩效评价系统，对反映综合救治能力的指标，包括救治人数、救治天数、救治率、治愈率、危重病抢救成功率等进行全面评估，形成宝贵的文字数据资料归档备用。

2. 移动医院基本装备　一所移动医院的基本装备包括：折叠式帐篷4顶，外科救治箱组1套、麻醉手术箱组1套、内科救治箱组1套、医技箱组1套，临时病床6张，急救背囊6个、监护仪2台、呼吸机2台等，专业医疗设备32种，各类药品109种，常用耗材46种，药材保障按照救治100人份准备。

3. 移动医院工作流程　救治小分队携带急救背囊到灾害现场抢救伤员，紧急处理后转送到移动医院，经检诊医生检诊后分到内科或外科救治帐篷中进行救治，如需特殊检查，转入医技帐篷进行特殊检查，经救治后，病情平稳转入留观后送组帐篷，再转送当地医院进一步治疗。移动医院工作流程见图3-1。

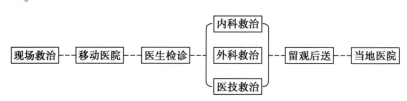

图3-1　移动医院工作流程示意图

4. 移动医院配置编组　移动医院整体展开后占地约200平方米，依据《中国国际救援队医疗分队编组方案》规定的20人以上出队建制进行人员配置编组，由28名医务人员组成（根据伤病员情况可增减），其中医疗官3名，医生16名，护士7名，技师2名。全部为中级以上职称，高级职称不少于6人。编组分为指挥组、现场救治组、分类检伤组、内科救治组、外科救治组、医技组、后送留观组7个功能单元；另设流动医院院长1名，专职负责流动医院的日常管理与工作协调。所有医疗队员均参加过国际SOS机构培训，并获得灾害急救资格证书，每年接受至少2个月的协同训练。

5. 移动医院人员编制与职责

（1）指挥组：3人，队长1名（院长兼），副队长2名，由医疗官担任，负责移动医院日常管理及内外协调工作。

（2）现场救治组：6人，分为两个小组，每组2名医生，1名护士，到灾害第一现场抢救危重伤员，负责快速将伤员运送到移动医院，现场救治平稳者贴上伤标后可就近转运到移动医院或当地医疗机构进行观察治疗。

（3）分类检伤组：1名队员，高资质急诊医生，对运到移动医院的伤员快速查看伤标、伤情，将伤员分诊，分诊后的病人使用移动医院内部统一的四种分类牌进行标识。红色代表危重伤，黄色代表重伤，绿色代表轻伤，黑色代表死亡，再确定转到内科或外科救治。

（4）外科救治组：7名队员，分两个小组，每组2名医生，1名护士，可同时展开两台手术救治，遇到重大抢救时两小组合一。主要开展紧急救命手术，如腹腔大出血、张力性气胸、气管切开、大血管结扎、外伤清创缝合、骨折固定等；也可进行普通外伤的清创、消毒、包扎、缝合、固定，以及急诊外科手术等。装备配置野战外科手术器械、野战手术台、无影灯、麻醉机、野外洗手装置等，同时编制检验防疫专业人员1名，配置检水检毒箱、显微镜、血细胞计数仪、生化分析仪等，主要负责流动医院的日常化验、水源检疫和营区防疫工作。

（5）内科抢救组：6名队员，分两个小组，每组医生2名，护士1名，可同时展开两组救治，重大抢救时两小组合一。以抗休克等作为主要业务，配置有多功能生命监测仪、除颤器、呼吸机、心电图机等设备，主要收治因伤情危重暂不宜后送、需要接受高级生命支持的伤员。

（6）医技组：2名队员，开展检验、B超、X线透视、心电图检查及药品供应项目。

（7）留观后送组：3名队员，每组2名医生，1名护士，对经过抢救病情平稳的伤病员留观，并组织转送当地医院。

6. 移动医院卫生防疫工作　移动医院开展的卫生防疫工作主要由三部分组成：心理疏导、对内自身保障及传染病检疫。针对灾后大量灾民焦虑、恐惧、失眠，甚至精神失常等各种心理应激，医务人员分别深入灾区的学校和安置点，对教师、学生和灾民进行心理常识宣教及创伤心理疏导。设立专人兼顾对内自身保健任务，及时进行疫苗接种，在灾区每天对救援队员进行防疫检查，对外出营区人员洗消，生活用具消毒，加强饮用水的卫生监督与管理，保证全体救援队员不发生因疾病减员，确保救援区域传染病源的防控安全。

（管晓萍）

第三节 现场急救技术

一、检伤分类

（一）检伤分类的目的和意义

在突发灾害事故的现场，医疗救援力量往往有限，尤其在事发初期，急救医疗资源常十分匮乏。因此必须将有限的急救资源用在刀刃上，优先保证抢救重伤员。检伤分类就是要尽快把重伤员从一批伤亡人群中筛查出来，争取宝贵的时机在第一时间拯救。

检伤分类可以将众多的伤员分为不同等级，按伤势的轻重缓急有条不紊地展开现场医疗急救和梯队顺序后送，从而提高灾害救援效率，合理救治伤员，积极改善预后。

通过检伤分类可以从宏观上对伤亡人数、伤情轻重和发展趋势等情况，做出全面、正确的评估，以及时、准确地向有关部门汇报灾情，指导灾害救援，决定是否增援。

对每一位伤员，在灾害现场都应该进行院外检伤分类，确定其个人在伤亡群体中的伤情等级，决定是否给予优先救治和转送。当伤员抵达医院后，仍应逐个做院内检伤分类完成分诊，并且动态地对照比较创伤评分，以助于准确判断伤情的严重程度，因为某个伤员的全身伤情往往要比其所有局部伤中最重的情况还要严重；检伤分类有助于推测每个伤员的预后和治愈时间。

（二）检伤分类的等级、标识和救治顺序

虽然有不同的检伤分类系统，但不同的检伤分类系统大同小异，且形成了一致的共识。绝大多数检伤分类系统将伤员分为 4 类，并标以醒目的颜色标志：

1. 第一优先（immediate） 红色标志。表示紧急治疗。含义：伤情危重需立即进行医疗处理，能够用简单的方法、较短的时间和较少的资源进行救护，且经过救护能够有较好的预后。例如：四肢动脉大出血能够用简单的外科技术控制，张力性气胸能够用穿刺和置管处理。

2. 第二优先（delayed） 黄色标志。表示延缓治疗。含义：有较重的损伤但伤情相对稳定，允许在一定时间内延缓处理和后送。例如：单纯的股骨或肱骨骨折。

3. 第三优先（minimal，或 non-urgent） 绿色标志。表示轻伤。含义：轻伤员，可以等待治疗。所以又称为可自己行走的伤员（walking wounded）。这组伤员可以等待重伤员处理结束后再接受治疗，或在救援人员指导下自己救护。例如：体表擦伤、挫伤，出血较少的创口，关节扭伤，小的骨折等。

4. 第四优先（black） 黑色标志。表示伤情过于危重，即使给予强力救治也少有存活希望者。这类伤员可给予姑息性治疗，当救援力量足够时也可给予积极治疗。例如：重型颅脑损伤、95% 体表面积的Ⅲ度烧伤等。

现场检伤分类时对无反应、无呼吸、无脉搏者直接标记为死亡。不要企图进行复苏。应尽快将其移至远离检伤分类现场的尸体处理场所。

伤员检伤分类是一个动态过程。一方面，伤员伤情会发生变化，如内脏损伤随时间延续而出血增多；另一方面，救援力量也会变化，一般来讲，随着更多的救援人员和物资的到达，医疗资源会逐渐增多，原来分入延缓治疗的伤员可能重新检伤分类并得到立即治疗。

（三）检伤分类的方法

1. 简明检伤分类与快速急救系统（simple triage and rapid treatment triage, START） START 是加利福尼亚 Newport Beach 消防局和 Hoag 医院于 1983 年建立的用于较大灾害时医疗救援的快速检伤分类系统。通过评估伤员的行走能力、呼吸、循环和意识四方面进行检伤分类（表 3-1）。

表 3-1　START 检伤分类法

红色，立即，第一优先	呼吸 >30 次/分；桡动脉搏动不能触及，或毛细血管充盈时间 >2s；不能遵从指令
黄色，延迟，第二优先	不能行走，且不符合红色和黑色标准
绿色，轻伤，第三优先	可自行行走至指定的安全地点进一步评估
黑色，死亡，第四优先	尝试开放气道也无呼吸

该方法将伤员分为 4 类，分别以红色、黄色、绿色和黑色标示，分别代表第一优先、第二优先、第三优先和第四优先。第一优先表示紧急，包括呼吸大于 30 次/分，伤员不能执行指令，桡动脉搏动不能触及或毛细血管充盈大于 2 秒。第二优先表示延缓，包括不能行走的伤员，且不符合第一优先和第四优先。第三优先表示轻伤，伤员能够自己行走到另一医疗点接受进一步评估和治疗。第四优先表示没有救治希望，即使开放气道伤员仍无呼吸。具体见 START 检伤分类示意图（图 3-2）。

本法特点是简单、便捷、准确，只需一或两名经过训练的急救人员即可完成，对每名伤员的分拣需时不超过 1 分钟，适合在灾难较大，出现较多伤员的场合使用，已得到国际普遍认可。本法在 1992 年美国 Andrew 飓风灾害、1994 年 Northridge 地震灾害、2001 年 "9·11" 恐怖袭击等灾害救援中得到应用。

2. Homebush 检伤分类法（表 3-2） Homebush 检伤分类法是 1999 年由澳

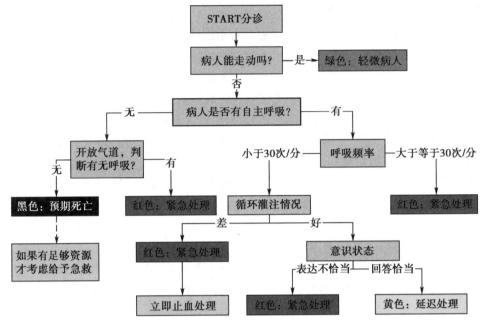

图 3-2 START 检伤分类示意图

大利亚学者建立的，欲将其作为标准检伤分类法在澳大利亚推广。它以
START 为基础，但增加了白色标志的第五类，专指临终（dying）的伤员。将
临终伤员从已经死亡（dead）伤员中区分开来，对其给予关怀性治疗，同时设
一专门区域安置这类伤员，而不是将他们置于尸体中间。红色标志给予桡动脉
搏动不能触及、不能遵从指令、呼吸大于 30 次/分的伤员。紧急类伤员和
START 分类中延迟治疗类含义相同。非紧急类相当于 START 分类中的轻伤员。
本分类法强调将各类伤员安置在用各种颜色标志的区域，而不仅是在他们身上
贴标签。同时，为了通信联络方便，选用 5 个单词"alpha、bravo、charlie、
delta、echo"分别代表不同的紧急程度。

表 3-2 Homebush 检伤分类法

红色，立即，alpha	呼吸 >30 次/分；桡动脉搏动不能触及；不能遵从指令
黄色，紧急，bravo	不能行走，且不符合红色、白色和黑色标准
绿色，非紧急，charlie	可自行行走至指定的安全地点处理
白色，临终，delta	死亡中，可以触及脉搏，但无自主呼吸
黑色，死亡，echo	已经死亡，尝试开放气道也无呼吸

在2002年巴厘岛爆炸事件中应用了本检伤分类法。但仅记录了描述性信息，无法分析检伤分类的准确性及其对预后的影响。

3. MASS检伤分类法 MASS检伤分类法是基于美军的战伤检伤分类法建立的用于灾难时大量伤员的检伤分类法。属于国家灾难生命支持的核心内容。MASS检伤分类法以START为基础，但采取不同的评估方式，在对每一个体伤员进行检查前即将其分入某一类。MASS代表4个英文词：move（运动）、assess（评估）、sort（分类）、send（后送）。首先开始"运动"，指导能自己行走的伤员到一指定的区域，这些伤员属于轻伤/绿色标志。不能自己行走的伤员要求他们移动一侧上肢或下肢，能够遵嘱移动任意肢体者属于延缓/黄色标志。如果伤员不能遵嘱移动肢体，将进行评估并分入"立即"或"期待"组。下一步是"评估"，参照"START"方法进行。"评估"阶段还进行主观判断将致命伤伤员分入"期待"组，不管这些伤员预计存活期的长短，包括100%面积的烧伤、致命性放射损伤等。"分类"是根据客观的指标将伤员进一步分类，并根据"分类""后送"。

二、心肺脑复苏

现代心肺复苏的基本程序包括基础生命支持（basic life support，BLS）、高级生命支持（advanced life support，ALS）和长程生命支持（prolonged life support，PLS）。

（一）心肺复苏技术（图3-3）

1. 评估意识及呼救 具体步骤为：

（1）判断意识：轻摇病人肩部，高声问："喂，你怎么了？"如认识可直呼姓名。

（2）同时扫视病人胸部有无可见的呼吸运动。

（3）早期呼救：及早呼救及取得体外自动除颤仪（automated external defibrillator，AED）。拨打急救电话（120或999）启动院前急救系统，告知：

——病人所处位置（街道或路名、办公室、房室号）；

——病人所在地电话号码，病人一般情况；

——发生什么事件，心脏病发作或交通事故等；

——所需急救的人数；

——已给予何种措施（"正在行心肺复苏"、"正使用自动除颤仪"）；

——其他任何被询问的信息，确保急救人员无任何疑问；

——最好在急诊医生对现场提出指导后，再挂断电话。

2. 复苏体位 病人仰卧于硬木板或地上，头、颈、躯干平直，双手放于躯干两侧；解开衣领、腰带。

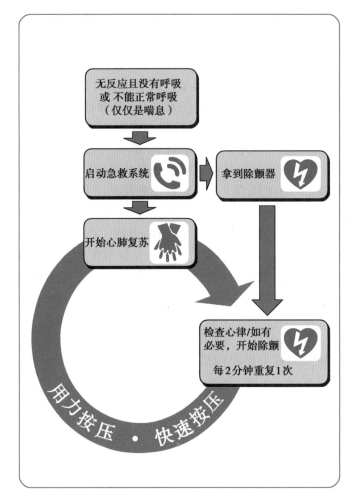

图 3-3 成人心肺复苏简化流程（2010 版心肺复苏指南）

3. 心肺复苏　包括循环支持、开放气道、人工呼吸、除颤几方面。

（1）循环支持（circulation）：具体步骤和要求如下。

判断颈动脉搏动：① 抢救者一手置于病人前额，另一手在靠近抢救者一侧触摸颈动脉；②可用示指及中指指尖先触及气管正中部位，然后向旁滑移 2～3cm，在胸锁乳突肌内侧轻轻触摸颈动脉搏动（时间 5～10 秒）。

胸外心脏按压技术（图 3-4）：①术者体位应紧靠病人胸部一侧，为保证按压时力量垂直作用于胸骨，可根据病人所处位置的高低采用跪式或用脚凳等体位；②按压部位：标准体型的人，在胸骨下半部，两乳头连线中点；③按压方法：双手掌根重叠，手指不触及胸壁，肩、手臂与胸骨垂直；④按压深度：胸骨下陷 ≥ 5cm；⑤按压频率 ≥ 100 次/分（保证每次按压后胸廓回弹）；

⑥按压与放松比例为 1:1（放松时手不能离开胸壁）。

闭胸心脏按压注意事项：①快速、用力；②每 2 分钟（5 个循环）人员交换，交换时间控制在 5 秒以内；③尽可能减少胸外按压的中断，尽量将中断时间控制在 10 秒之内；④正确按压；⑤尽可能不挪动病人。

（2）开放气道（airway）：方法如下。

仰头抬颏法：抢救者一手压前额，另一手抬病人下颏，此方法安全、易行。①如无颈部创伤，可采用仰头抬颏法开放气道（图 3-5）；②清除病人口中异物和呕吐物，用指套清除口腔中的液体分泌物；

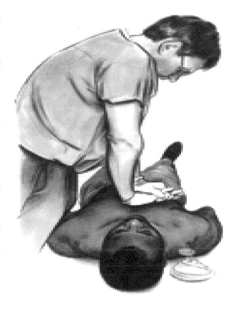

图 3-4 人工胸外心脏按压示意图

③清除固体异物方法：一手按压开下颌，另手示指抠出异物。

推举下颌法（只适用于专业人士怀疑病人有颈椎损伤时）：①仰头；②开口，如病人紧闭双唇，可用拇指把口唇分开；③托颌：双手放置在病人头部两侧，肘部支撑在病人躺的平面上，双手握紧下颌角用力向上托下颌（图 3-6）；④此法效果肯定，但费力，有一定技术难度。当怀疑病人有头、颈部创伤时，此法更安全。

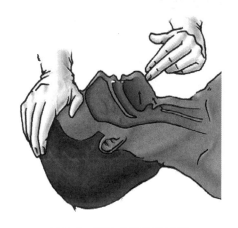

图 3-5 仰头抬颏法示意图

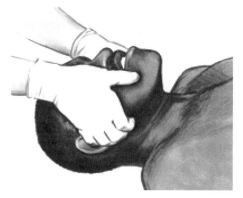

图 3-6 双手托颌法示意图

（3）人工呼吸（breathing）：人工呼吸原则，要给病人进行两次人工通气。

人工呼吸方法有以下两种。

口对口人工呼吸法：①抢救者用按前额手的拇指和示指，捏闭病人的鼻孔；②抢救开始时先缓慢吹气2次，以扩张萎陷的肺脏，并检查气道开放的效果（可见胸部抬起）（图3-7）。

简易呼吸器人工呼吸法（球囊面罩通气法，图3-8）：①保持气道开放位置（仰头提颏法）；②将简易呼吸器面罩紧紧扣住口鼻部；③挤压气囊2次；④有效（可见胸部抬起）。

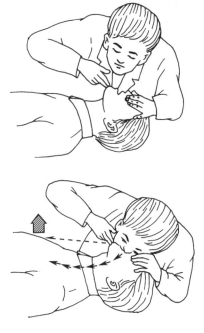
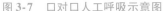

图3-7 口对口人工呼吸示意图

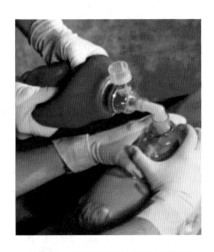

图3-8 球囊面罩通气法示意图

人工呼吸原则：①每次吹气时间为1秒以上；②如果仅需人工呼吸，呼吸频率为10～12次/分，如有人工气道，呼吸频率为8～10次/分；③每次通气可见胸廓运动。

（4）除颤（defibrillation）：①目击倒地（collapse）：早期除颤；②延迟到达现场（非目击倒地）：心肺复苏（CPR）2分钟；除颤；③每次除颤1次；CPR 2分钟后检查（check）；④能量：单向波360J（焦耳），双向波120～200J，如果制造商的建议剂量未知，可以考虑使用最大剂量进行除颤。

4. 复苏呼吸与按压比例

（1）无人工气道的复苏（成人单人或双人，婴儿、小儿单人）：按压：通气 = 30:2；30次心脏按压需18秒，2次人工呼吸需6秒。

（2）婴儿、小儿双人复苏：按压 : 通气 = 15 : 2。

（3）建立人工气道的复苏：按压 ≥ 100 次/分；通气 8 ~ 10 次/分。

5. 判断复苏效果

（1）行 5 个周期的 CPR（每 2 分钟）后，检查颈动脉搏动（时间 < 10 秒），如无搏动则继续行 CPR，如此反复进行，直到呼吸、心跳恢复。

（2）转运病人的途中不要停止心肺复苏。

（3）要求：动作迅速、准确、有效。

（二）高级生命支持技术

高级生命支持应尽早开始，如条件具备，抢救人员及抢救药品充足，最好与 BLS 同步进行，据有关资料报道，两者开始的早晚与复苏成功率有密切关系（表3-3）。

表 3-3　开始复苏时间与复苏成功率

BLS 开始时间（min）	ALS 开始时间（min）	复苏成功率（%）
0 ~ 4	0 ~ 8	43
0 ~ 4	16	1
8 ~ 12	8 ~ 16	0
12	12	0

注：开始时间从心脏骤停算起；此表引自 JAMA，1979，241：1905

BLS 的主要目的是提供大脑和其他主要脏器所需的最低血供，使其不致发展为不可逆损伤。ALS 则是通过运用辅助设备和特殊技术以维持更有效的血液循环和通气，尽最大努力恢复病人的自主心跳与呼吸。

1. 人工气道的建立　具体分为以下几种方法。

（1）咽部置管：咽部插管主要包括口咽通气管和鼻咽通气管，适用于因舌后坠、分泌物、呕吐物、血凝块或其他异物（如义齿脱落）等机械因素引起的上呼吸道部分或完全梗阻，而又不能长时间坚持抬下颌和张口两个徒手开放气道步骤，病情上又不适宜于做气管内插管，或更无必要做气管切开的病人。

（2）阻塞食管通气管：阻塞食管通气法具有操作简单、迅速（仅需 5 秒，而气管插管一般需 30 分钟）、成功率高（90%，气管插管为 50%），在声带看不见时或有呕吐物时可操作，在颈椎损伤时也可使用等优点。主要适用于牙关松弛、昏迷或呼吸停止而又不能或不允许行气管插管的病人，或没有经过气管插管训练的人采用。由于食管已被阻塞，在行正压通气时可防止胃液反流和减少胃充气。常用的阻塞食管通气管是一个大口径的圆管，与气管导管的口径相似，外套一个可移动的面罩，其远端为一个封闭的圆形盲端，有一个食管内充气的囊，充气时可阻塞食管。在相当于下咽部水平的管上有许多小孔，正压通气时，由于封闭盲端的作用，食管阻塞，气体不能进入食管和胃，而通过这些管上的小孔将空气和氧送入喉和气管。面罩主要用来防止在正压通气时气体从口鼻漏出（图3-9）。

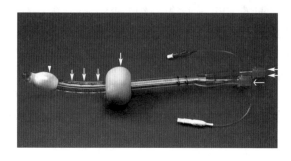

图3-9 阻塞食管通气管

（3）喉罩：是一种新型的畅通呼吸道方法，1983年由英国麻醉医师Brain发明（图3-10）。它由一根通气导管和一个硅胶卵圆形可充气罩两部分组成。喉罩用于保持呼吸道畅通方面安全可靠、操作简便、副作用少。需要时可直接将喉罩插入喉头，然后向气罩内注入适量空气，充气罩即可成为密封圈而覆盖住喉头，然后在喉罩通气管内置入气管导管，同人工通气装置连接即可进行通气。具体操作过程为：

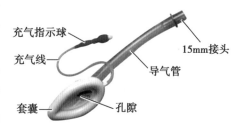

图3-10 喉罩

1）操作前根据病人情况，选取相应的喉罩型号。按其体积大小，一般分为1~4号，1号和2号适用于新生儿和儿童，3~4号适用于成人。选好喉罩型号后，要进一步检查喉罩气囊是否漏气，然后排空气体，在喉罩上涂利多卡因胶冻，以便于插入（图3-11①）。

2）病人取仰卧位，打开口部，操作者将喉罩罩囊沿病人上腭和舌体间的间隙轻轻插入，直至感觉有阻力为止，如有条件，可借助喉镜在直视下插入（图3-11②）。

3）按照喉罩的规格大小，向囊内注入空气，使罩囊充涨，覆盖喉头，试行通气时不漏气即可，最后，放入牙垫并固定喉罩（图3-11③）。

操作中应注意，如喉罩置入位置不准确，可因喉罩堵塞呼吸道引起呼吸道梗阻；如充气不足，使咽喉部不能完全封闭，可导致胃内容物反流和误吸。所以，操作时一定要细心，喉罩放好后要认真检查位置是否正确，并严格掌握适应证［肠麻痹、过度肥胖及慢性梗阻性肺疾病（Chronic Obstructive Pulmonary Disease，COPD）病人禁用］，做好术前准备，并避免高水平正压通气。

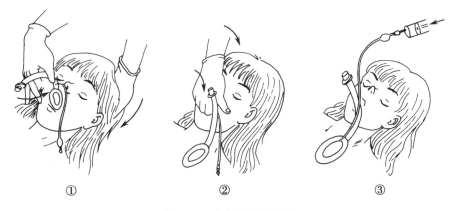

①　　　　　　　　　　②　　　　　　　　　　③

图 3-11　喉罩应用示意图

（4）球囊面罩装置（简易呼吸器）辅助通气：球囊面罩是急诊最常用的辅助通气装置（图 3-12），尤其在气管插管前。它可提供正压通气，球囊充气容量约 1000ml，足以使肺充分膨胀，但急救中挤压气囊难保不漏气，单人复苏时易出现通气不足，双人复苏时效果较好。成人球囊面罩通气特点：①有入口阀门，允许最大氧气流量 30L/min；②有氧气存储器，能保证提供高浓度氧气；③具有非再呼吸出口阀门。

如仅由单人提供呼吸支持，病人头后仰打开气道，一手压住面罩，另一手挤压球囊，并观察通气是否充分；双人复苏时，球囊-面罩通气效果更好；如还有第三人，可通气时压住环状软骨，防止气体充入胃内。

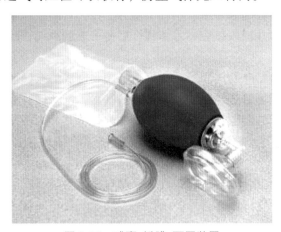

图 3-12　球囊-瓣膜-面罩装置

（5）气管插管：为保证心跳呼吸骤停病人的心、脑及其他重要器官的氧供，条件具备时，对适合进行气管插管的病人要及早进行。

作为一项有效的治疗措施，气管插管既适用于昏迷病人，也适用于清醒病人。其适应证包括：心跳呼吸骤停者、防止昏迷病人呕吐物误吸、呼吸衰竭经药物治疗无效需行机械通气者、气管支气管分泌物过多不能自行排出者、喉反射缺如、长时间全麻或使用肌松剂的大手术病人、各种原因引起的通气障碍者（如上呼吸道梗阻、咳痰无力、气道内肿瘤、重症肌无力、多发性肋骨骨折等）。

气管插管可确保呼吸道的畅通，在实施过程中需要一定的器械，且要求具备很强的操作技术，尤其对有牙关紧闭、喉部畸形的病人，操作难度更大。在进行 CPR 时，由于胸外心脏按压和口对口吹气造成咽部压力增大，从而引起胃胀气，易造成反流和误吸，要求尽可能快地完成气管插管。如果操作粗暴或技术不够熟练，则可引起口、唇、咽喉、牙齿的损伤；清醒病人还可因此刺激咽喉导致呛咳，甚至喉痉挛，反而加重缺氧和呼吸道阻塞。因此气管插管不能作为畅通呼吸道的首选方法，而且在一些情况下，气管插管还可能成为禁忌证，如急性咽峡炎、气管黏膜下水肿、有出血倾向或主动脉瘤侵犯气管者。

气管插管是一项技术性很强的操作，操作过程中病人随时可能发生意外，插管后也可能引起许多并发症。因此，操作前不仅要做好器械方面的准备，还要向病人家属讲清病情、插管可能出现的问题及对预后的影响。

气管插管前要认真准备好所需器械和物品，一般应备好以下用物：

喉镜：由镜片和镜柄两部分组成。镜柄为一圆柱形的结构体，内置两节 2 号电池，顶端有一凹槽，可与不同型号的镜片相连接，二者连接后，电源自动接通。镜片有直形和弯形之分，临床上多采用弯形。为满足不同年龄、身高病人的需要，镜片又分为大、中、小三个型号，在镜片的顶端有一小灯泡，当操作者手握镜柄将镜片插入口腔将舌体移开后便可看到声门，此时即可放入气管导管。

气管导管：由特殊的医用橡胶或聚乙烯塑料制成的有弹性、光滑、质地柔软、可塑性强的圆形管道，在其顶端备有一气囊，准备插管成功后充气封闭气管导管与气管之间的腔隙。根据气管导管的内径将其分为不同的型号，每一号之间相差 0.5mm，行气管插管时根据插管途径、病人性别、身高、体重等因素进行选用。

导管芯：临床上一般选用有弹性的、易弯曲的粗金属丝制成，行气管插管时将其放入气管导管以使气管导管保持一定形状。注意导管芯不能露出气管导管外，以免损伤咽喉及气管。

接头：为连接气管导管与机械通气装置管道的结合点，要求接触点紧密牢固，不易脱落。

牙垫：气管插管成功后为防止病人的牙齿咬磨气管导管而设，临床上多采用空心的硬质塑料制成，一边带有凹槽，与气管导管绑在一起，置于病人的上下牙床之间，然后用胶布固定。

注射器：用于插管成功后为气管导管顶端的充气套囊充气，给入的气体量以达到气囊松紧适度即可。

负压吸引器：负压吸引能清除口咽部分泌物及异物以利于插管时视野。

气管插管的具体操作方法包括经口进行气管内插管（图3-13）和经鼻进行气管插管两种。相对来说，急救时在明视下行经口气管插管比经鼻气管插管操作要更简便迅速、安全、损伤小、成功率高。

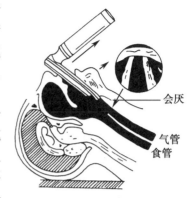

图3-13　气管插管示意图

经口气管插管的主要步骤为：①选择合适的相应规格的气管导管，用注射器检查充气套囊是否漏气，在气管导管前端和套囊上涂好润滑油，在导管内放入导丝，根据需要将气管导管弯成一定形状。②气管导管准备好后，选择合适形状和大小的喉镜镜片，并检查光源。③病人取仰卧位，以寰枕关节为转折点尽量后仰，使镜片和气管在一条直线上。④给病人吸入 100% 纯氧 2～3 分钟，使血氧饱和度保持在100%，插管时暂停通气，对呼吸停止者直接进行操作。⑤操作者用右手拇指、示指交叉拨开病人上下齿，使之强迫开口，左手紧握喉镜柄，把镜片送入病人口腔的右角向左推开舌体，使镜片的开放侧没有舌体阻挡视线，切勿把口唇压在镜片与牙齿之间，造成损伤。然后，缓缓地把镜片沿中线向前推进，暴露病人的口、悬雍垂、咽和会厌，如为直形镜片，此时可直接挑起会厌，弯形镜片可在会厌和舌根之间，挑起会厌，暴露声门。⑥操作者用右手从病人右口角将气管导管沿着镜片插入口腔并对准声门送入气管内，由助手帮助将导丝拔除，继续将导管向前送入一定深度。注意气管导管不可送入过深以防止进入右侧主支气管造成单侧通气。操作过程中如声门暴露不满意，可请助手从颈部向后轻压喉部或向某一侧轻推以取得最佳视野。⑦放置牙垫将喉镜取出。给气囊充气后，立即用弹性气囊-活瓣-面罩装置或紧闭式麻醉机通气和给氧，在通气时观察胸廓有无起伏，或用听诊器听诊以判断并确保气管导管的位置正确无误。⑧固定牙垫与气管导管。一般情况下用胶布将其固定于口唇旁即可。如脸上有胡须或潮湿，可先用一条干燥的绷带绕过颈部至两侧面颊部，再把导管固定于其上。

（6）光导纤维支气管镜插管：对存在生理变异、相关解剖结构异常，预计气管插管困难的病人，或有自主呼吸但需要插管的病人，可选用经光导纤维支气管镜引导进行气管插管。纤维支气管镜是内科的一种常用诊断与治疗器械，由镜体、冷光源和附属设备三部分组成。

临床上常用的纤维支气管镜长约 50 ~ 60cm，外径 6 ~ 8mm。进行纤维支气管镜引导的气管插管时，病人取仰卧位，肩部略垫高，然后行口咽部表面麻醉。操作者站于病人头侧，先将镜体与冷光源接通，外涂液状石蜡或 1% 丁卡因甘油润滑插入部，再将气管导管套在插入部外。然后，左手握住控制器，右手夹住插入部，经鼻或经口将镜体连同气管导管插入口腔。经鼻时先将导管从鼻孔插入达口咽部，再将吸引器的特制接头接上，进行临时通气和供氧。纤维镜由吸引器口插入经鼻气管导管前部前进到会厌，先将纤维镜送入声门之间，再将套在镜体上的气管导管向里插入，直至进入气管，并确定好导管的深度。经口插入则较简单，操作时先用手将病人的舌体推开，然后插入纤维镜，进入口腔后左右旋转导管，调节控制器使顶端对准声门，待病人吸气时插入声门，随即再将气管导管经声门送入气管。最后，退出纤维镜，放置牙垫并固定气管导管。行纤维镜引导下的气管插管同时，还可利用纤维镜吸引气管内的分泌物和取出异物等。

目前急诊临床上已开始应用更为便捷的可视喉镜（图 3-14）。

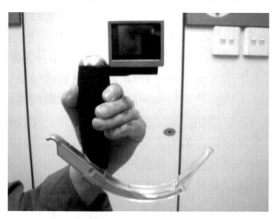

图 3-14　便携式可视喉镜（GlideScope）

（7）环甲膜切开术：由于某些情况导致不能进行气管插管而又必须迅速建立人工气道时，环甲膜切开术不失为一个比较好的替代方法。其主要适应证包括：①各种原因所致的气道完全阻塞需立刻给氧、吸痰或人工通气；②因异物、喉头水肿、喉痉挛、会厌软骨炎及气道肿瘤导致呼吸道部分阻塞发生严重呼吸困难，需立即建立人工气道；③昏迷病人因牙关紧闭不能行气管插管，或有颈椎骨折不能行气管插管者。

儿童行环甲膜切开有引起声门狭窄的危险，故在情况允许时应尽量选择正规的气管切开术。环甲膜切开为一种创伤性操作，要由有经验的医师进行。操作前准备好手术用刀、钳等，尽量选择对喉损伤较小的气管套管。

环甲膜切开术主要操作步骤为：病人取仰卧位，两肩垫高 20 ~ 30cm，充分暴露颈部。术者站于病人左侧，用左手于喉结节下方 2 ~ 3cm 处触及环甲凹陷，右手紧握钳把，在明视下依次切开皮肤及环甲膜，有落空感后稍稍撑开钳把，取出刀片，将钳头向病人头部倾斜并沿气管长轴向下方推进，然后换用左手持固定器，右手将气管导管于钳头两叶间插入气管，并固定于颈部。环甲膜切开留置导管最好不超过 48 小时，特殊情况下可适当延长，但需做好局部护理，避免发生切口感染。

（8）环甲膜穿刺：环甲膜穿刺法主要用于现场急救。当病人因颈部或颌面部外伤或其他原因导致上呼吸道完全或部分阻塞但尚有自主呼吸时，在手法开放气道的同时，为争取抢救时机，可行环甲膜穿刺术（图 3-15）。

此法简便易行，无禁忌证和不良后果，且畅通呼吸道的效果非常好，所以医务人员应熟练掌握。

环甲膜穿刺主要操作步骤为：

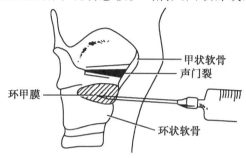

图 3-15　环甲膜穿刺术

术前准备好 16 号针头，病人仰卧位，头尽量后仰，用左手示指扪清甲状软骨与环状软骨间的环甲膜，右手将 16 号针头在环甲膜上垂直刺下，当感觉有落空感并有气体冲出，同时病人的上呼吸道阻塞症状明显改善或解除，说明穿刺成功。环甲膜穿刺还可用于喷射通气。作此用途时须将 16 号针换成一带有套管的穿刺针，穿刺成功后将针芯取出，套管与喷射呼吸器相连即可进行喷射通气。需要注意的是，由于喷射通气的呼出气要经自然气道排出，故上呼吸道要部分开放（不完全阻塞）才行，如上呼吸道完全阻塞，必须同时另穿刺一粗针头作排气用，并可用作间断吸引。其常见并发症有吹气过度至肺破裂、穿刺部位出血、穿刺不到位引起皮下气肿等，但这些并发症均可通过提高操作技术而避免，如穿刺部位出血较多应采取措施止血，防止血液返流入气管内。环甲膜穿刺喷气仅作为救急措施，必要时或情况许可时应及早行气管插管或环甲膜切开置管。

（9）气管切开：气管切开的目的是为了长期进行气道管理。一般在保留气管插管超过 7 ~ 10 天时，或病人意识清醒但需长时间维持机械通气，均应行气管切开术。同气管插管相比，气管切开置管能防止因长时间插管压迫气管而导致气管黏膜损伤及食管气管瘘的形成。同时，由于气管切开置管避开了口咽部的自然弯曲，使吸痰更加容易，分泌物排出更加彻底。

气管切开术前物品准备包括：手术刀、手术剪、止血钳等器械及气管导管等。手术操作程序为：①病人仰卧位，肩部垫高使头尽量后仰，身体要躺正，气管保持正中位置；②常规消毒铺巾，局部麻醉；③自环状软骨下缘至胸骨上凹做正中切口，依次切开皮肤、皮下组织；④用拉钩将胸骨舌骨肌和胸骨甲状肌向两侧拉开，暴露气管前壁及甲状腺峡部，然后，将甲状腺峡部向上游离，显露第3、4、5气管软骨环，用尖刀向上切开第3、4软骨环，用止血钳将切开的气管向两侧撑开；⑤吸出分泌物，将选择好的带导管芯的气管导管置入，快速拔出导管芯，插入内套管，在颈部固定。

气管导管的气囊根据情况必要时充气。气管切开是一种创伤性操作，常见并发症有：伤口出血、喉头水肿、伤口及肺部感染等，术中如损伤甲状腺还可影响其功能，操作不好可形成气道狭窄变形等。

（10）经皮穿刺扩张放置气管导管术：也称经皮气管造口（或切开）术。经皮扩张气管切开术是一种微创、快捷的急救技术，是21世纪国际重症监护的新进展之一，也是近年国内外新开展的技术。其并发症少，适合ICU的危重病人，尤其是需要紧急进行气管切开的病人。此方法在ICU人工气道建立中有很大的应用价值。

经皮穿刺扩张放置气管导管主要操作步骤：①病人仰卧，头后仰。②选择第2、3气管软骨环间隙作为穿刺点。③在穿刺点切开皮肤（1cm横切口），用血管钳稍做钝性分离皮下组织。④注射器（带鞘管）内充入1～2ml水，刺入气管。如果回抽注射器时有气泡，说明已进入气管（图3-16a）。⑤将导丝插入注射器鞘管，进入气管（Seldinger导引穿刺技术），移去注射器，将导丝前端留在气管内（图3-16b）。⑥用皮肤扩张器扩张皮下组织（图3-16c）。⑦气管切开钳扩张皮下组织：合拢气切钳（带小孔），沿导丝滑入，当钳尖端接触气管前壁时，撑开气切钳，扩张皮下组织后，取出气切钳（图3-16d）。⑧最后沿导丝导入气管套管（图3-16e），拔出导丝及套管内芯，确认套管在气管内，固定套管即告手术完成。

2. 机械通气　呼吸停止或昏迷病人仅靠口对口或口对鼻人工通气是不够的。口对口或口对鼻人工通气的目的是解决紧急供氧问题，避免病人因长时间缺氧造成心、脑等重要器官的不可逆损伤。一旦条件具备，应立即建立人工气道并使用呼吸机进行机械通气，确保机体对氧的需求。目前临床上使用的呼吸机种类繁多，究竟什么类型的呼吸机更适合心肺复苏的病人，概括起来，所有用于心肺复苏的呼吸机都必须能够提供准确的气体量和吸入气体氧浓度，同时有可靠的监护报警系统保证病人的安全。具体来讲，呼吸机必须满足以下要求：

（1）不同的呼吸模式，能提供控制呼吸、辅助呼吸、同步呼吸及压力支

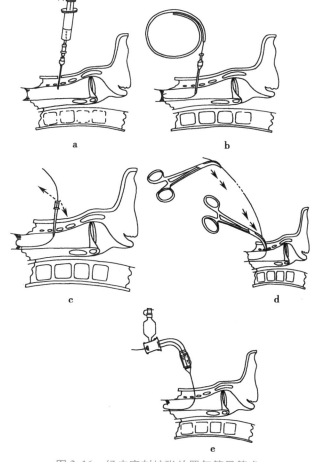

图 3-16 经皮穿刺扩张放置气管导管术

a. 鞘管注射器穿刺；b. Seldinger 技术置入导丝；c. 皮肤扩张器扩张
皮下组织；d. 气管切开钳扩张皮下组织；e. 沿导丝导入气管套管

持通气等。

（2）潮气量、呼吸频率、气道压力、吸呼比等在一定范围内可调节。

（3）可调节氧气浓度。

（4）各种报警装置。

（5）湿化、温化及雾化装置。

（6）最好有一换气装置。

（7）有呼出气体净化器和细菌滤器等。

目前临床上使用的呼吸机有压力切换型和容量切换型呼吸机两种。压力切换型呼吸机是依靠高压气体驱动，预置切换压力，当气道压超过预置的压力时，机器就自动由吹气转为呼气，它具有较好的感受气道内压力变化的能力，与病人的呼吸有较好的同步性。容量切换型呼吸机采用机械驱动，操作者可预先设置供给的气体量，达到该气量时自动转为呼气，这种呼吸机的优点是供气量准确，无论病人的肺顺应性如何，均能按照需要满足病人的供氧。

3. 非同步直流电除颤 包括单向波非同步直流电除颤和双相波非同步直流电除颤。

（1）单向波非同步直流电除颤：心脏骤停的流行病学研究显示，80%左右的心脏骤停类型为心室颤动（简称"室颤"），而终止室颤最迅速、最有效的方法即电除颤，因此目前临床上有人主张一旦发现心脏骤停，即应行盲目电除颤。

目前认为，如果 1 次电击未能终止室颤，则再次增加电击的益处也很有限；2010 年心肺复苏指南推荐在 1 次电击除颤后立即恢复 CPR，而不是以前所指的 3 次电击。关于电除颤的理想能量仍无定论，但有一点是确定的，能量越小对心肌的损害也越小，如能量超过 400J，病人就可能发生心肌坏死。目前临床上主张一开始即用高能量 360J（单向波），如仍然为室颤，则下一次或以后的除颤剂量仍是 360J，简化急救程序。

具体操作过程：①除颤前予以溴苄铵 5~10mg/kg 体重或利多卡因 1~2mg/kg 体重，以提高室颤阈值，争取较高成功率，降低复发率（复苏指南并未推荐）。②将适量的导电糊涂到除颤器电极板上和病人胸部（也可用盐水纱布，但不要太湿）。打开除颤器电源并设置到非同步位置，调节除颤器能量至所需读数并开始充电。③用较大压力将一个电极板置于右锁骨下胸骨右侧，另一电极板放在左乳头的左下方，尽量使胸壁与电极板紧密接触。④充电至所需能量（360J）后两手同时按压放电开关。⑤不应在电击除颤后立即检查病人脉搏和心跳，而应是重新恢复 CPR，做 5 组 CPR（2 分钟）后，再检查脉搏和心率，必要时再进行另一次电击除颤。⑥如室颤为细颤，除颤前应予以 0.1% 肾上腺素 1ml，使之转为粗颤再行电除颤。

（2）双相波非同步直流电除颤：1996 年美国学者首次使用了双相波电除颤器，该仪器为阻抗补偿双相衰减指数（biphasic truncated exponential，BTE）波形，释放 150J 的非递增性电流。通过调整第一阶段的斜抬期和第二阶段的相对持续期可获得阻抗补偿，总的时程为 20ms。

现代生产的体外自动除颤器（AED）和除颤器几乎都是双向波除颤器，使用直线双向波型除颤首次除颤能量为 120J，使用双向方形波时除颤能量为 150~200J，后续除颤能量相同和选择更高能量；如不清楚厂家提供的除颤能量范围，则可选择 200J。

4. 紧急心脏起搏 人工心脏起搏系统是利用外源性电流尖端发放电脉冲，导致心肌除极，促进心脏机械性收缩。在严重心动过缓、心脏骤停而心脏尚有氧合作用时，有节律的低电压刺激能保持心脏搏动，但心肌缺氧或酸中毒的难治性电机械分离对起搏不起反应。起搏的种类与适应证包括以下几类。

临时起搏器用于紧急情况下为争取时间，或估计短期内病变可恢复的缓慢心律失常，如急性心肌梗死合并高度房室或三支阻滞并发阿斯综合征，心肌炎、心肌病、药物中毒、电解质紊乱引起的严重心动过缓；用于预防性保护性起搏，如无症状房室传导阻滞或严重心律失常病人施行大手术时、心脏直视手术时、术中出现Ⅲ度房室传导阻滞者，以及安装心脏永久起搏器之前；顽固性心动过速药物及电复律失败，或对电击有禁忌证者可用超速抑制。

永久起搏适用于各种原因所致的不可逆的心脏起搏或传导功能障碍如心脏传导阻滞及病态窦房结综合征伴心源性晕厥发作或充血性心力衰竭、心绞痛及进行性氮质血症；其他如颈动脉窦性晕厥合并心动过缓等。对顽固的致命心律失常，可选用能自动除颤，或能自动进行超速抑制的高精密起搏器。

对行紧急经静脉临时心脏起搏术的病人，应做好术前准备：包括家属签字、检查起搏器及所用电极与导线、检查凝血机制、准备静脉输液通路、抢救药品及监护器，进行备皮、应用镇静药。临时性经静脉起搏操作方法及步骤：

（1）在心电图指导下通过锁骨下静脉（或颈内静脉、前臂静脉或股静脉）插入导管至右房或右室，插入的单电极为负极，阳电极置于皮肤上。而双极电极均送入右心。若在心房起搏，则将电极紧靠右房上 1/3 及上腔静脉口下方，如有房室传导阻滞应行右室起搏，即送至右室心尖部，嵌入肌小梁固定。心内膜电极的定位应经过 X 线透视，导管电极在右房内要有一个小弯度，电极远端在右心房中部水平横过脊柱向左，表示电极已进入右心室，透视下导管顶端指向前方，说明导管在右心室，指向后方则在冠状窦，为避免导管误入冠状窦，可将导管插到肺动脉然后再拉回右心室。

（2）将双极导管末端负极和心电图 V1 相连，记录心腔内心电图：如在右房，P 波倒置；右室腔内心电图呈 rS 型伴 S-T 段抬高，体表心电图呈左束支阻滞图形；如为右束支阻滞图形，则可能误入冠状窦或电极穿透心肌。

（3）测定起搏阈值，先用 5～10mA 电流，然后逐渐将强度减少至最小，即为起搏阈值，通常为 0.5～1.0mA，一般不超过 1.5mA。起搏阈值越低，表明电极安置越好。然后用高于阈值 1 倍以上强度起搏。

（4）起搏成功后，让病人改变体位，咳嗽及深呼吸，并核实导管端没有脱位，固定在右心尖部，最后缝合固定包扎。

（5）如果病情危急不允许搬动，即在床旁无 X 线透视下进行盲目插管。将双极导管末端连接心电图胸前导联进行监测：当导管到达右房上部，P 波倒置振幅增大，QRS 波群呈 qR 型，T 波倒置；导管到右房中部，P 波双向，QRS 波群呈 QR 型，T 波倒置；导管通过三尖瓣，P 波直立，QRS 波群呈 rR

型，导管紧贴右室内膜时出现 S-T 段抬高。

紧急心脏起搏需注意的是，起搏器本身的结构特点具有感知和起搏两个独立的功能，所以在起搏术中可单独或同时出现这两方面的障碍。比较常见的起搏功能障碍有：①起搏信号振幅改变：幅度增高见于双极系统中绝缘系统不良而漏电；幅度减低比较多见，是由于双极系统中脉冲发生器失灵、电极之间短路或部分导线折断；起搏脉冲信号的额面轴发生改变见于心内膜导管电极移位；呼吸运动也可使电轴发生轻微改变。②起搏脉冲外出阻滞：当自身心率下降时，起搏脉冲按时出现，但心室不被应激或间歇应激。

心电图表现脉冲信号后，QRS 间歇出现甚至无 QRS 波，见于：①导管电极与心内膜接触不良甚至脱离；②Q-T 间期延长或脉冲落在心室的不应期内；③心肌因缺氧、酸中毒、电解质紊乱导致心肌应激性下降，对脉冲刺激反应性下降；④导线在体内绝缘系统部分破裂漏电；⑤起搏器输出电压或电流强度不足，或起搏阈值增高。纠正方法：增加电量输出强度，检查导管电极位置，导线是否漏电，更换电池或进一步处理；⑥起搏脉冲消失：原因有导线断裂、起搏输出端与导线连接分离、脉冲发生器构件失调、电池耗竭。

判断起搏感知功能障碍，必须在心电图中同时记录到起搏心率与自主心率。遇到感知障碍，调整起搏器的感知灵敏度即可纠治。常见感知功能障碍有：①感知过度：起搏器感知后的逸搏间期明显长于预定逸搏间期，甚至导致心脏不适当地抑制而出现临床症状。常见于起搏器感知其后电位及生理电压如 T 波；导线断裂或连接松弛也可产生假信号及外界磁场干扰，导致起搏不规则。②感知消失：在起搏器不应期外提早出现的自主心率其后未见起搏逸搏间期，心电图显示提早出现的自主心率呈插入型期前收缩。常见原因为起搏电极与起搏器正负极接反、电池耗竭或起搏电路构件故障。③感知功能减退：起搏器对其不应期外提早出现的自主心率有时能感知，有时不能，或感知后下一个起搏脉冲推迟出现，且自主 QRS 至该起搏脉冲的间距短于起搏器原定的逸搏间期。常见于自主 QRS 电压太低或电池耗竭。

5. 复苏药物

（1）给药途径：包括静脉内给药、经气管支气管树给药、心内注射给药三种途径。

静脉内给药：心肺复苏开始后，应尽快建立静脉通路，以供输液及用药之需。初期复苏期间一般多采用上腔静脉系统内静脉给药。

经气管支气管树给药：如一时静脉通道不能建立而气管插管已成功时，可将复苏药物以静脉用量的 1~2 倍加等渗盐水稀释至 10ml 左右经气管插管注入气管支气管树，因肺内有丰富的毛细血管网，药物作用速度与静脉内给药无明显区别。

心内注射给药：由于心内注射存在一些缺点，如可刺破胸膜引起气胸、损伤心脏及冠状动脉、心内注射时必须停止胸外心脏按压等，所以临床上不主张心内注射。在特殊情况下必须要经心内注射给药时，为减少并发症，可采用剑突旁路径（穿刺针自剑突左侧刺入，向上后方推进），将复苏药物静脉用量的半量注入心内。

注意碳酸氢钠不能经气管、支气管树或心内注射给药，因其碱性可引起支气管黏膜和肺泡的损伤，抑制心肌功能。

（2）一线复苏药物：包括以下几种药物。

肾上腺素：是最古老、最有效、应用最广泛的儿茶酚胺类药物，兼有 α 及 β 受体的兴奋作用。其 α 受体作用可使全身外周血管收缩（不包括冠状血管及脑血管），进而增加主动脉舒张压，改善心肌及脑的血液灌注，促进自主心搏的恢复。肾上腺素的 β 受体作用在心肺复苏过程中因可增加心肌耗氧量，故憋大于利，但若自主心跳一旦恢复，因其可提高心肌的收缩力，增加心排出量，改善全身及脑的血液供应，故又变得有益。另外，肾上腺素可以改变细室颤为粗室颤，有利于早期实施电除颤。肾上腺素适用于各种类型的心脏骤停。标准用法：室颤和无脉性室性心动过速时，标准剂量每次 1mg，IV/IO（静脉途径/骨髓腔内给药），如未建立静脉或骨髓（IV/IO）通路，气管内给药 2～2.5mg，每 3～5 分钟重复，到目前为止并没有大规模临床试验证实大剂量肾上腺素提高存活率和改善神经系统恢复。

血管加压素：作为新的复苏一线药物，血管加压素实际上是一种抗利尿激素，主要通过直接刺激平滑肌 V1 受体收缩周围血管而发挥作用。当给药剂量远远大于其发挥抗利尿激素效应时，它将作为一种非肾上腺素能样的周围血管收缩药发挥作用。CPR 时血管加压素与 V1 受体作用后可引起周围皮肤、骨骼肌、小肠和脂肪血管的强烈收缩，而对冠脉血管和肾血管床的收缩作用相对较轻，对脑血管亦有扩张作用。血管加压素是一种有效的血管收缩药，可以用来治疗伴有顽固性休克的室颤病人，可作为除肾上腺素外的另一种备选药物。血管加压素可能对心脏停搏和电机械分离有效，目前尚缺乏足够的资料建议使用血管加压素。对于应用肾上腺素后仍未恢复心率的病人，应用该药可能有效，但无足够的资料评价血管加压素对这类病人的有效性和安全性。2010 年心肺复苏指南推荐用法：室颤与无脉性室性心动过速时，40U，静脉或骨髓腔注射，单剂。与肾上腺素作用相同，可以替代第一剂（或之后）肾上腺素。心室停搏和无脉性电活动（PEA）时，一组大样本研究显示血管加压素（较肾上腺素）增加 PEA 病人存活率，但不能显著改善神经系统功能恢复。

阿托品：具有副交感神经拮抗作用，通过解除迷走神经的张力而加速窦房率和改善房室传导。2010 年心肺复苏指南中已经摒弃了在复苏中用于心脏停搏和电机械分离的做法。

胺碘酮：静脉使用胺碘酮的作用复杂，可作用于钠、钾和钙通道，并且对 α 受体和 β 受体有阻滞作用，可用于房性和室性心律失常。首选用于初始治疗的血流动力学稳定的宽的 QRS 心动过速，也用于有心功能不全的病人。病人对 CPR、除颤、肾上腺素、血管加压素无反应时可考虑使用，临床研究证实胺碘酮可提高这类病人的存活率。用法：首剂 300mg，静脉或骨髓腔注射，如无效，可追加 150mg。

硫酸镁：用于尖端扭转型室性心动过速时。用法：1~2g，用 5% 葡萄糖 10ml 稀释，5~20 分钟内，静脉或骨髓腔注射。

（3）二线复苏药物：主要有碳酸氢钠。很长时间以来碳酸氢钠一直作为心肺复苏时的一线用药，用药目的主要是纠正组织内酸中毒。但现在的观点认为，在心跳呼吸骤停早期，主要是由于呼吸停止所继发的呼吸性酸中毒，如过早给予碳酸氢钠则可引起不利反应。因为：①碳酸氢钠在体内可致短暂的碱中毒，使氧解离曲线左移，减少血红蛋白中氧的释放，加重组织的缺氧；②电解质平衡紊乱，降低游离钙和非游离钙之比，使血清中钾离子进入细胞内；③诱发恶性心律失常，并产生高血钠，增加血浆渗透压；④碳酸氢钠本身可直接抑制心脏功能，并降低儿茶酚胺的活性；⑤碳酸氢钠在体内分解产生二氧化碳，一般来说，药物生成的二氧化碳需用更大的过度通气方可排出，而且二氧化碳较碳酸氢根和氢离子更易通过血脑屏障，若未采用过度通气将二氧化碳呼出，当给予碳酸氢钠使血的 pH 升高时，由于碳酸氢钠分解产物二氧化碳经血脑屏障弥散入脑，脑的 pH 非但没有升高，相反却明显降低，最终导致脑水肿。

由于以上原因，有的学者主张不应积极地使用碳酸氢钠，除非在有效通气及胸外心脏按压 10 分钟后，pH 仍低于 7.2 或心脏骤停前即已存在代谢性酸中毒或伴有严重的高钾血症。

6. 纠正心跳呼吸骤停后酸中毒的措施　心跳呼吸骤停后，由于体内蓄积的 CO_2 不能经呼吸道呼出，所以，在心跳呼吸骤停后的 5~10 分钟内，以呼吸性酸中毒为主，如在此期间迅速建立人工气道并实施有效的人工通气，呼吸性酸中毒大都能够缓解；但如未及时采取措施纠正呼吸性酸中毒，则特征性地出现静脉系统中 CO_2 分压升高，使 CO_2 从血液弥散至心肌细胞和脑细胞，造成心肌功能和大脑功能受到抑制，同时由于机体在缺血缺氧条件下主要依靠糖酵解产生 ATP，导致代谢产物乳酸堆积，最终在呼吸性酸中毒的基础上并发代谢性酸中毒。代谢性酸中毒的害处：①可加重体内血管扩张，增加毛细血管的通透性；②电解质紊乱；③拮抗儿茶酚胺，发生传导阻滞；④降低心肌细胞的室颤阈值并直接抑制心肌功能。

从上述酸中毒的发展过程可以看出，心跳呼吸骤停后机体首先发生呼吸性酸中毒,其次才是代谢性酸中毒,在此情况下,必须采取切实措施来纠正呼吸性酸中毒。具体措施包括:迅速有效地解除呼吸道梗阻和建立有效通气。

7. 开胸心肺复苏

(1)指征:由经过训练、有设备、有一定技能经验的医生进行开胸CPR是安全的,且血流动力学较胸外CPR为佳。但对心脏骤停超过16分钟又未进行CPR者,或慢性呼吸系统疾病、癌症晚期、尿毒症病人不做开胸CPR。

(2)适应证:①经适当的短暂体外心肺复苏后,仍不能产生人工的颈或股动脉搏动,无自主循环恢复,应尽快进行开胸心肺复苏;②胸廓和脊柱畸形、严重肺气肿不能胸外按压者;③胸部严重创伤、多根多处肋骨骨折、连枷胸、张力性气胸;④心脏贯通伤、挤压伤、疑有心脏压塞,以及心胸外科手术后的病人;⑤疑有大的肺栓塞,开胸方法可以打碎或取出栓子,可迅速进行体外循环;⑥若为体温过低导致心搏骤停,开胸心肺复苏可以用温盐水直接加温心脏,这对除颤是必要的;⑦当胸廓已经打开(如在手术室里的病人)。

(3)操作步骤:①医师进行气管插管并持续正压通气。②可不消毒进行直接开胸。左胸第4肋间前外侧切口,直接快速切开皮肤、肌肉、胸膜而进胸。③用胸腔撑开器撑开胸腔暴露心包,如暴露欠佳,可用刀切断第5肋软骨。④沿膈神经前方2cm纵行切开心包,右手直接进行心脏按压。⑤按压同时观察皮肤颜色、动脉搏动及呼吸瞳孔情况。⑥需要除颤时,电极板用盐水纱布包裹并带有绝缘把手,置一电极于心脏后的左室上,另一电极位于心脏前表面,开始用0.5J/kg,无效时逐步增加能量。

(4)挤压方法:包括单手和双手心脏挤压法。

单手心脏挤压法:右手拇指放在心脏前面右心室前壁,其余四指并拢深入心脏后面紧贴左心室后壁,握住心脏,拇指与其余四指对合,有节律地挤压,速率60次/分。挤压时不可用指尖,易损伤较薄的右室壁造成穿孔大出血。

双手心脏挤压法:单手挤压手疲劳时可改为双手挤压,术者右手置于左心室后壁,左手放在右心室前壁双手合拢挤压心脏。开胸后可不切开心包行心脏挤压,但效果较差,一般可作为切开心包前过渡,不要中断心脏挤压时间。

(三)长程生命支持

心肺复苏取得初步成功后,即病人自主循环恢复后,应在严密监护下,继续接受治疗,此时治疗的重点是维持循环稳定和尽早采取脑保护措施,即为长程生命支持。长程生命支持包括:

1. 亚低温治疗 目前唯一被临床证实能提高心搏骤停后昏迷病人的生存率,改善神经功能预后的治疗只有亚低温治疗,2010年美国心脏病协会心肺复苏和心血管急救指南推荐,对于心肺复苏病人应尽早实施亚低温治疗以期改善病人神经功能预后,一旦病人自主循环恢复,可以采用不同的降温方法,使病人的体温维持在 32 ~ 34℃，维持时间为 12 ~ 24 小时。亚低温治疗分为 3 期：

（1）诱导期：应尽可能快地将中心体温降至目标温度。这个时期的管理最重要，需要防治低血容量、电解质紊乱和高血糖；不断调整机械通气参数以及镇静药、胰岛素及血管活性药的剂量。

（2）维持期：控制中心体温不波动或轻微波动（最大幅度 0.2 ~ 0.5℃）。该期发生副作用的风险降低，重点应预防长期并发症，如院内感染和压疮。

（3）复温期：复温应缓慢并可控（速率 0.2 ~ 0.5℃/h）。快速复温可导致下丘脑的保护性效应部分功能丧失，甚至全部丧失，还能恶化损伤机制。由于下丘脑后脑血管反应性受损，故复温后应严格维持正常体温。

2. 维持循环功能　继续给予心电监护，及时处理各种突发情况。根据病人情况，选用强心、抗心律失常及血管活性药物，适当输血补液，对血流动力学不稳定的心动过缓病人，应使用临时心脏起搏器，尽最大努力确保循环功能的相对稳定。以维持心、肾、脑等重要器官的血液灌注。

3. 维持呼吸功能　监测动脉血气变化情况，根据血气分析结果，调整有效通气指标及吸氧浓度，以保证组织的供氧。对疑有吸入性肺炎、气胸、肺水肿或急性呼吸窘迫综合征（acute respiratory distress syndrome，ARDS）的病人应进行胸部 X 线或 CT 检查，并采取相应治疗措施。

4. 维持水、电解质平衡及酸碱平衡　心肺复苏成功后继续监测体内水、电解质及酸碱平衡变化情况，纠正可能出现的水、电解质失衡及酸碱失衡。

5. 监测肾功能　监测尿量及肾功能变化，防止因心跳、呼吸停止继发急性肾衰竭（acute renal failure，ARF），根据肾功能需要调整相关药物的剂量。

6. 监测颅压　为保证中枢神经系统功能恢复，应随时监测颅压变化，使其保持在 8.0kPa（15mmHg）以下，必要时可静脉滴注甘露醇、呋塞米，以降低颅压。机械通气时可通过调节通气，使 PCO_2 保持在 2.60 ~ 3.33kPa（20 ~ 25mmHg），可预防颅内压升高。必要时给予一定量的皮质激素，通过稳定细胞膜防止脑水肿并促进水肿的吸收。

7. 胃肠系统　病情允许时应尽早恢复胃肠营养，必要时插管予以鼻饲。在不能进食时应通过胃肠外营养（parenteral nutrition，PN）保证病人的营养。

三、止血、包扎、固定、搬运

止血、包扎、固定、搬运是外伤救护的四项基本技术。实施现场外伤救护时，现场人员要本着救死扶伤的人道主义精神，在通知就近医院的同时，沉着、迅速地开展现场急救工作。其急救原则是：先抢后救、先重后轻、先急后缓、先近后远，先止血后包扎，再固定后搬运。

（一）止血

1. 出血的种类　血液从体表伤口流出，称为外出血，易为人们发现；而体内深部组织、内脏损伤出血，血液流入组织或体腔内的内出血，不易为人们发现，更为危险。各种出血中，以动脉出血最为危险，必须及时止血。按照损伤血管的不同，可分为：①动脉出血：其特点是伤口呈喷射状搏动性向外涌出鲜红色的血液；②静脉出血：伤口持续向外溢出暗红色的血液；③毛细血管出血：伤口向外渗出鲜红色的血液。

2. 出血的临床表现　成人的血液约占体重的8%，失血总量达到总血量的20%以上时，伤员出现脸色苍白，冷汗淋漓，手脚发凉，呼吸急促，心慌气短等症状，脉搏快而细，血压下降，继而出现出血性休克。当出血量达到总血量的40%时，就有生命危险。

3. 止血的方法

（1）加压包扎止血法：用消毒纱布或干净的毛巾、布块折叠成比伤口稍大的垫盖住伤口，再用绷带或折成条状布带或三角巾紧紧包扎，其松紧度以能达到止血目的为宜。此种止血方法多用于静脉出血和毛细血管出血（图3-17）。当伤口在肘窝、腋窝、腘窝、腹股沟时，可在加垫后屈肢固定在躯干上加压包扎止血。加压包扎止血法也可用于上下肢、肘、膝等部位的小动脉出血，但有骨折或可疑骨折或关节脱位时，不宜使用此法。

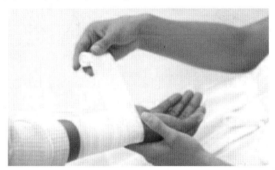

图3-17　加压包扎止血法示意图

（2）指压止血法：指压止血法是一种简单有效的临时性止血方法，它是根据动脉的走向，在出血伤口的近心端，用于指压住动脉处，达到临时止血的目的。指压止血法适用于头部、颈部、四肢的动脉出血。依出血部位的不同，具体可分为以下10个部位的指压止血法。

头顶出血压迫法：方法是在伤侧耳前，对准下颌关节上方，用拇指压迫颞浅动脉（图3-18）。

头颈部出血压迫法：方法是用拇指将伤侧的颈总动脉向后压迫（图3-19），但不能同时压迫两侧的颈总动脉，否则会造成脑缺血坏死。

面部出血压迫法：用拇指压迫下颌角处的面动脉（图3-20）。

头皮后部出血则压迫耳后突起下方稍外侧的耳后动脉（图3-21）。

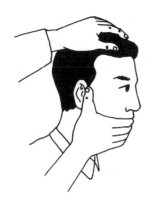

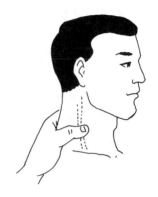

图 3-18　头顶部出血颞浅动脉压迫法示意图　　　图 3-19　颈动脉压迫法止血示意图

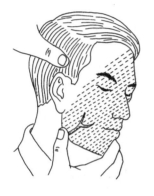

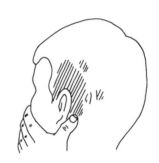

图 3-20　面部出血的压迫法　　　　　图 3-21　耳后动脉压迫止血法示意图

腋窝和肩部出血压迫法：在锁骨上窝对准第 1 肋骨用拇指向下压迫锁骨下动脉（图 3-22）。

上臂出血压迫法：一手将患肢抬高，另一手用拇指压迫上臂内侧的肱动脉（图 3-23）。

手掌出血压迫法：用两手指分别压迫腕部的尺动脉、桡动脉（图 3-24）。

下肢出血压迫法：用两手拇指重叠向后用力压迫腹股沟中点稍下方的股动脉（图 3-25）。

足部出血压迫法：用两手拇指分别压迫足背踇长肌腱外侧的足背动脉和内踝与跟腱之间的胫后动脉（图 3-26）。

（3）止血带止血法：止血带止血法是快速有效的止血方法，但它只适用于不能采用加压止血的四肢大动脉出血。方法是用橡皮管或布条缠绕

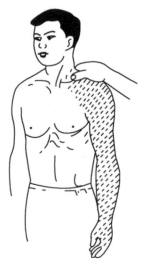

图 3-22　锁骨下动脉压迫止血法示意图

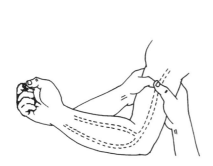

图 3-23 肱动脉压迫止血法示意图

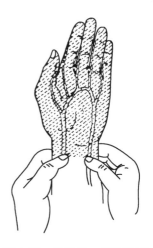

图 3-24 尺动脉、桡动脉压迫止血法示意图

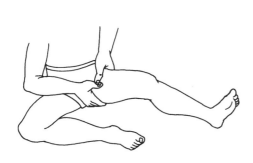

图 3-25 股动脉压迫止血法示意图

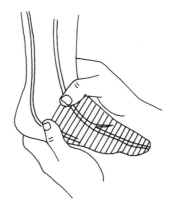

图 3-26 足背动脉和胫后动脉压迫止血法示意图

伤口上方肌肉多的部位，其松紧度以摸不到远端动脉的搏动、伤口刚好止血为宜，过松无止血作用，过紧会影响血液循环，易损伤神经，造成肢体坏死。上止血带的伤员，必须在明显的部位标明上止血带的部位和时间；上止血带的时间超过 2 小时，要每隔 1 小时放松 1 次，每次 8 分钟，为避免放松止血带时大量出血，放松期间可改用指压法临时止血。根据所用止血工具不同，操作方法也有不同：

橡皮管止血带止血法：常用一条长 1 米的橡皮管，先用绷带或布块垫平上止血带的部位，两手将止血带中段适当拉长，绕出血伤口上端肢体 2～3 圈后固定，借助橡皮管的弹性压迫血管而达到止血的目的（图 3-27 左侧）。

布条止血带止血法：常用三角巾、布带、毛巾、衣袖等平整地缠绕在加有布垫的肢体上，拉紧或用"木棒、筷子、笔杆"等拧紧固定（图3-27右侧）。

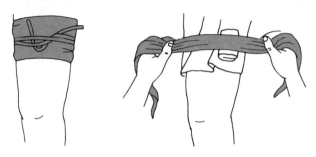

图 3-27 止血带止血法示意图

（左侧为橡皮管止血带，右侧为布条止血带）

4. 内出血或可疑内出血伤员的救护 让伤员绝对安静不动，垫高下肢，有条件时可先输液，并迅速将伤员送到距离最近的医院进行救治。

（二）包扎

1. 包扎的目的和注意事项 包扎的目的在于保护伤口，减少感染，固定敷料夹板，夹托受伤的肢体，减轻伤员痛苦，防止刺伤血管、神经等严重并发症，加压包扎还有压迫止血的作用。包扎要求动作轻快、准、牢，包扎前要弄清包扎的目的，以便选择适当的包扎方法，并先对伤口做初步处理。包扎的松紧要适度，过紧影响血液循环，过松会移动脱落，包扎材料打结或用其他方法固定的位置要避开伤口和坐卧受压的位置。为骨折制动的包扎应露出伤肢末端，以便观察肢体血液循环情况。

2. 包扎的材料 包扎材料有三角巾和绷带两种。

（1）三角巾：用一块边长1米的正方形棉布，沿其对角线剪开即为两条三角巾。将三角巾的顶角折向底边的中央，再根据包扎的实际需要折叠成一定宽度的条带。若将三角巾的顶角偏折到底边中央偏左或偏右侧，则成为燕尾巾，其夹角的大小可视实际包扎需要而定。

（2）绷带：我国标准绷带长6米，宽度分3厘米、4厘米、5厘米、6厘米、8厘米、10厘米6种规格，供包扎实际需要选用。绷带的一头卷起为单头带，从两头卷起则为双头带。其长度可视包扎部位的需要而定。现场救护没有上述常规包扎材料时，可用身边的衣服、手绢、毛巾等就便材料进行包扎。

3. 包扎的方法 按包扎部位和使用的材料分为以下几种方法。

（1）头部帽式包扎法：将三角巾的底边向内折叠约两指宽，干放在前额眉上，顶角向后拉盖头顶，将两底边沿两耳上方往后干拉至枕部下方，左右交叉压住顶角绕至前额打结固定（图3-28）。

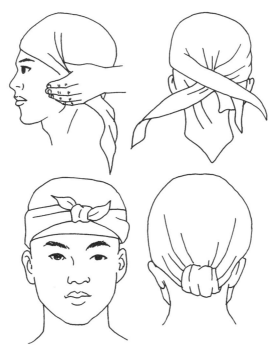

图 3-28　头部帽式包扎法示意图

（2）头、耳部风帽式包扎法：将三角巾顶角打一个结，置于前额中央，头部套入风帽内，向下拉紧两底角，再将底边向外反扎 2 ~ 3 指宽的边，左右交叉包绕兜住下颌，绕至枕后打结固定（图 3-29）。

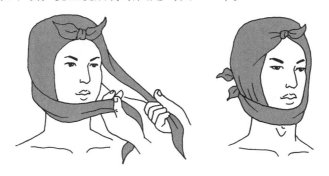

图 3-29　头、耳部风帽式包扎法示意图

（3）三角巾眼部包扎法：包扎单眼时，将三角巾折叠成四指宽的带状，斜置于伤侧眼部，从伤侧耳下绕至枕后，经健侧耳上拉至前额与另一端交叉反折绕头一周，于健侧耳上端打结固定（图 3-30 左）。

包扎双眼时，将带状三角巾的中央置于枕部，两底角分别经耳下拉向眼部，在鼻梁处左右交叉各包一只眼，呈"8"字形经两耳上方在枕部交叉后绕至下颌处打结固定（图3-30右）。

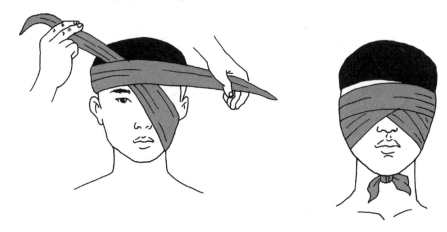

图3-30 三角巾眼部包扎法示意图

（4）三角巾胸部包扎法：将三角巾的顶角置于伤侧肩上，两底边在胸前横拉至背部打结固定，后再与顶角打结固定（图3-31）。

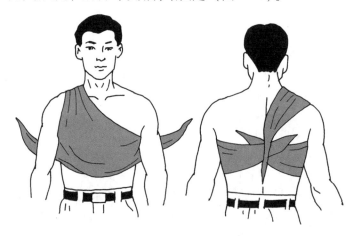

图3-31 三角巾胸部包扎法示意图

（5）三角巾下腹部包扎法：将三角巾顶角朝下，底边横放腹部，两底角在腰后打结固定，顶角由两腿间拉至腰后与底角打结固定（图3-32）。

（6）三角巾肩部包扎法：单肩包扎时，将三角巾折成约80°夹角的燕尾巾，夹角朝上，向后的一角压住向前的角，放于伤侧肩部，燕尾底边绕上臂在腋前方打结固定，将燕尾两角分别经胸、背部拉到对侧腋下打结固定（图3-33）。

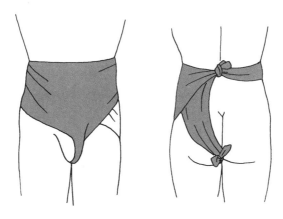

图 3-32 三角巾下腹部包扎法示意图

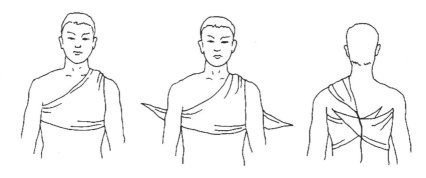

图 3-33 三角巾单肩包扎法示意图

包扎双肩时，将三角巾折叠成两尾角等大的双燕尾巾，夹角朝上，对准颈后正中，左右双燕尾由前向后分别包绕肩部到腋下，在腋后打结固定（图3-34）。

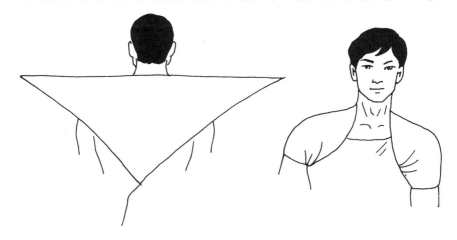

图 3-34 三角巾双肩包扎法示意图

（7）三角巾四肢包扎法：包扎膝、肘部时，将三角巾折叠成比伤口稍宽的带状，斜放伤口部（图3-35A）；两端压住上下两边绕肢体1周（图3-35B）；在肢体内侧或外侧打结固定（图3-35C）。

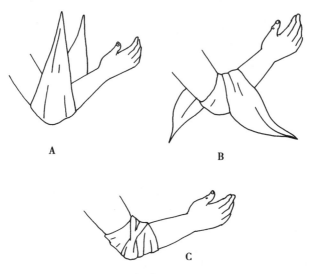

图3-35 三角巾肘部关节包扎示意图

包扎手、足时，将三角巾底边横放在腕（踝）部，手掌（足底）向下放在三角巾中央，将顶角反折盖住手（足）背，两底角交叉压住顶角绕肢体1圈，反折顶角后打结固定（图3-36）。

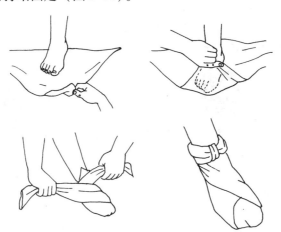

图3-36 三角巾足部包扎示意图

（8）三角巾臀部包扎法：将三角巾顶角朝下放在伤侧腰部，一底角包绕大腿根部与顶角打结，另一底角提起围腰与底边打结固定（图3-37）。

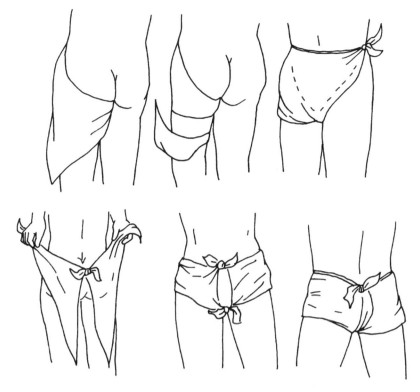

图 3-37 三角巾单臀和双臀包扎法示意图

（9）绷带手腕、胸、腹部环形包扎法：包扎手腕、胸、腹部等粗细大致相等的部位时，可将绷带做环形重叠缠绕，每一环均将上一环的绷带完全覆盖，为防止绷带滑脱，可将第一圈绷带斜置，环绕第二或第三圈时将斜出圈外的绷带角反扎到圈内角重叠环绕固定（图3-38）。

（10）绷带四肢8字环形包扎法：包扎四肢时，将绷带作一定间隔的向上或向下螺旋状环绕肢体，每旋绕一圈将上一圈绷带覆盖1/3或2/3。此法常用于固定四肢夹板和敷料（图3-39）。

（11）绷带螺旋反折包扎法：包扎粗细差别较大的前臂、小腿时，为防止绷带滑脱，多采用包扎较牢固的螺旋反折法。此法与螺旋包扎法基本相同，只是每圈必须反折绷带一次，反折时用左手拇指按住反折处，右手将绷带反折向下拉紧缠绕肢体，但绷带反折处要注意避开伤口和骨突起处（图3-40）。

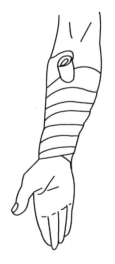

图 3-38 绷带环形包扎法示意图

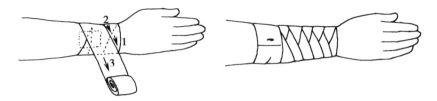

图 3-39 绷带四肢 8 字环形包扎法示意图

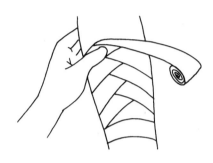

图 3-40 绷带螺旋反折包扎法示意图

（三）骨折的固定

外伤急救四项基本技术之一的固定术主要用于骨折时的急救。因此，应熟练掌握骨折的症状和急救要点，才能正确地应用固定方法。

1. 骨折的分类　人体骨骼因外伤发生完全或不完全的断裂叫骨折。由于致伤外力的不同，可造成不同类型的骨折。骨折断端与外界直接相通的叫开放性骨折，未与外界相通的叫闭合性骨折；根据骨折的程度不同，又可分为完全性骨折、不完全性骨折；依骨折线的走向不同，可分为横行骨折、斜行骨折、粉碎性骨折、压缩性骨折等；还可按骨骼的名称分为股骨骨折、尺骨骨折、桡骨骨折等。不同类型的骨折其治疗处理的方法不尽相同。

2. 骨折的主要症状　骨折的类型和部位不同其症状不完全相同，但骨折的局部症状主要有：

（1）疼痛：骨折部位疼痛，活动时疼痛加剧，局部有明显的压痛，可有骨摩擦音。

（2）肿胀：由于骨折端小血管的损伤和软组织损伤水肿，骨折部位可出现肿胀。

（3）畸形：由于骨折端的错位，肢体常发生弯曲、旋转、缩短等畸形；当骨折完全断离时，还可出现假关节样的异常活动。

（4）功能障碍：骨折断后，肢体原有的骨骼杠杆支持功能丧失，如上肢骨折时不能拿、提，下肢骨折时不能行走、站立。

（5）大出血：骨折端刺破大血管，会发生大出血，出现休克。大出血多见于骨盆骨折。

3. 骨折的急救要点 骨折的临时固定，是对伤处加以稳定不使活动，使伤员在运送过程中不因搬运、颠簸致断骨刺伤血管、神经，避免额外损伤，减轻伤员痛苦。其急救要点是：

（1）止血：注意伤口和全身状况，如伤口出血。应先止血，后包扎固定。

（2）加垫：为使固定妥帖稳当和防止突出部位的皮肤磨损，在骨突处要用棉花或布块等软物垫好，要使夹板等固定材料不直接接触皮肤。

（3）不乱动骨折的部位：为防止骨断端刺伤神经、血管，在固定时不应随意搬动；外露的断骨不能送回伤口内，以免增加污染。但现场急救时，搬动伤员伤肢是难免的，例如：为使伤员脱离再次受伤的危险，要先将伤员搬到安全地方；在包扎固定时也不可避免要移动伤肢。在这种情况下，可以一人握住伤处上方，另一人握住伤处下端，沿着肢体的纵轴线做相反方向的牵引，在伤肢不扭曲的情况下让骨断端分离开，然后边牵引边同方向移动；另外的人可进行固定，固定应先捆绑断处上端，后绑下端，然后再固定断端的上下两个关节。

（4）固定、捆绑的松紧要适度，过松容易滑脱，失去固定作用，过紧会影响血液循环。固定时应外露指（趾）尖，以便观察血流情况，如发现指（趾）尖苍白或青紫时，可能是固定包扎过紧，应放松重新包扎固定。固定完成后应记录固定时间，并迅速送医院做进一步的诊治。

4. 骨折固定的材料 用于骨折固定的材料有夹板和敷料等。

（1）夹板：用于扶托固定伤肢，其长度宽度要与伤肢相适应，长度一般要跨伤处上下两个关节。没有夹板时可用健侧肢体、树枝、竹片、厚纸板、报纸卷等代替。

（2）敷料：用于垫衬的敷料有棉花、布块、衣服等；用于包扎捆绑夹板的可用三角巾、绷带、腰带、头巾、绳子等，但不能用铁丝、电线。

5. 骨折固定的方法 根据不同骨折部位采取不同的固定方法。

（1）前臂骨折的固定方法：用夹板时，可把两块夹板分别置放在前臂的掌侧和背侧，可在伤员患侧掌心放一团棉花，让伤员握住掌侧夹板的一端，使腕关节稍向背屈，然后固定，再用三角巾将前臂悬挂于胸前。无夹板时，可将伤侧前臂屈曲，手端略高，用三角巾悬挂于胸前，再用一条三角巾将伤臂固定于胸前（图3-41）。

（2）上臂骨折的固定方法：有夹板时，可将伤肢屈曲贴在胸前，在伤臂外侧放一块夹板，垫好后用两条布带将骨折上下两端固定并吊于胸前，然后用三角巾（或布带）将上臂固定在胸部。无夹板时，可将上臂自然下垂用三角巾固定在胸侧，用另一条三角巾将前臂挂在胸前；亦可先将前臂吊挂在胸前，用另一三角巾将上臂固定在胸部（图3-42）。

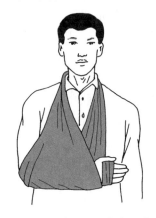

图 3-41　前臂骨折固定术示意图

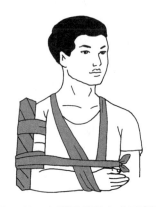

图 3-42　上臂骨折固定术示意图

（3）小腿骨折的固定方法：有夹板时，将夹板置于小腿外侧，其长度应从大腿中段到脚跟，在膝、踝关节垫好敷料后用绷带分段固定，再将两下肢并拢上下固定，并在脚部用"8"字形绷带固定，使脚掌与小腿成直角（图3-43）。

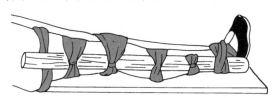

图 3-43　小腿骨折夹板固定术示意图

无夹板时，可将患肢与健肢并列对齐，在膝、踝部垫好敷料后用绷带分段将两腿固定，再"8"字形绷带固定脚部，使脚掌与小腿成直角（图3-44）。

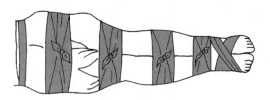

图 3-44　小腿骨折健肢固定术示意图

（4）大腿骨折的固定方法：将夹板置于伤肢外侧，其长度应从腋下至脚跟，两下肢并列对齐，垫好膝、踝关节后用绷带分段固定。用"8"字形绷带固定脚部，使脚掌与小腿成直角（图3-45）。无夹板时亦可用健肢固定法（图3-46）。

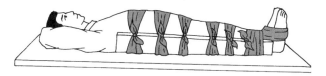

图 3-45　大腿骨折夹板固定术示意图

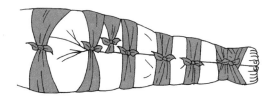

图 3-46　大腿骨折健肢固定术示意图

（5）锁骨骨折的固定方法：让病人坐直挺胸，包扎固定人员用一膝顶在病人背部两肩胛骨之间，两手把病人的肩逐渐往后拉，使胸尽量前挺，然后做固定。方法是在伤者两腋下垫棉垫，用两条三角巾分别在两肩关节紧绕 2 圈在肩部中央打结，打结时应将三角巾用力拉紧，使两肩稍后张，打结后将病人两肘关节屈曲，两腕在胸前交叉，用另一条三角巾在平肘处绕过胸廓，在胸前打结固定上肢。亦可用绷带在病人挺胸、两肩后张下做"8"字形固定（图 3-47）。

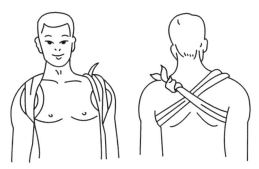

图 3-47　锁骨骨折的三角巾固定术示意图

（6）脊椎骨折的固定方法：脊椎骨折抢救过程中，最重要的是防止脊椎弯曲和扭转，不得用软担架和徒手搬运。对有脑脊液流出的开放性骨折，应先加压包扎。固定时，由 4～6 人用手分别扶托伤员的头、肩、背、臀、下肢，动作一致地将伤员抬到硬木板上（图 3-48）。颈椎骨折时，伤员应仰卧，尽快给伤员上颈托，无颈托时可用沙袋或衣服填塞头、颈部两侧，防止头左右摇晃，再用带头部固定器的担架转运（图 3-49）。

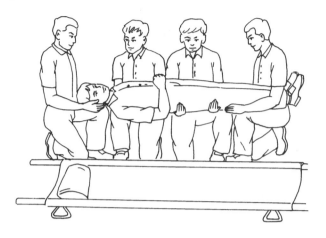

图 3-48 脊柱骨折病人搬运方法

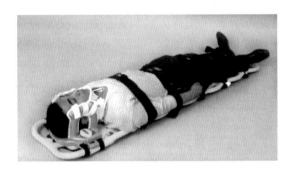

图 3-49 脊柱骨折病人转运专用担架、头部固定器和颈托

（四）搬运

伤员经过现场初步急救处理后，要尽快用合适的方法和震动小的交通工具将伤员送到医院做进一步的诊治。搬运过程中要随时注意观察伤员的伤情变化。常用搬运方法有徒手搬运法和担架搬运法两种。

1. 徒手搬运法　适用于病情较轻且搬运距离短的情况。

（1）单人搬运法：是用搀扶、背、抱等方法进行搬运（图 3-50）。

（2）双人搬运法：是用双人椅式、拉车式等方法进行搬运（图 3-51）。

（3）多人搬运法：是多人用手平托病人的搬运方法（图 3-52）。

2. 担架搬运法　用于病情较重，路途较远又不适合徒手搬运的伤员。常用搬运工具有帆布担架、绳索担架、被服担架、门板、床板以及铲式、包裹式、充气式担架。伤员上担架时，要由 3～4 人分别用手托伤员的头、胸、骨盆和腿，动作一致地将伤员平放到担架上，并加以固定。不同的病情选用不同的担架和搬运方法，如上肢骨折伤员多能自己行走，可用搀扶法。下肢骨折伤员可用普通担架搬运，而脊柱骨折时则要用硬担架或木板，并要填塞

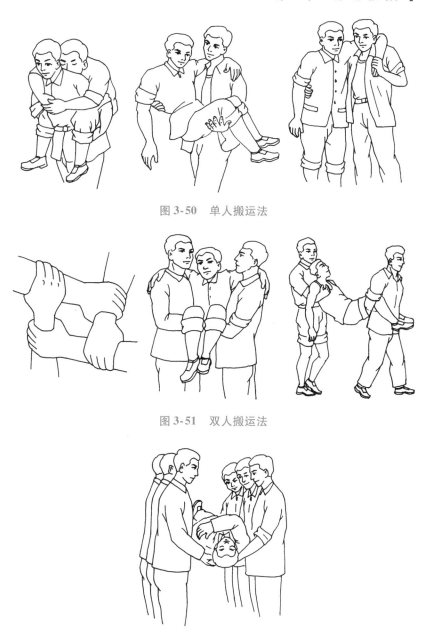

图 3-50　单人搬运法

图 3-51　双人搬运法

图 3-52　多人搬运法

固定，颈椎和高位胸脊椎骨折时，除要填塞固定外，还要有专人牵引头部，避免晃动。

（刘继海）

第四节 不同灾害的现场救治

一、地震现场救治

（一）特点

1. 地震现场特点

（1）地震现场混乱：由于地震灾害的突然性，现场多表现为混乱复杂。

（2）医疗救护条件艰苦，现场救治困难：地震灾区生态环境遭到严重破坏，公共设施无法运行。缺电、少水，食物、药品不足，生活条件十分艰苦。而且现场危险，存在余震、火、气、毒、水、滑坡、泥石流、爆、疫等灾害发生的危险。

（3）灾后瞬间可能出现大批伤员：对出现的大批伤员要及时拯救生命，分秒必争，要及时救护和运送。要求救护人员训练有素，以适应灾区的紧张工作。运输工具和专项医疗设备的准备程度，是救灾医疗保障的关键。

（4）伤情复杂：地震伤通常以多发伤多见，伤员常因救护不及时，发生创伤感染，使伤情变得更复杂，特殊情况下还可能发生并发症。

（5）地震现场交通通信不便。

（6）大量伤员同时需要救护

2. 地震伤的特点

（1）多为压砸伤和挤压伤：由突发坍塌的钢筋水泥巨石瓦砾重撞久压造成，伤员数量大、伤情复杂，涉及面广，抢救任务重。

（2）多发伤比例大：重伤员均存在1个以上致命伤，其中四肢和脊椎骨折及软组织损伤占半数以上。

（3）休克多，变化快：由于疼痛刺激、内脏出血或肢体骨折、心泵衰竭、缺水脱水等，均可致休克。若合并有颅腔、胸腔和腹腔损伤时，伤情明显加重。半数以上伤员存在低氧血症。

（4）内环境严重失衡：特别是久压的伤员，长时间无法进食进水、能量缺乏、负氮平衡；严重缺氧、低氧血症；组织脱水、水电解质紊乱、高钾血症、代谢性酸中毒普遍存在；神经-内分泌自我调节功能失控，机体处于严重的内环境失衡状态。

（5）感染率高：掩埋时间越长，创面伤口越多，感染的机会越大。不仅有细菌性感染，还有厌氧菌感染。伤员存在全身炎症反应综合征（systemic inflammatory response syndrome，SIRS），机体免疫功能下降、易感性骤增，可通过污染的创面伤口、肠道细菌移位和侵入性导管等多种途径感染。

（6）挤压综合征发生率高：约占地震伤的 2.4% ~ 5%，是地震最常见的死因之一。主要因组织受严重挤压，缺血坏死，致横纹肌溶解，产生的大量肌红蛋白堵塞肾小管，加之已存在的严重休克，使肾灌注不良，引发急性肾衰。

（7）抢救难度大、伤员获救相对滞后：除掩埋不深的伤员可第一时间获救护外，被倒塌的高大建筑物掩埋的伤员很难得到及时抢救。道路桥梁的破坏、山体滑坡、泥石流、倒塌建筑物的障碍，都直接影响到救援人员和抢救物资的及时到达；通信联络的中断，水、电、气的中断也直接阻碍抢救工作的开展。

（8）致残、死亡率高：早期多因机体的严重毁损、脑挫裂伤脑干伤、窒息、心脏大血管伤、高位脊髓伤死亡；数分钟至数小时多因呼吸循环衰竭及不能制止的大出血休克死亡；晚期常因严重感染、呼吸循环衰竭、多器官功能障碍综合征（multiple organ dysfunction syndrome，MODS）、全身衰竭等原因死亡。

（二）救治要点及护理

1. 现场组织

（1）进行现场伤情分类：①指导幸存者或伤势较轻者主动承担起自救、互救，帮助其他伤者迅速脱离险情，避免或减轻余震造成的危害；②迅速判断伤情，按轻、中、重、死亡分类，以红、黄、蓝、黑色卡置于伤员的显要位置，便于有序地救治。

（2）救治原则：按"先救命后治伤"的原则展开急救。心搏停止者立即心肺复苏，意识障碍者应保持呼吸道通畅；开放性创伤的病人均进行伤口消毒和清创，并常规进行破伤风抗毒素皮试和注射；对疑似感染或可能导致感染的病人，均按抗生素临床应用指导原则及时输注有效的抗菌药物；对脱水者及时纠正水电解质紊乱。

2. 治疗要点

（1）第一时间必须寻找和处理伤员危及生命的损伤。属于立即处理的：①对颌面严重毁损，不稳定下颌骨折，血块、痰液、碎骨折片阻塞气道者，应立即清理口腔泥土、血块、呕吐物，疏通气道、解除窒息；②按压包扎制止大出血；③解除心脏压塞；④封闭开放性气胸和引流张力性气胸；⑤对颅脑伤要边补液边脱水利尿，解除过高的颅内压；⑥颈椎骨折或有脱位；⑦开放性腹腔损伤。

（2）属于优先处理的：①腹部脏器伤；②上有止血带的血管伤；③严重挤压伤；④开放性骨折、关节伤和严重软组织开放伤；⑤合并休克伤员。不造成休克的软组织创伤，不构成筋膜间室综合征的四肢软组织损伤和骨折，可以行走的没有器质损伤的伤员都可以延迟处理。

（3）确保微循环的改善和休克的纠正：创伤性休克是严重地震伤早期致死的主要原因之一，发生率居高不下。由于伤员被持久掩埋，得不到应有的液体，加之创面大、部位多、范围广、脏器破坏严重、血管断裂、创面外渗（全血为主）、血管通透性改变、血浆大量外渗（血浆为主）等情况，出现有效血容量严重丢失。治疗上补液扩容抗休克，刻不容缓势在必行。

3. 现场的急救护理措施

（1）首先快速清除压在伤者头面部、胸腹部的重物或沙土，清理口中异物，保持呼吸道通畅。

（2）对埋在瓦砾中的幸存者，先建立通风孔道，以防缺氧窒息。

（3）从瓦砾中救出伤员后，及时检查伤情，遇颅脑外伤、意识不清、面色苍白、血压下降休克状态、大出血等危重症伤员，优先救护，尽快送医院。

（4）搬运伤员时动作要缓慢，颈椎骨折搬动时要保持头部与身体轴线一致，胸腰椎骨折搬动时身体保持平直，防止损伤脊髓。所有脊柱骨折都要用平板搬运，途中要将伤员与平板之间用宽带妥善固定。

（5）外伤、骨折用敷料或其他洁净物品包扎、止血、固定。

（6）因地震的震动和恐怖心理，原有心脏病、高血压可加重或复发引起猝死，对此类伤员要特别关照。

（7）开放伤口早期清创抗感染，并注射破伤风抗毒血清。

（8）积极给予现场伤员心理抚慰。这对配合现场救治和安全转移伤员到后方继续治疗都具有非常重要的意义。

二、爆炸现场救治

（一）爆炸伤的特点

1. 伤势重，并发症多，病（伤）死率较高；

2. 事故突发性强，组织指挥困难；

3. 致伤因素多，伤情复杂；

4. 伤亡人群扩大化；

5. 杀伤强度大，作用时间长；

6. 内伤和外伤同时存在；

7. 易漏诊误诊；

8. 伤亡种类复杂化。

（二）治疗要点

爆炸伤伤员的初期现场急救十分重要。医护人员迅速赶到现场，进行有效的基础生命支持（BLS），并把病人及时转运到技术条件相对较强的医院，可大大提高抢救成功率。因此，加强现场急救组织工作，加强 CPR 现场抢救技术，提高现场急救知识应用能力非常重要。重视伤后 1 小时的黄金抢救时间，使伤员在尽可能短的时间内获得最确切的救治。爆炸伤伤员急救现场治疗要点：

1. 迅速而安全地使伤员离开现场　搬运过程中要保持呼吸道通畅和恰当的体位，昏迷病人转运时，采取伤侧卧位，对吸氧、输液、人工呼吸和体外心脏按压等要保持持续性。避免再度受伤和继发性损伤。

2. 心搏和呼吸骤停时，立即行心肺复苏术。

3. 对连枷胸病人，立即予以加压包扎，开放性气胸应用大块敷料密封胸壁创口，张力性气胸用针排气。

4. 对中毒病人，应尽快清除出尚未吸收的毒物和皮肤表面的毒物，及早明确诊断，及时快速使用特效解毒和救治药物。

5. 准确判断伤情，不但应迅速明确损伤累及部位，还应确定其损伤是否直接危及病人的生命，需优先处理。其救治顺序一般为心胸部外伤—腹部外伤—颅脑损伤—四肢、脊柱损伤等。妥善应用有效的诊断技术，如心包穿刺可明确诊断心脏压塞；胸腔穿刺引流术可确诊血胸、气胸；腹腔穿刺或腹腔灌洗对腹内脏器损伤者诊断的准确率可高达 95%。

6. 控制外出血，遇有肢体大血管破裂伤员，要上止血带，并定时放松。

7. 开放骨折用无菌敷料包扎，闭合骨折用夹板或就地取材进行制动。

8. 适量给予止痛、镇静剂，有颅脑伤或呼吸功能不良者，禁用吗啡、哌替啶。

9. 了解伤因、暴力情况及受伤时间，受伤时伤员的体位、姿势、意识情况等，为下一步治疗提供第一手资料。

（三）护理措施

1. 严密全程监测，及时发现病情突变　护理中，对危重病人采用监测仪全程监护，动态观察心电、呼吸、血压、血气、尿量及意识等变化，特别注意病人的呼吸，积极为医生提供可信资料。爆炸冲击效应可广泛直接损伤组织细胞，并可因休克、水肿、炎症因子等多因素继发反应引起病变，尤其是颅脑、心肺损伤后，病人的生命体征极不稳定。抢救中休克一经纠正，需严格限制静脉输液，将血压控制在 90/60mmHg 左右，在有效灌注的情况下，最大限度地减轻心肺负担。护理中应严密监测病人血压、中心静脉压、尿量和血气变化，做好记录，控制输液速度，严格使用利尿药物和强心剂，严密监测心肺功能，使心肺功能处于良好状态。尽量避免输入大量晶体液，以减少外渗。晶胶体的比例采用 1∶1。心肺功能越差，胶体比例应越高，以利于保护心肺功能和稳定全身情况。

2. 机械通气护理管理 呼吸道管理是决定机械通气是否有效及顺利撤机的关键。爆炸伤病人，由于感染、失水等因素，往往导致气道分泌物多而黏稠，伤重病人不能主动排痰或排痰无力，气道分泌物滞积，从而阻塞支气管，造成通气不畅，甚至肺不张。采取的护理措施有：①严格无菌操作和呼吸机管道的消毒处理，防止交叉感染；②定时翻身叩背，2小时1次，翻身按左侧、平卧、右侧、平卧、左侧位交替进行；③翻身时放平病人头部，移动呼吸机伸缩延长接头，放置好呼吸机管道，然后缓慢将病人翻至需要体位，再把床头抬高15°~30°；④呼吸道定时湿化、雾化；⑤根据具体情况，及时合理地调整机械通气模式及各参数，防止呼吸肌废用性收缩无力或萎缩。

3. 并发症的防治与护理 由于抢救时使用的侵入性操作多，如各种引流管和减压管、气管插管、呼吸机通气、静脉留置导管等。应严格无菌技术操作，积极配合医生。病人术后常留有各种管道，尤其是胸腔、腹腔引流管，应根据用途分别做出明显标记，以便做相应处理。对各种引流管的引流量要进行详细记录，按无菌操作要求对引流切口处定时进行清洁消毒护理，并保持引流管通畅。

4. 心理护理 爆炸不仅对人的身体造成很大伤害，而且对其心理带来极大的创伤，尤其在平时无心理准备的情况下。要多与病人交流、沟通，做到言语温和亲切，态度诚恳，操作准确轻柔，运用心理治疗手段进行解释、劝慰、疏导，给予心理支持。做好健康教育工作，将有关治疗康复中的问题及可能出现的结果如实告知病人，使其对自己疾病的发展、预后有较全面的了解，从而激发其内在潜力，做好应对伤情的充分思想准备。

三、火灾现场救治

（一）火灾致烧伤的特点

伤员多、伤情复杂、表现各异、现场混乱；突然出现的医患比例失调，救治任务加重；药品器材和敷料需求瞬间膨胀，后勤保障措手不及，难度加大；伤员大增、救治场地拥挤，甚至缺乏，更加重医患的心理负担。

（二）火灾救治要点

1. 医护人员到达火灾现场后迅速投入验伤分类，分类依据主要有：烧伤面积，有无合并伤（如吸入性损伤、骨折、颅脑外伤等），有无特殊原因损伤（如化学烧伤、放射性损伤、电击伤等）等。分类时除注意烧伤面积的大小、部位、深度外，还必须分清以下情况：

（1）休克：特别注意伤员有无口渴、贪饮、烦躁、尿少和脉压减小等休克代偿期症状。尤其对老年、小儿和头颈部严重烧伤伤员，应有足够的警惕，因伤员常常可能突然进入失偿性休克。

（2）呼吸道烧伤：呼吸道烧伤是烧伤早期死亡的重要原因之一，应及时发现，尽早施行气管切开，以免缺氧、窒息，加速病情恶化。

（3）有无合并伤：处理中除大血管损伤、严重的内脏伤、开放性骨折等需及时处理外，其他合并伤均需待烧伤休克平稳后，再作进一步处理。积极处理合并伤，强调救命第一，救伤第二的原则。

2. 创面保护　创面是细菌侵入血液的门户，烧伤感染并发败血症，其死亡率目前仍在70%以上。因此，从现场抢救开始就应注意创面的无菌保护。对颈、胸及四肢环形焦痂，严重影响呼吸和血运者，应及时行切开减压术。

3. 休克的防治　烧伤休克是烧伤早期主要的并发症和死亡原因之一。尤其是成批烧伤，由于客观条件的限制，不仅休克的发生率高，而且纠正多不及时，并发症也较多，如肺水肿、急性肾衰竭、急性呼吸功能不全等。故大面积烧伤能否平稳地度过休克关，除靠一般镇静、止痛、保暖、给氧等措施外，关键在于及时地补充有效血容量，增加组织的血流灌注，纠正酸中毒、低血钠及低蛋白血症。

4. 止痛　烧伤对机体强烈的刺激和疼痛，常可导致神经内分泌系统的功能紊乱，加速休克的发展。因此，良好的镇静、止痛常可免除这一不良影响的发生，对防治休克具有一定的作用。

（三）护理措施

1. 现场处理，迅速抢救生命　遵循"先重后轻、先救后治"的原则。无论任何原因引起心脏停搏、呼吸停止的病人，应就地立即行胸外心脏按压和人工呼吸的同时，将病人撤离现场（主要是脱离缺氧环境），待复苏后进行后送。

2. 休克期处理

（1）尽快建立静脉补液通道：一般认为，凡是成人烧伤面积超过20%体表面积或Ⅱ度烧伤面积超过10%或小儿烧伤面积超过10%或Ⅲ度烧伤超过5%体表面积，均可能发生休克，故迅速建立静脉补液通道是当做的重要护理工作之一。

（2）镇静、止痛抗休克：为防止伤员休克和创面发生感染，应给伤员口服止痛片（有颅脑或重度呼吸道烧伤时，禁用吗啡）和磺胺类药，或肌内注射抗生素，并给口服烧伤饮料，或饮淡盐茶水、淡盐水等。

3. 保持呼吸道通畅　无论是严重烧伤，还是合并呼吸道烧伤与烧伤复合伤病人，即使病人未出现严重休克，也常伴有低氧血症。因此要及时给予氧疗，如病人有严重声嘶、呼吸困难或吸入化学性刺激气体，判定有气道阻塞等情况，单纯吸氧不能达到纠正缺氧状况，应及时配合进行气管插管或气管切开，进行吸氧治疗。

4. 保护创面 现场创面处理应尽量在无痛、无血污、无菌的原则下进行，一般达到肉眼清洁即可。不需要过细的处理，以免延误时间，加重伤情。若现场无消毒敷料，可用一般的干净被单、衣服、布巾等包裹创面，减少再次污染，避免附加损伤。创面上禁用有色药物和油类制剂，以免影响伤情的判断，增加后续创面处理的困难。水疱也不要弄破，以免增加创面污染的机会。手足被烧伤时，应将各个指、趾分开包扎，以防粘连。创面保护要求做到：简易安全、方便后送、促进愈合、减轻疼痛。

四、海啸、水灾现场救治

（一）海啸的特点

海啸是由气象变化引起的风暴潮、火山爆发引起的火山海啸、海底滑坡引起的滑坡海啸和海底地震引起的地震海啸。其力量之大，能彻底摧毁岸边的建筑，所到之处满目疮痍、一片狼藉，对人类的生活构成巨大威胁。

海啸传播到海岸时，一般有两种表现形式：第一种是滨海、岛屿或海湾的海水出现反常退潮或河流没水现象，然后海水又突然席卷而来，冲向陆地；第二种是海水陡涨，突然形成几十米高的水墙，伴随隆隆巨响向滨海陆地涌来，然后海水又骤然退去。

（二）海啸现场救治的治疗要点

1. 早期伤病以外伤、感染为主 灾后1周内，以外伤、伤口类疾病为主，占61.46%～79.52%。1周后，其他类内科疾病明显上升，占33.93%～71.11%，急性呼吸道感染疾病发病率较高，出血性肠炎病例时有检出，约占2%。

2. 可引发传染病

（1）饮水水源污染，水质变差：大批灾民集中在临时住所，供水设施破坏，没有安全卫生的饮用水源，蚊蝇孳生，居住拥挤，环境条件恶劣，加之灾民疲劳、心理创伤等因素，免疫力下降，增加了肠道传染病感染机会，细菌性痢疾、伤寒、霍乱、各种肠炎和甲型肝炎等肠道传染病都有可能流行。

（2）房屋倒塌，人口迁徙，易造成鼠疫：流行性出血热等鼠传疾病流行。露宿使人们易受到吸血节肢动物袭击，虫媒传染病的发病可能会增加，如疟疾、乙型脑炎和登革热。人口居住的拥挤状态，使通过人与人之间密切接触传播的疾病易于流行，如肝炎、红眼病、疥疮和皮肤病。接触污染水源或河渠、湖泊浅滩的疫水又可能感染钩端螺旋体病和血吸虫病。

（3）热带地区会出现阿米巴痢疾、蓝氏贾第鞭毛虫感染、弯曲菌肠炎和轮状病毒腹泻，还要注意预防中暑和蛇虫咬伤。

3. 完善的预案是救援成功的前提　重大灾害具有突发性、群体性、复杂性等特点，医疗队按照预案分组，在几小时内完成队伍的集结，出动程序的启动、物品的准备、对外联络、灾区情报的收集、物资准备等各项工作。

4. 构建救援网络　通过各种形式，全面构建医疗救援网络，开展与各医疗队、当地政府等救援队伍的配合。

5. 医疗救援与防疫并重　加强对传染病的诊断，对灾民进行健康教育，宣讲防病知识，发放消毒用品，对灾民生活的周围环境进行消毒，防止传染病流行。

6. 重视救援队员自身的医疗保障　在可能的情况下，尽力改善队员的生活、居住环境，保障救援队员的体力恢复，使救援队在灾区极其艰苦的条件下能够持续开展工作。

（三）水灾的特点

水灾主要因连降暴雨，山洪暴发，形成特大洪水，使江河、湖泊水势陡涨，堤坝决裂，洪水漫溢，在短时间内使大片农田被淹，房屋倒塌，人民生命财产受到极大的威胁。

（四）水灾现场救治的治疗要点

1. 水灾对人的直接伤害

（1）淹溺死亡，尤其是老人和儿童更容易受害。淹溺致死主要原因是人被风暴或洪水卷入深水中或落入江河、湖泊、水库中，水经人体呼吸道进入，阻塞了呼吸道，造成肺内气体不能进行交换而窒息死亡。

（2）体温迅速下降，导致冻僵或冻死。

（3）各类创伤，由于建筑物的倒塌，可产生大量挤压伤的伤员，且大多伤情复杂，常常伴有复合性损伤。

（4）洪涝水灾后传染病对人的伤害。

2. 水灾的现场救护　现场救护梯次可分为三线：

（1）第一线救护组织主要依靠当地干部、民兵、驻军和广大群众的自救互救，红十字卫生员和其他医务人员的现场抢救。主要任务是寻找受困和受伤人员。由于他们熟悉现场的情况，能迅速找到被困人员和伤员，对危重伤员及时进行就地抢救并予以转运。

（2）第二线救护组织由灾区或灾区附近的卫生机构以及各医疗机构派出的医疗小分队组成，对伤员做进一步救护。主要任务是对一线转来的危重伤员继续进行抢救，完成一些必需的急救手术；对一线转来的重伤员进行复查，做进一步处理后，进行分类、后送，有的可以留下进行治疗。

（3）第三线救护组织由区、县医院，医学院校、各部门、各企业的医院，省、市医院，专科医院、部队医院等组成。主要任务是，分工负责现场转送来的所有伤员。另外，对由于短时间内发生的大批伤员，在现场经过初救、检伤分类后，有部分伤员必须组织力量继续后送。

（五）海啸/水灾的护理要点

1. 现场评估

（1）护士在病人抢救时要配合医生迅速判断有无威胁生命的征象。在急救时应按照以下顺序及时检查并优先处理存在的各种危险因素：呼吸道阻塞、出血、休克、呼吸困难、反常呼吸、骨折等。

（2）及时掌握病人病情，向护送人员了解受伤机制，以及时发现一些隐蔽部位的伤情，给进一步处理赢得抢救时间。

（3）密切观察病人症状，及时处理病人危象。要密切观察急危重病人的瞳孔、意识、体温、脉搏、呼吸、血压、出血情况以及加压包扎部位的末梢循环情况等，以便及早发现问题，及时做出相应的处理。

2. 保持呼吸道通畅，给予吸氧 在不影响伤员救治的情况下，把伤员放于安全舒适的体位，如平卧位头偏向一侧或屈膝侧卧位，这种体位可以使伤员最大限度地放松，且保持呼吸道通畅，防止误吸。检查病人有无舌根后坠堵塞喉头，有无口腔内异物及血液分泌物等，若出现上述现象，应首先托起下颌使舌根上抬，取出异物，清除分泌物及积血，并给予氧气吸入。同时密切观察伤员的呼吸，注意其呼吸频率和幅度，为下一步救治创造有利条件。

3. 迅速处理出血伤口 凡是出血的伤口都要止血，伤口出血大致分为毛细血管出血、静脉出血和动脉出血。小动脉、中小静脉或毛细血管出血常采用加压包扎法，将无菌敷料覆盖于伤口后用绷带或三角巾以适当压力包扎，松紧以止血为宜，一般情况20分钟后即可止血。较浅血管破裂出血也可用钳夹结扎止血，对于头、面部、颈部和四肢的出血，可用指压止血法，用大拇指压迫伤口近心端的表浅动脉，阻断血液流通，以达到临时止血的目的。对于四肢大动脉出血，可采用止血带止血法，止血带应扎在伤口的近心端，并尽量靠近伤口。头皮出血比较严重，因为头皮的血管比较丰富，出血量自然比较多，要立即采用加压包扎止血。头部受伤造成的七窍流血，有可能是颅底骨折的结果，此时用填塞止血，会使原本能从耳、眼、鼻、口流出的颅内出血存积在颅内，导致脑病。正确的做法是不要试图填塞止血，应利用体位变化让其彻底流出来。当然，颅底骨折是很严重的颅脑外伤，现场还要考虑有无颈椎骨折。一旦颈椎骨折，变换体位就容易造成截瘫。如果大动脉出血难以止血，还要选择止血带止血。骨盆骨折是一种严重外伤，出血量大且难以止血。怀疑骨盆骨折时，应立即用宽大的棉织品或三角巾紧紧捆住臀部，将骨盆切实固定起来，防止骨盆继续出血，并使膝关节屈曲，下方垫上软物，减轻骨盆骨折的疼痛。所有的包扎一定要快、准、轻、牢，松紧适宜，不可过紧，以免妨碍血液循环；

不可过松，以免脱落或移动。

4. 建立有效的静脉通道 各种损伤如大出血体液丢失都可导致有效循环血量减少，及时建立有效的静脉通道，对抢救创伤出血、休克等危重伤员十分重要，静脉留置针，既可保证液体快速通畅进入体内，又可防止病员在躁动、体位改变和转运中针头脱落。危重病人建立静脉通道的原则和部位如下：

（1）心肺复苏病人：心肺复苏病人应选上腔静脉系统大血管。上肢大血管距离心脏路径短，用药后能够通过上腔静脉系统迅速进入心脏，发挥复苏作用，如肘正中静脉、头静脉、贵要静脉等，一般避免下肢静脉。以建立1~2条静脉通道为宜。

（2）失血性休克病人：接诊后立即建立3~5条静脉通路，对输液通道合理分配，快速补血、补液、应用药物。疑有腹腔脏器破裂出血的病人，不宜选择下肢静脉，因经此补充的液体可通过破裂静脉漏入腹腔而达不到复苏目的。应使用套管针最大限度地快速输入液体、血液等，对烦躁病人也可保证静脉输液通畅，争取抢救时间。

（3）多发性骨折病人：根据宜于固定、观察、抢救、不影响手术的原则选择静脉穿刺，尽量选择上肢。对四肢骨折，可选择深静脉置管，如锁骨下静脉置管等，并固定骨折处，保证检查、治疗、操作方便。

（4）脑外伤病人：这些病人意识不清、烦躁，因此建立静脉通路宜用套管针，并建立在易于固定的下肢血管。

（5）及时与急救院方沟通：现场急救另一个重要条件是院前抢救小组与即将转送医院之间的及时沟通与配合。首先利用通信工具与转送医院详细通报病情以利于医院做好接诊的准备工作，到达医院后护士和医生应向急救院方汇报对病人已采取的急救措施和用药情况，并详细说明病人目前的病情变化及生命体征。总之，院前急救大多没有充分的时间和优越的条件，一定要分秒必争，用最短的时间到达病人身边，以最快的速度安全地将病人转送到急救医院进行救治。

五、重大交通事故的现场救治

（一）特点

随着我国公路建设的飞速发展，交通伤呈逐渐增多的趋势。交通事故已成为当今社会公害，为城市人口死亡的四大原因之一。交通事故伤害大体可分为减速伤、撞击伤、碾挫伤、压榨伤及扑跌伤等。其中以减速伤、撞击伤为多。减速伤是由于车辆突然而强大的减速所致伤害，如颅脑损伤、颈椎损伤、主动脉破裂、心脏及心包损伤，以及"方向盘胸"等。撞击伤多由机动车直接撞击所致。碾挫伤及压榨伤多由车辆碾压挫伤，或被变形车厢、车身和驾驶室挤压伤害同时发生于一体。因此，伤势重、变化快、死亡率高。

（二）治疗要点

突发重大交通事故时，会出现成批伤员，现场救治与分流转运尤为重要。忽视现场救治，一味盲目转运，必将增加死亡率。提高现场救治成功率的关键是检伤分类，做到轻重缓急，使危重伤员得到优先处理。首先进行现场的宏观检查，快速评估造成事故、伤害及发病的原因，是否存在对救护者、病人或旁观者造成伤害的危险环境。明确救治原则以救命为主，防止和减少原发性损伤的进一步扩展，避免可预防的死亡和残疾，使幸存者保持最佳功能。遵循"先复苏后固定、先止血后包扎、先重伤后轻伤、先救治后运送"的原则，利用一切可利用的资源，以最快的速度进行急救和转送，尽可能使伤员能活着送到医院，为进一步治疗创造条件。

1. 及时、快速、准确的预检分诊　在事故附近空地上临时划分绿、黄、红三个区域，按照伤情分别安置轻度、中度、重度伤员。轻度：意识清楚，对检查能够配合并反应灵敏；中度：有轻度意识障碍，对检查有反应，但不灵敏；重度：意识丧失，对检查完全没有反应，随时有生命危险，多为中重度病人。检伤分类完毕后，给伤员设置相应区域颜色的伤情识别卡，置于伤员左胸部或其他容易识别的部位，以便于后续抢救工作分清救治顺序。绿、黄、红分别代表轻、中、重度。心跳呼吸停止者经心肺复苏未成功后放置黑卡。

2. 保持呼吸道通畅，解除窒息　在一般情况下，脑组织只能耐受 5~6 分钟的完全低氧，超过这个时限，脑组织可能受到不可逆的损害，甚至导致死亡。因此，及早解除窒息是现场急救的首要任务。对颅脑损伤者首先要保持呼吸道通畅，松解伤者衣领、内衣、裤等，迅速清除伤者口鼻内分泌物、异物、呕吐物等，如有义齿需取出，采用仰头抬颌法开放气道，如还不能保证伤者气道通畅，必要时行环甲膜穿刺、气管插管、气管切开等紧急手术通畅气道。对呼吸心跳停止者立即给予心肺复苏，通常采用人工胸外按压和口对口人工呼吸法。随后将伤员安置于侧卧位以防窒息。

3. 包扎止血　控制明显的外出血是减少现场死亡的最重要措施。最有效的紧急止血法是加压止血。对轻微出血者可快速处理伤口，消炎，简单包扎。一般开放性伤口可压住出血伤口的近心端血管，然后用无菌纱布或干净手帕、毛巾等覆盖伤口处进行加压包扎，并抬高伤侧肢体，控制出血。对四肢大动脉破裂出血者可采用止血带紧急止血，使用时应注意：①使用止血带前应将受伤一侧的肢体抬高，尽量使静脉血回流。②根据伤者受伤一侧的肢体部位选择适宜型号的止血带。③上止血带前，先要用毛巾或其他衣服、棉片做垫，止血带不要直接扎在皮肤上，紧急时可将袖口或裤脚卷起，将止血带扎于其上。④上止血带的部位要准确，应扎在伤口的近心端，上臂和大腿都应扎在上 1/3 的部位。前臂和小腿不宜使用，因两骨之间有动脉走行，止血效果差；上臂的中 1/3 处禁止扎止血带，以免压迫神经引起上肢麻痹。⑤松紧要适宜，过紧易损伤神经，过松则不能达到止血的目的。一般以不能摸到远端动脉搏动或出血停止为度。⑥记录上止血带的时间，防止因绑扎过久导致肢体缺血坏死和神经损伤。止血带要每小时放松 1 次，每次 5～10 分钟。松止血带时应压住出血伤口以防大出血导致休克。寒冷季节每 30 分钟放松 1 次。结扎部位超过 2 小时者，应更换到比原来更高的位置结扎。包扎过程中，如发现伤口有骨折端外露，切忌将骨折端还纳，以免加重损伤及污染伤口深部导致深层感染。腹壁伤致肠管外露时，应先用清水冲净泥土等杂物再用干净的碗、杯等扣住外露肠管，达到保护的目的，严禁将流出的肠管还纳。对有开放性气胸者，立即取半卧位，并用无菌棉垫或干净衣物密封胸壁伤口，再用绷带包扎固定，使开放性气胸变为闭合，速送医院。对能断定的张力性气胸，有条件时可行穿刺排气或上胸部置引流管。

4. 固定伤肢及搬运 骨折伤员在搬运前必须得到妥善固定，避免在搬运时增加伤员痛苦和加重损伤。四肢骨折伤员应用夹板妥善固定伤肢，以免搬动加重骨折部位软组织挫伤及出血。对怀疑有脊柱损伤的伤员应平卧于硬板上，要担架搬运、平抱、平抬搬运或多人搬运，切忌一人抱头、一人抬脚。对多根肋骨骨折、有明显胸壁反常呼吸运动者，用厚敷料或衣物等压在伤处，外加胶布绷带加压固定，无法充填包扎时，要使伤员卧向浮动壁，也可起到限制反常呼吸的作用。凡重伤员搬运、移动前，首先应在平地上放置颈托，或行颈部固定，以防颈椎错位。一时无颈托，可用硬纸板等物代替。

5. 快速建立有效的静脉通路 休克是造成创伤病人死亡的直接原因，早期快速足量扩容是纠正休克的关键。对有效循环血量严重不足者，建立 2 条以上的静脉通道，其中一条最好为颈内静脉穿刺，以利于测定中心静脉压及快速补充血容量，逆转休克过程。

6. 根据不同伤情采取正确的卧位 一般性创伤的伤者采取仰卧位，颅脑损伤者采取侧卧位或头偏向一侧，防止舌后坠或分泌物阻塞呼吸道。胸腹部创伤者取半卧位或伤侧卧位以减轻呼吸困难或伤痛。休克者取中凹卧位（头和下肢各抬高 20°）。脊柱损伤和骨盆骨折的伤者应平卧硬板床上。

（三）护理要点

1. 详细、准确、及时记录病情及救护情况 每位护士负责对自己所处理病人的姓名、性别、年龄、受伤部位、生命体征、就诊时间、各项检查、治疗、转归、护理、联系人电话等写在卡片上，放于伤者身上显见的部位。

2. 严密观察伤者的伤情 密切观察伤者的血压、脉搏、呼吸、面色、伤口出血、肢体皮肤颜色及温度等情况，发现异常情况立即配合医生紧急处理。

3. 医护密切配合，准确完成各项操作 医护之间的密切配合是抢救伤员成功的前提。医生下达医嘱后，护士能及时、准确、无误地执行医嘱，并熟练掌握除颤、通气、止血、固定、包扎、搬运等必备急救技术。同时护士也要具备较强的心理承受能力及冷静的应急能力。

4. 转运途中护理 伤者经现场有效的初步急救后，必须尽快按先重后轻的顺序安全运送至后方医院进一步救治，护士要做好途中病情监护。护送带有输液管、气管插管等管路的伤员时，必须保证管路的通畅，防止发生坠入、脱出、移位、打折、扭曲等情况，并及时更换静脉输液，防止空气栓塞。对使用氧气枕吸氧的伤者，应注意在氧气枕上施加一定的压力，以达到最佳的氧气吸入效果。转运途中密切观察病情变化，发现问题及时处理。对伤口疼痛及头痛的伤者，嘱咐司机注意车速，尽量保持平稳行驶，避免过度震动给伤者增加痛苦，必要时遵医嘱给予镇痛剂，使用过的安瓿暂时保留，以便核查。

5. 做好伤者心理护理 面对突如其来的意外创伤，伤者缺乏思想准备，会产生紧张、恐惧、焦虑等心理，没有安全感，护士要因人而异地做好解释和疏导工作，消除其紧张、恐惧心理，并通过沉着冷静、忙而不乱的抢救工作增加伤者的信任感，使其能积极配合抢救及治疗。

6. 做好妥善交接 护送伤者到相关的医院后，护理人员应将伤者的病情及急救处理情况（包括给氧、出血量、输液量、输入药物、伤口包扎等）向相应护理人员交接清楚并做详细记录。

六、其他灾害的现场救治原则

（一）核事故

1. 核爆炸的威胁 核爆炸能引起三种类型的损伤：爆炸性损伤、核热灼伤、核辐射伤。

（1）爆炸性损伤：是指超压波在扩散过程中引起的冲击压力损伤。这种超压波从危害最强烈的中心发出，速度可达每小时数百公里。

（2）核热灼伤：分为闪光灼伤、火焰灼伤两种。

闪光灼伤：发生于人体直接暴露在红外脉冲波的情况下。

火焰灼伤：爆炸之后，可燃物被点燃导致的燃烧可持续数小时之久，造成伤员损伤。

（3）核辐射伤：核爆炸的最初 60 秒内，在危害最强烈的中心会产生极高剂量的 γ 射线与中子波，从而导致最严重的破坏。

2. 核事故的现场救治原则 我国的核事故应急工作遵循"常备不懈、统一指挥、大力协调、保护公众、保护环境"的 24 字行动原则方针。由于放射性损伤的远后效应较强，损伤后处理越早，预后越好。基于这一特点，核事故医学应急救援的重点应放在事故区对伤员的抢救和在事故区外现场对伤员的紧急处置上。

（1）救援人员的准备：救援人员在核设施出现严重故障，或核设施附近发生自然灾害危及核设施安全，可能发生故障时，应采取紧急防护措施，做好应急待命。紧急防护措施是指事故发生后短时间内就启动的措施，包括：隐蔽、撤离，服用稳定性碘，控制出入口及通道，临时准备的呼吸道防护器具，淋浴、洗澡、更换衣服、穿防护服等。

（2）现场急救：主要任务是发现和救出受伤人员，对伤员进行初步（紧急）分类诊断和适当医学处理，抢救需紧急处理的损伤人员。具体措施：①如果现场辐射水平较高，将伤员迅速撤离现场。②以抢救生命为第一要务，暂且不要考虑伤员放射污染程度如何，首先用常规急救的方法抢救生命，如窒息、出血等。③用肥皂和自来水洗除非损伤皮肤表面的放射性污染，不要使用刺激性强的或促进放射性核素吸收的制剂。④灭火：应帮助重伤员灭火，如脱去着火衣服，用雨衣覆灭等。告诉伤员不要张口喊叫，防止呼吸道烧伤。⑤抗休克：大出血，胸腹冲击伤，严重骨折以及大面积中、重程度的烧伤、冲击伤，易发生休克。可给予镇静、止痛药物，或用其他简易的防暑或保温方法进行防治，尽可能给予口服液体。⑥防治窒息：应清除伤员口腔内泥沙，采取半卧位姿势，牵舌引出，加以预防；已发生窒息者，要立即做气管切开，或用大号针头在环甲膜处刺入，以保持呼吸道通畅。

（3）不同伤员紧急处理：根据伤员伤情的紧急程度和现场医学救援能力，实施医学救援的医生可将伤员分为四类：需立即救助（有生命特征，需立即采取措施挽救其生命）、可延缓救助（伤情不会立即发展，可等待最终治疗）、期待救助（拯救生命的希望不大或拯救生命需要大量资源和时间而难以实现）、轻伤救助（轻微受伤，能够走动）。①对无危及生命的急症可延迟处理的伤员，经自救、互救和初步除污染后，应尽快使其离开现场，到紧急分类站接受医学检查和处理；②对需立即救助的伤员应尽快处置，待血压和血容量恢复并稳定后，维持生命指征，及时做去污处理，简单处理外伤后，尽快组织接受治疗；③对其他几类伤员，应采取必要的污染监测、去污程序和医学处理措施后再送；④有手术指征的伤员应尽快做早期外科处理，无手术指征的按可延迟处理原则和一般程序继续治疗。

（4）可延迟处理伤员的处理原则：①进入紧急分类站前，必须对全部伤员进行体表及创面放射性污染监测，若污染程度超过规定的控制水平，应及时去污直至达到或低于控制水平；②根据具体情况，酌情给予稳定性碘或抗放射药；③询问病史时，要特别注意事故时伤员所处的位置和条件；④必要的临床检查；⑤伤员人数较多时，对临床症状轻微、白细胞无明显升高和白细胞分类无明显左移、淋巴细胞绝对值减少不明显的伤员不一定收入医院观察，但须在伤后 12 小时、24 小时和 48 小时到门诊复查。伤情严重、暂时无法后送的伤员继续留置抢救，待伤情稳定后再根据情况处理。条件许可时，伤情较重或伤情难以判断的伤员可送往三级医疗单位救治。

（二）化学中毒事件

1. 常见化学毒物的种类及特点

（1）刺激性气体中毒类：刺激性气体是一类以对眼、呼吸道黏膜和皮肤有刺激作用为主要特征的化学物，其中一些同时具有强烈的腐蚀作用，是工业生产中经常遇到的一类有害气体。刺激性气体多呈黄褐色、棕红色或深蓝色，常有霉变的干草或烂苹果味，多以气体或烟雾的形式弥散。

（2）窒息性气体的分类：窒息性气体不仅在生产环境中常见，也是家庭生活中常见毒物之一，按其性质可分为两类：①化学性窒息性气体：指能影响血液氧的携带输送或损害组织对氧的利用的气体，如一氧化碳、硫化氢、氰化氢、苯胺等；②单纯性窒息性气体：指能引起组织供氧不足发生窒息的无毒、微毒气体和惰性气体，如氮、甲烷、二氧化碳等。

（3）有机溶剂中毒类：有机溶剂主要是指那些难溶于水的油脂、树脂、染料、蜡、烃类等有机化合物的液体，其本身也为有机化合物。常见的有苯、甲苯、二甲苯，汽油、煤油，正己烷，甲醇、乙醚、丙酮、二硫化碳等。

（4）高分子化合物中毒类：高分子化合物也称聚合物或共聚物，是由一种或几种单体聚合或缩聚而成的分子量高达几千至几百万的大分子物质。高分子化合物本身在正常条件下比较稳定，对人体基本无毒，但在加工或使用过程中可释放出某些游离单体或添加剂，对人体造成一定危害。常见的有聚四氟乙烯热裂解气、丙烯腈、2-氯乙醇、氯丁二烯等。

（5）农药中毒类：农药指用于消灭、控制危害农作物的害虫、病菌、鼠类、杂草及其他有害动植物和调节植物生长的药物。按其用途可分为杀虫剂、杀螨剂、杀鼠剂和植物生长调节剂等。农药用途广泛，其中以杀虫剂品种最多，用量最大。

2. 现场急救处理原则

（1）迅速将中毒病人转移至安全区域，脱去被污染衣服，洗消污染部位，松开衣领，保持呼吸道通畅，必要时给予吸氧，并注意保暖；迅速将危害地域内与事故抢险处理无关人员撤离到安全区内，这是减少不必要人员伤亡的重要措施，也是现场抢险工作的重要任务。

（2）洗消：在现场洗消区进行，脱去病人被污染的衣物，用流动清水及时冲洗污染的皮肤，对可能引起化学性烧伤或可能经皮肤吸收的毒物更要充分冲洗，时间一般不少于 15 分钟，并考虑选择适当的中和剂中和处理；眼睛有毒物溅入或引起灼伤时要优先迅速冲洗。

现场洗消的基本方法：①物理洗消法：包括吸附消毒法、溶洗消毒法、通风消毒法、机械转移消毒法、冲洗消毒法；②化学洗消法：是利用化学消毒剂与毒物发生化学反应、改变毒物的分子结构和组成，使毒物变成无毒或低毒物质，从而达到消毒的目的。常用的洗消法有：中和消毒法、氧化还原消毒法、催化消毒法等。对洗消方法的基本要求是：消毒快速彻底、费用低、消毒剂对人无伤害。

（3）密切观察伤员生命体征，保持呼吸道通畅，防止梗阻：密切观察病人意识、瞳孔、血压、呼吸、脉搏等生命体征变化，发现异常立即处理。

（4）中止毒物的继续吸收：对经口中毒、毒物为非腐蚀性的伤员，立即用催吐、洗胃、导泻的方法使毒物尽快排出体外；对腐蚀性毒物中毒者，一般不提倡用催吐与洗胃的方法，应尽快排出或中和吸入体内的毒物，采取解除或对抗毒物毒性的措施。

（5）检伤：急性化学物中毒常为突发的意外事故，现场救治必须快速、及时、准确，先重后轻。检伤分类分级普遍采用 START 检伤分类法。

（6）健康危害评价：根据检测到的有害物质浓度及相关的毒性资料、病人的临床表现，结合环境的地貌特点和气象条件等，及时对泄漏现场及周围人群开展流行病学调查和评估。评估内容包括毒物的种类、数量、暴露方式、途径以及范围；毒物可能威胁暴露范围内的人员数量及分布；人员伤亡情况；卫生救援资源情况；已经采取的应急措施。

（7）现场紧急医学救治。具体救治方法有：①非特异综合解毒急救疗法，该疗法对任何一种化学中毒都具有综合解毒急救作用，可较好地解决缺乏特效解毒药的难题；②对症和支持治疗：保护重要器官功能，维持酸碱平衡，防止水、电解质紊乱，防止继发感染以及并发症和后遗症等；③氧疗：有缺氧症状时，可给予鼻塞、鼻导管或面罩给氧；发生严重肺水肿或急性呼吸窘迫综合征时，给予呼吸机支持治疗；④应用特效解毒药物：如果能够明确中毒类型，则应尽早使用特效解毒剂，应在现场应抓紧时机，立即早期给予相应的特效解毒剂。

（三）生物恐怖主义威胁

恐怖主义的概念："恐怖主义"一词源于拉丁文 terror（意为畏惧、恐怖）。"恐怖主义"作为一个专用名词，最早出现在 18 世纪末法国大革命中的雅各宾派专政时期。但至今仍无一致的意见。通过联合国的多次讨论，基本形成了一种倾向性的意见，即承认恐怖主义概念有三要素：非法暴力、具有政治动机、滥杀无辜。所谓生物恐怖是指使用致病性微生物或毒素等作为恐怖袭击的武器，或者通过一定的途径散布致病性细菌、病毒等，造成烈性传染病等疫情的暴发、流行，导致人群失去活动能力、死亡，引发社会动荡。

应对生物恐怖袭击的紧急救护包括以下几方面。

1. 了解熟悉生物恐怖袭击的接触途径　途径包括：①吸入途径：细菌飘浮在空气中，吸入肺部形成吸入性感染。生物恐怖袭击中，大多数生物制剂的接触途径是吸入，而吸入性的死亡率非常高。②经口途径：细菌可以附着在食物上进入肠道，形成肠道性感染。生物制剂的经口途径被认为是次要的，但仍然值得注意。③经皮肤途径：完整的皮肤能有效预防大多数生物制剂的入侵。而黏膜擦破或其他有损伤的皮肤将成为细菌和病毒的感染通路，在生物恐怖袭击时，对这些损伤部位应予以保护。手或身体外部接触到细菌后形成接触渗透性感染，皮肤性感染的死亡率达到30%。

2. 对生物恐怖袭击可能性的现场观察　发生生物恐怖袭击可能性的提示有：①发生地区性的非常见疾病或非自然发生的疾病，或同一人群中出现多次非常见性疾病；②若同样一些病人发生了多种疾病，提示生物恐怖袭击可能使用了复合制剂；③居住在同一地区的居民发生大量人员伤亡；④暴发的群体性疾病（非传染性生物制剂）；⑤明显的烟雾接触感染；⑥高危人群的高发病率和死亡率；⑦疾病局限在局部区域、某一地区或工作场所；⑧在有空气过滤装置或完全通风系统环境中的人群感染率低；⑨多种类动物的死亡预警；⑩暴发地区不存在足够的其他传病媒介（生物制剂也是传病媒介）。

3. 对生物制剂袭击的应对

（1）身体防护：抵御生物制剂最有效且最重要的途径是身体防护。一个全封闭的呼吸器能避免呼吸道和黏膜、眼结膜等暴露在有感染性和毒性的生物制剂中。从理论上说，此时不需要再采取其他措施。然而，由于现在的探测技术尚不完善，特别是在平民百姓中，可能难以实现身体防护。

（2）去除污染：对生物袭击所放布的生物战剂的消毒，又称生物战剂的洗消，即指用物理或化学方法杀灭和清除污染的生物战剂以达到无害化处理。发生生物恐怖袭击时，需要对受袭击的现场以及对受生物污染和可能受生物污染的人群进行快速洗消，以达到迅速消除生物污染、防止扩散、减少伤亡和恢复秩序的目的。

（管晓萍　陆　皓）

第五节 灾害条件下常见疾病护理

一、灾害条件下常见外科疾病护理

(一) 颅脑损伤病人的护理

颅脑损伤是伤死率最高的损伤类型之一。早期伤死率达 30%，其中 80% 死于伤后 24 小时内。

1. 评估 颅脑损伤以后的数分钟至数小时内是救治的"黄金时间"。

(1) 评估瞳孔、意识：大声呼唤或轻轻拍打伤员，观察瞳孔大小及对光反射情况，综合格拉斯哥评分 (Glasgow coma scale，GCS) 判断伤员昏迷程度；

(2) 评估呼吸情况：查看有无气道梗阻、缺氧；

(3) 检查头部有无头皮血肿、裂伤，有无脑组织膨出、脑脊液漏；

(4) 测量生命体征；

(5) 有无其他合并伤。

2. 临床特点

(1) 在灾害中颅脑损伤幸存者以轻中型居多，占 89.3%，重型颅脑损伤占 10.7%。这是由于在灾害中严重的颅脑损伤伤员可能当场死亡，重型颅脑损伤的伤员由于不能在 24 小时内得到及时救治而死亡。

(2) 多数合并头皮裂伤、开放性颅骨骨折，以凹陷性骨折、颅底骨折、粉碎性骨折多见。

(3) 多数合并其他部位的骨折及皮肤挫裂伤。

(4) 儿童、老年伤员较多，一般合并其他慢性疾病或脱水、电解质紊乱等。

(5) 灾害 (特别是地震) 中存在掩埋后缺血缺氧造成的损伤，多为小儿。缺血缺氧性脑损害造成弥漫性脑功能损害，恢复时间长，多数留下程度不一的后遗症。

(6) 由于灾害导致周围环境极度恶劣，开放性的伤口多为污染伤口，需要清创后进行缝合。

3. 护理要点

灾害现场的护理要点：①先抢后救，首先将伤员脱离危险区，以免造成再次伤害；②评估伤情，测量生命体征，配合医生进行检伤分类，为伤员做好标识，合理分配医疗资源，为后送做准备；③配合医生，对呼吸、心跳停止的伤员立即进行心肺复苏；④保持气道通畅，尽可能持续给氧；⑤立即建立静脉通道，给予早期降颅压及抗休克治疗；⑥对开放性伤口，清理伤口周围的毛发，用生理盐水或清水初步清洗伤口的污物，进行简单的清创后再进行缝合，减少颅内感染的发生；⑦清醒伤员给予少量饮水；⑧注意保护伤员的隐私。

（二）眼部损伤护理

1. 评估　眼创伤是眼科常见的急诊性疾病，其致盲率占眼科住院病人的首位。受伤后如果得不到及时的治疗和护理，将会严重影响视功能，给病人日后的生活和学习带来生理及心理创伤。把握治疗时机，正确及时有效的救治是降低致残、致盲率的关键。

2. 临床特点　眼睛是人体最重要的感觉器官之一，也是一个暴露的、容易受伤的器官，抵抗力弱，即使是很轻微的损伤也会造成严重的视力损伤甚至失明。一旦发生眼损伤，必须及早得到有效的治疗和护理。在治疗护理过程中，应随时观察病情变化。及时疏导病人的不良情绪，取得病人最好的配合，以利于疾病的康复。

3. 各类眼部损伤护理要点

（1）眼化学伤的现场急救护理：在救援现场第一时间了解病人的致伤原因，眼化学伤立即用生理盐水或相应的中和液行结膜囊冲洗。酸性化学伤用 2%~3% 碳酸氢钠溶液冲洗；碱烧伤用 3% 硼酸溶液冲洗；不明原因的化学伤用生理盐水冲洗；石灰烧伤者先用结膜镊将碎块取出，再用大量生理盐水冲洗，冲洗时间不少于 30 分钟。

（2）机械性眼损伤的现场急救护理：对眼表异物、眼眶挫伤、眼睑挫伤、角巩膜挫伤病人，应清除异物，应用抗生素眼药水或眼膏。眼球穿通伤、眼内异物要尽早止血、止痛、清创缝合、抗感染治疗。术后包扎双眼 24 小时，避免头部震动。

（3）眼球钝挫伤伴前房积血无需手术治疗病人的护理：前房积血在眼损伤中极为常见，多数经治疗后可以恢复，但也有少数病例积血不能吸收，甚至发生继发性青光眼和角膜血染。治疗护理的关键是眼球制动，防止继续出血，加压包扎双眼；嘱病人保持安静，取半坐卧位，病人烦躁不安时给予镇静剂；进食无需用力咀嚼的食物；避免感冒、咳嗽；保持大便通畅；从而降低再次出血的危险。整个治疗过程中检测病人眼压，若眼压升高，给予缩瞳剂，扩大房角，促进血液吸收；眼压正常时，可采用散瞳剂，使瞳孔散大，虹膜聚集于根部、血管收缩，有利于止血，并可防止虹膜后粘连。

（4）眼球摘除病人的护理：眼球摘除是所有眼科疾病最不幸的结局，严重影响病人的心理及容貌。此类病人的精神创伤远远超过肉体的损失，医务人员更应关注病人的心理，及时进行疏导。尤其对于青少年，往往情绪非常沮丧，常无端发脾气或一言不发，拒绝治疗和护理。在护理过程中，告知病人行眼球摘除是为了另外一只眼睛的健康，适当的时候可以安装义眼，并不影响美观，使病人看到希望，克服悲观情绪，增强信心。可以采用解释、安慰、鼓励、暗示的方法，用爱心帮助病人承受伤残事实，增强重新生活的信心。

（三）口腔颌面部损伤护理

1. 评估　针对各种高危因素，对口腔颌面损伤病人应密切观察生命体征，及时发现病情变化，尽早采取有效医疗护理措施，对抢救成功至关重要。

2. 临床特点　①创伤易愈合；②会影响容貌；③常合并不同程度的颅脑损伤；④易并发感染；⑤易遗留功能障碍。

3. 护理要点

（1）保持呼吸道通畅，防止窒息：颌面部损伤易引起窒息，救援现场病人常有烦躁不安、出汗、鼻翼扇动，严重时出现发绀、吸气时出现三凹症状，呼吸浅而快，继之出现脉弱、速，血压下降；瞳孔散大，甚至死亡。故应早期发现窒息，查明原因，及时对症处理。

（2）止血：口腔颌面部血运丰富，故损伤时出血较多，应根据损伤部位、出血的性质采取相应的止血措施。

（3）注意观察有无合并颅脑损伤的征象：颌面部与颅脑毗邻，严重的颌面部损伤常合并颅脑损伤，有的伴有颅脑损伤但早期无明显症状。救援现场要做到以下几点：①严密观察生命体征及瞳孔、意识变化。②严格控制输液量，防止发生脑水肿。③卧床休息，对躁动及惊厥病人，应特别注意病人安全，可遵医嘱给予镇静剂。④对高热病人及时采用物理降温措施，遵医嘱应用降温药物，按高热护理常规进行护理。对昏迷者按昏迷常规进行护理。⑤注意观察有无脑脊液耳漏或鼻漏，发生此种情况切不可用液体冲洗或棉球堵塞，以免造成逆行颅内感染，应保持耳鼻腔清洁。

（四）脊椎骨折与脊髓损伤护理

1. 评估　脊髓损伤表现为截瘫，颈脊髓损伤致上肢和下肢均瘫称四肢瘫，胸腰脊髓伤则双下肢瘫，称截瘫。脊髓损伤会引起永久性的神经功能障碍，也可危及生命。

颈椎损伤严重者常致四肢瘫痪，病人呈腹式呼吸而无胸式呼吸；阴茎异常勃起者可能为胸中段以上完全性损伤；胸椎以下损伤常致双下肢瘫痪并大小便失禁；病人四肢有麻木、活动无力或不能活动。

2. 临床特点　脊髓损伤平面以下的运动、感觉、反射及括约肌和自主神经功能受到损害。

（1）感觉障碍：损伤平面以下的痛觉、温度觉、触觉及本体觉消失。

（2）运动障碍：脊髓休克期，脊髓损伤节段以下表现为软瘫，反射消失。

休克期过后若是脊髓横断伤则出现上运动神经元性瘫痪，肌张力增高，腱反射亢进，出现髌阵挛、踝阵挛及病理反射。

（3）括约肌功能障碍：脊髓休克期表现为尿潴留，系膀胱逼尿肌麻痹形成无张力性膀胱所致。

（4）不完全性脊髓损伤：损伤平面远侧脊髓运动或感觉仍有部分保存时称之为不完全性脊髓损伤。

3. 护理要点

（1）密切观察病情，注意呼吸道是否通畅，必要时气管插管。给予吸氧，观察呼吸、瞳孔、脉搏情况，发现情况及时处理。

（2）注意固定好病人，防止车辆颠簸震动造成椎体骨折移位，加重脊髓损伤。对烦躁不安的病人，可采取病人与担架绑在一起的"捆绑式"固定方法。

（3）预防及治疗并发症：包括呼吸系统、泌尿系统及压疮等并发症。

（4）功能重建及康复：主要为截瘫后四肢功能和排尿功能的重建。

（五）胸部损伤护理

在车祸、战争、地震等灾害中，胸部损伤大约占全身损伤的 1/4，且常为复合型损伤。依据损伤是否累及胸膜在内的全层胸壁并导致胸膜腔与外界相通，将损伤分为闭合性和开放性。其中以发生肋骨骨折、气胸和血胸等多见。心脏区有外伤时，要注意心包出血及心脏压塞症。

1. 评估 ①生命体征是否平稳，有无呼吸困难、发绀、休克，有无意识障碍，肢体活动障碍等；②疼痛的部位与性质，骨折的部位与性质，有无开放性伤口，气管位置有无偏移，有无反常呼吸运动等；③有无咳嗽、咳痰、咯血；痰量与性质，咯血量与次数等；④辅助检查结果，了解胸部 X 线检查、B超、血液生化等检查结果，以评估血胸气胸来源、程度，气胸的性质，有无胸内器官损伤等。

2. 临床特点

（1）胸痛：为主要症状，常位于受伤处，并有压痛，呼吸时加剧，尤以肋骨骨折者为甚。

（2）呼吸困难：胸痛可使胸廓活动受限，呼吸浅快；血液或分泌物可堵塞呼吸道；肺挫伤后发生出血，淤血或肺水肿；气胸、血胸致肺膨胀不全等，均可引起呼吸困难。若有多根、多处肋骨骨折，胸壁软化造成胸廓反常呼吸运动时则更加重呼吸困难。

（3）咯血：肺或支气管损伤可引起痰中带血或咯血。大支气管损伤者，咯血出现较早且量较多；小支气管或肺泡破裂出现肺水肿及毛细血管出血者，多咳出泡沫样血痰。

（4）休克：胸膜腔内大出血将引起血容量急剧下降；大量积气，尤其是张力性气胸，不仅影响肺功能，而且阻碍静脉血液回流；心包腔内出血引起心脏压塞；严重的疼痛和继发性感染等因素均可致病人陷入休克状态。

3. 护理要点

（1）现场急救：胸部损伤者出现危及生命的现象时，护士应协同医师采取紧急措施，予以急救。各类胸部损伤现场救治措施如下：①连枷胸：多根、多处肋骨骨折，特别是前侧局部胸壁可因失去完整肋骨的支撑而软化，产生反常呼吸运动；②开放性气胸：立即用凡士林纱布封闭胸壁伤口，变开放性气胸为闭合性气胸，阻止气体继续进出胸膜腔；③对积气量多的闭合性气胸、积血量较多的血胸或张力性气胸，应立即行穿刺抽气或胸腔闭式引流；④若刺入心脏的致伤物尚留在胸壁，不宜急于拔除；⑤观察出现心脏压塞征：静脉压升高，动脉压下降，出现急性循环衰竭。

（2）病情观察：①严密观察生命体征，注意意识、瞳孔、胸部、腹部和肢体活动等的情况，疑有复合伤时应立即报告医师；②观察病人是否有气促、发绀、呼吸困难等症状，注意呼吸频率、节律、幅度及缺氧症状；③有无气管移位，皮下气肿等。

（3）维持呼吸功能：①保持呼吸道通畅，预防窒息，及时清除口腔、呼吸道内的血液、痰液及呕吐物。必要时经鼻吸痰。②予以吸氧，张口呼吸者给予面罩吸氧 4～6L/min。必要时行气管切开，应用呼吸机辅助呼吸。③气胸行胸腔闭式引流术后或病情稳定者取半坐卧位，每小时协助病人咳嗽，做深呼吸运动，加强叩背，以减少肺不张等肺部并发症的发生。

（4）补充血容量，维持正常心排出量：①迅速建立静脉输液通路，出现休克者，及时给予补充血容量，维持水、电解质及酸碱平衡；②给予抗休克治疗，对病情无明显好转且出现胸膜腔内活动性出血者，迅速做好开胸止血术准备。

（5）减轻疼痛与不适：对肋骨骨折病人可采用胸带固定，病人咳嗽、咳痰时，协助或指导病人及家属用双手按压患侧胸壁，以减轻疼痛。遵医嘱应用止痛剂。

（六）腹部损伤护理

腹部损伤是指各种原因所致的腹壁和（或）腹腔内器官损伤。一般可分为闭合性和开放性损伤两大类。闭合性腹腔内脏损伤：常因腹部、下胸部受到钝性暴力作用，如高处跌坠、硬物直接撞击、挤压等引起，伤后腹壁完整，但可能合并内脏损伤。开放性损伤：腹部受锐器或火器直接损伤所致，大部分为穿透伤。腹部损伤占平时各种损伤的 0.4%～1.8%。战争场合可高达 50%左右。

1. 评估 ①局部腹痛的程度与性质，有无恶心、呕吐；腹部压痛、肌紧张和反跳痛的程度和范围；腹部有无移动性浊音，肝浊音界有否缩小或消失；肠蠕动有否减弱或消失，直肠指检有无阳性发现。②全身生命体征的变化，有无面色苍白、出冷汗、脉搏细速、血压不稳等休克的征象；通过全面的体格检查判断有无合并胸部、颅脑、四肢及其他部位损伤。

2. 临床特点

（1）开放性腹壁损伤如穿透腹膜，常有内脏脱出。闭合性腹壁损伤在受伤局部有压痛、肿胀、皮肤青紫、血肿等。平卧休息时疼痛略减轻，而腹肌收缩时疼痛加剧。一般无恶心、呕吐等全身症状。

（2）实质性脏器损伤：如肝、脾、胰、肾等受外伤破裂后，因血液循环丰富，临床表现以腹腔内出血和休克症状为主，病人表情紧张、面色苍白出冷汗、脉快而弱、血压下降。

（3）空腔脏器破裂：如胃、肠、胆囊外伤破裂后，消化液外溢、胰液外渗合并出血。临床表现以腹膜炎为主，病人表现为腹痛、恶心、呕吐，腹部有压痛、反跳痛、腹肌紧张，同时可出现肠麻痹和发热。

3. 护理要点

（1）现场急救：对已发生休克者应迅速建立静脉通路，必要时输血；对开放性腹部损伤者，妥善处理伤口，及时止血和包扎固定。若有肠管脱出，可用消毒或清洁器皿覆盖保护后再包扎，以免肠管受压、缺血而坏死。

（2）病情观察：严密观察生命体征，持续给予心电血压监护。每30分钟做腹部检查一次，注意腹膜刺激征的程度和范围变化，肝浊音界有无缩小或消失，有无移动性浊音等。①不随意搬动伤者，以免加重伤情；②不注射止痛剂，以免掩盖伤情，诊断明确者除外；③禁食、禁灌肠，以免肠内容物进一步溢出，造成腹腔感染或加重病情。

（3）预防感染：遵医嘱合理应用广谱抗生素。

（4）休息与体位：绝对卧床休息，大小便不离床；病情稳定，可取半卧位。

（七）泌尿系损伤护理

1. 肾损伤 肾脏位置隐蔽，周围有良好保护，一般不易受伤。然而肾脏为实质器官，结构比较脆弱，当外力正中肾区时可伤及肾脏。肾脏状态异常或病理状态下，受伤机会增加。

（1）评估：①闭合性损伤：因直接暴力（如撞击、跌打、挤压、肋骨或横突骨折等）或间接暴力（如对冲伤、突然暴力扭转等）所致；②开放性损伤：受损，如枪弹、刀伤等所致，常伴有胸、腹部等其他组织器官损伤，损伤复杂而严重。

（2）临床特点：因泌尿系统损伤多为合并伤，所以在合并其他器官损伤时，肾损伤的症状不易被察觉。肾盂、输尿管断裂或血块堵塞等主要症状为：休克、出血、血尿、疼痛、腰痛。部分病例血尿可持续很长时间，常与继发感染有关。

（3）护理要点：现场紧急护理：根据临床表现和尿液检查，初步诊断为肾损伤或疑有肾损伤者，要求伤者绝对卧床休息，密切关注血压及局部体征，做好转院准备。

病房常规护理：①密切观察生命体征：注意血压、脉搏、体温、呼吸的变化。②观察尿液情况：病人入院后立即留取尿标本送检，重点关注血尿症状。③疼痛护理：注意观察疼痛症状表现，不盲目给予止痛药，以防掩盖病情。④观察肾区出血情况：注意肾区浸润、肿胀情况，作为判断损伤轻重的参考。

2. 膀胱损伤 膀胱为盆内器官，一般不易受到损伤，在充盈时损伤机会会增大。经过多次手术或放射治疗的膀胱及有结核、肿瘤等病理改变的膀胱，受伤机会远远大于正常膀胱。

（1）评估：①闭合性损伤：膀胱充盈时遭受暴力打击，如踢伤、骨盆骨折断端刺伤等；②开放性损伤：刀伤、枪伤等所致，常合并其他脏器损伤；③医源性损伤：如盆腔手术、膀胱镜检查等。

（2）临床特点：①挫伤：症状轻，仅有下腹不适、终末血尿，如膀胱内出现血凝块可出现排尿困难；②膀胱破裂：膀胱破裂后尿液流入腹腔或合并其他脏器伤，可出现休克；尿液流入膀胱周围可出现下腹胀痛、压痛、肌紧张，直肠指检有触痛，腹腔内破裂有典型腹膜刺激征；血尿、排尿困难；开放伤可表现为伤口流尿，如伤口与阴道或直肠相通，称尿瘘。

（3）护理要点

1）现场紧急护理：虽然膀胱不易受损，但一旦膀胱破裂常合并骨盆骨折或多器官损伤，伤员往往处于不同程度的休克状态。应注意全身情况观察处理，尽早抗休克及抗感染。在根据临床症状判定伤者有膀胱破裂的可能后，应尽早经尿道放入气囊导尿管引流尿液，减少或避免尿液继续外漏。并尽快做好送往医院进一步治疗的准备。

2）病房常规护理：①膀胱挫伤：休息，多饮水，注意防止感染。如有排尿困难应导尿，并冲洗，如有大血凝块应手术取出。②膀胱裂伤：应尽早手术修补并置导尿管数日，并同时给予抗休克、抗感染等治疗。③日常护理：观察腹痛及腹部体征变化，保持各种引流管和导尿管通畅，观察记录24小时引流量、尿量及颜色。嘱病人注意，防止尿管脱落，保持通畅。

3. 尿道损伤 尿道损伤是泌尿系统最常见的损伤，大多发生在青壮年男性，女性少见。早期常引起排尿困难，损伤周围血肿、尿外渗、继发感染和软组织坏死等，后期则出现尿道狭窄、尿瘘等并发症。

（1）评估：①闭合性损伤最常见。前尿道损伤以球部损伤多见，多因骑跨伤所致。后尿道损伤多由骨盆骨折断端挤压或刺伤，或膀胱镜操作不当所致。②开放性损伤多由战时弹片锐器所伤，常合并有阴茎、阴囊、直肠等处损伤。

（2）临床特点

1）局部疼痛、血肿、尿外渗：尿道损伤后会阴部都有不同程度青紫肿胀，前尿道损伤可见尿外渗，局部肿胀更明显。

2）排尿困难：尿道出血（滴血，血尿），前尿道损伤均有出血、尿血，后尿道损伤时，血尿渗入膀胱周围，可引起排尿困难。

3）休克：单纯尿道损伤症状轻，伴有骨盆骨折时，由于大出血和剧烈疼痛可致休克。

（3）护理要点

1）现场紧急护理：尿道损伤本身在短时间内一般不会威胁病人生命，而并发的其他脏器损伤有时会直接危及伤者生命。所以在伤后应立即全面评估伤情，尽早进行防休克和抗感染处理。对尿道的损伤不宜做过多干预，应尽快送医院处理。

2）病房常规护理：①恢复尿道连续性，尽量使尿道断端接近对位，解除尿潴留，抗感染抗休克，止痛；②密切观察病情变化，保证输血输液管路通畅，让病人平卧，勿随意搬动，以免加重损伤。行膀胱造瘘者保证造瘘管的通畅，注意造瘘口的消毒护理，仔细观察引流尿液的颜色和量。3个月后行尿道修补手术。

（八）骨盆骨折护理

骨盆骨折常因高能量所致，属于灾害中易发生的骨折现象。

1. 评估　根据解剖结构的稳定性及治疗特点的不同，骨盆骨折可分为稳定性骨折和不稳定性骨折两大类。

（1）分离型（APC）：由前后挤压伤所致，常见耻骨联合分离，严重时造成骶髂前后韧带损伤，占骨盆骨折的21%。

（2）压缩型（LC）：由侧方挤压伤所致，常造成骶骨骨折（侧后方挤压）及半侧骨盆内旋（侧前方挤压），占骨盆骨折的49%。

（3）垂直型（VS）：剪切外力损伤，由垂直或斜行外力所致，常导致垂直或旋转方向不稳定，占骨盆骨折的6%。

（4）混合外力（CM）：侧方挤压伤及剪切外力损伤，导致骨盆前环及前后韧带的损伤，占骨盆骨折的14%。

该分类的优点是有助于损伤程度的判断及对合并损伤的估计，可以指导抢救、判断预后。研究发现，分离型骨折合并损伤最严重，死亡率也最高；压缩型次之；垂直型较低。

2. 临床特点

（1）疼痛广泛：活动下肢或坐位时加重。局部压痛、淤血，下肢旋转、短缩畸形，可见尿道口出血，如发现会阴瘀斑、血肿、撕脱伤或阴道出血，都要怀疑有骨盆骨折。

（2）脐棘距可见增大（分离型骨折）或减小（压缩型骨折）；髂后上棘可有增高（压缩型骨折）、降低（分离型骨折）和上移（垂直型骨折）。

（3）常合并全身多发伤，如血管、神经以及泌尿生殖系统和肠管损伤。

3. 护理要点

（1）现场紧急护理：现场应根据伤员全身状况进行简单有效的治疗。对伴有出血性休克的伤员，早期应积极大量输血、输液，补充血容量。

（2）病房常规护理：包括急救护理、卧位护理、并发症护理及牵引的护理四方面。

1）急救护理：优先处理危及生命的病人，及时整复、固定骨折错位，尽量少搬动病人，以免引起再次损伤；注意保暖，给予及时有效的氧气吸入，减轻脑组织缺氧和损害。骨盆骨折后，有大量渗血出现在骨折断端，与骨折严重程度成正比，这是引起休克的主要原因。

2）卧位护理：骨盆骨折会严重影响病人的正常卧位，对于不影响骨盆环完整的骨折，可采取仰卧与侧卧交替，侧卧时健侧在下，严禁坐立，伤后 1 周可以采取半卧位；对于影响骨盆环完整的骨折，伤后应平卧硬板床，且应减少搬动；尽量使用按摩床垫，既可减少翻身次数，又能预防压疮，但床垫充气要足，以不影响骨折稳定为原则。

3）并发症护理：①休克：骨盆骨折合并膀胱、尿道、直肠损伤，创伤易造成大量出血，发生失血性休克。迅速建立两条静脉通路，加压输血，确保有效静脉通路。②尿道与膀胱损伤：观察下腹部是否有隆起，防止局部组织感染。尽量不要让病人试行排尿，这会给病人带来很大痛苦，护士应准备好导尿管和冲洗液，导尿管置入后于气囊内注入生理盐水 20ml，固定牢固。③直肠损伤：直肠损伤并不多见，护士要观察记录病人腹部和肛门的变化情况，保持局部清洁，防止局部感染。轻度损伤可行保守治疗，给予抗生素预防感染。

4）牵引的护理：行骨盆悬吊牵引的病人，要保持骨盆悬吊的牢固，牵引线不可脱离滑轮。术后需牵引 2～3 周，以减轻疼痛与活动下肢股骨头对髋臼的挤压。病人膝下垫一小枕，使患肢膝关节微屈 15°～20°。

（九）四肢及关节骨折护理

1. 评估 多发性四肢骨折的特点是病情紧急、损伤部位多、全身情况差、伤情复杂、并发症多。

明显的四肢开放性骨折可能会掩盖更致命的内脏损伤。骨折局部体征包括有无开放伤，即疼痛、肿胀、畸形及功能障碍；有无周围神经合并损伤引起的肢体感觉运动障碍；尤其注意肢体血液循环状况。

2. 临床特点 ①休克；②体温升高；③一般症状：局部疼痛和压痛、肿胀与瘀斑、功能障碍；④专有体征：畸形、反常活动、骨擦音或骨擦感；⑤合并损伤症状。

3. 护理要点

（1）抗休克和处理致命伤：根据检查结果，迅速判断有无更致命的合并伤或严重创伤并发症，确定院前急救的正确顺序。

（2）止血：开放性四肢骨折常合并血管损伤，有活动性出血。迅速诊断四肢大血管损伤。采用止血措施时应注意：凡采用纱垫绷带加压包扎能达到暂时止血效果者，尽量避免使用止血带；需要使用止血带时，最好准备气囊止血带，可将气囊压力适度调至高于动脉收缩压。在没有专业救援器材的紧急情况下，可使用任何绳索或布带，如可将病人身上的衣服撕开做成布条止血。

（3）固定：为避免骨折断端继续移位造成再次损伤，减少出血，减轻软组织及神经损伤，应及时对骨折断端做简易固定。固定时可使用相应长度的夹板，或就近取材使用木棍等。固定时要固定两个关节以上，捆绑松紧要适度避免造成肢体血供或回流障碍。下肢骨折时也可利用健侧肢体固定，即将伤肢与健侧肢体捆绑在一起，靠健侧肢体的完整性来稳定伤肢。

（4）断肢断指的保存：对已经离断的肢体，如果毁损不严重，应妥善保存，与病人一同后送，以备再植手术。断肢断指保存方法：将离断的断肢、断指放入塑料袋中（切勿用水清洗与浸泡），再放入冰盒中保存，及时后送，争取在6小时内实施再植手术。

（十）肢体离断伤护理

肢体（指、趾等）伤后断裂，完全与近端肢体分离，是完全性肢体离断；肢体与近端大部分分离，主要的血管断裂或不通，使远端肢体没有血液供应，不接通血管则断肢仍会坏死的，为不完全性肢体离断。

1. 评估 ①评估伤员肢体离断类型及创面情况；②评估伤员是否存在外出血，判断出血的血管类型；③评估伤员的生命体征，判断是否有休克表现（血压降低、脉搏细速、皮肤苍白、意识模糊、四肢湿冷等）。

2. 临床特点

（1）灾害所致的肢体离断，通常创伤断面不齐，组织破坏和缺失严重，后期手术修复成功率低。

（2）灾害救援过程困难、复杂，历时较长，肢体离断伤伤员通常伴有休克。

（3）创面大，骨碎片、凝血块弥漫其间，创面及创口内有大量泥土及沙粒等污染物。

（4）多合并其他部位损伤及骨折。

3. 护理要点

灾害现场的护理要点：①如伤员肢体还压在重物下，不要强行牵扯肢体，要轻轻搬开重物，取出断肢。②评估伤情，测量生命体征，配合医生进行检伤分类，为伤员做好标识，合理分配医疗资源，为后送做准备。③伤员抬出后需平卧，抬高伤肢。④若离断创面少量渗血，清洗消毒后用无菌敷料包扎。⑤若离断创面大量出血不止，用止血带加压包扎止血。止血带与皮肤之间要有衬垫，在包扎处做明显的标识，注明加压的时间。加压的止血带每隔 30 分钟松解一次，每次松解 1~3 分钟。⑥如果伤员休克，立即在大静脉处建立通路，积极抗休克治疗。⑦不完全性离断者要将断肢放在夹板上固定。⑧完全离断的断肢，如污染严重先用生理盐水冲洗干净，用无菌敷料包裹好，放在塑料袋内，再置于有盖容器内，将容器放在冰块中保存。

二、灾害条件下常见内科疾病护理

（一）休克

1. 定义　休克（shock）是机体由于各种严重致病因素引起的急性有效循环血量不足导致的以神经-体液因子失调与急性循环障碍为临床特征的临床综合征。灾害现场较为常见的多为失血性、创伤性及烧伤性休克，这与灾害种类相关。

2. 临床特点　灾害所导致的休克按照其病理生理进展，可分为以下三期：

（1）休克 I 期（休克早期，代偿期，缺血性缺氧期）。

（2）休克 II 期（休克进展期，失代偿期、淤血性缺氧期）。

（3）休克 III 期（难治期，微循环衰竭期）。

由于灾害现场医疗条件限制，休克比平时更难以处理，因此早期发现、早期诊断并早期干预，对提高灾害条件下休克伤员的抢救成功率尤为重要。

3. 护理要点

（1）体位：平卧，头胸稍高，下肢抬高 15°~30°，以增加回心血量和心排血量，以利呼吸。有呕吐时头偏向一侧。

（2）快速补充血容量，维持体液平衡：①正确选择静脉通道；②准确控制输液速度。

（3）维持呼吸功能：及时清除呼吸道血块、异物、分泌物，给予雾化吸入，协助翻身、叩背，鼓励伤员咳嗽排痰，舌后坠时用舌钳牵出固定，以保持呼吸道通畅。鼻导管或面罩给氧，2~6L/min，以升高动脉血氧含量。

（4）维持体温：监测体温，每4小时测一次体温；休克病人体表温度多有降低，应予以保暖。

（5）应用血管活性药物的护理：血管收缩剂只能升高血压，对严重休克者可暂时用来维持生命器官的灌注。

（6）配合医生处理原发损伤：对心脏和呼吸骤停者，立即行心肺复苏。对骨折及出血伤口，给予加压、包扎、固定，控制体表出血。

（二）昏迷

1. 定义　昏迷（coma）是严重的意识障碍，其主要特征为随意运动丧失，对外界刺激失去正常反应并出现病理反射活动。从灾害医学角度考虑，昏迷可以分为外伤性和非外伤性。外伤性在灾害现场较为多见，其中头颅外伤所致的颅脑损伤（包括脑出血、脑血肿及脑挫伤）尤为多见。非外伤性病因主要是代谢性障碍，如内分泌、体液渗透压及肝肾代谢紊乱等，这在灾害中很少见。另外，某些毒物泄漏易导致严重意识障碍，甚至昏迷，这在一些毒物泄漏性事件现场也比较多见，为非外伤性昏迷。

2. 临床特点　灾害条件下单纯的昏迷较为少见，多数会合并其他损伤，如感染，肢体、胸腹部等处外伤，火灾毒气泄漏事件中除昏迷外，还存在吸入性损伤及皮肤灼烧伤，这使得灾害条件下昏迷的处理显得尤为复杂。在对昏迷进行处理的同时也需要关注其他组织脏器的损伤，尤其是危及生命的损伤。

3. 护理要点

（1）密切观察病情变化：包括昏迷过程、昏迷程度、体温、脉搏、呼吸及神经系统症状、体征等。观察有无偏瘫、颈强直及瞳孔变化等。

（2）体位及肢体护理：病人绝对卧床、平卧位、头转向一侧以免呕吐物误入气管。翻身采用低幅度、操作轻柔、使肌肉处于松弛状态，以免肢体肌关节挛缩，以利功能恢复。

（3）呼吸道护理：病人肩下垫高，使颈部伸展，防止舌根后坠，并保持呼吸道通畅。应准备好吸痰器、吸氧用具等。

（4）注意营养及维持水、电解质平衡：鼻饲富含营养的流质食物，每次250ml为宜，每日6~8次，注意鼻饲护理。

（5）口腔护理：去除义齿，每日清洁口腔两次；防止因吞咽反射差、分泌物聚积引起感染；黏膜破溃处可涂溃疡膏；口唇干裂有痂皮者涂液状石蜡；

张口呼吸易致呼吸道感染，应用温水蘸湿消毒纱布覆盖在口鼻上。

（6）眼睛护理：眼角有分泌物时应用热毛巾或1%～2%的温硼酸液浸泡的脱脂棉球擦净。眼闭合不全者应每日用生理盐水洗眼一次，并涂抗生素眼膏；再用消毒凡士林纱条覆盖加以保护。

（7）皮肤护理：昏迷病人不能自己转动体位，最易发生压疮。应定时翻身、按摩，每2小时一次。保持皮肤清洁干燥，有大小便失禁、呕吐及出汗等情况时，应及时擦洗干净。

（8）泌尿系护理：长期尿失禁者酌情留置导尿管，尿管定期开放和更换，病人清醒后及时拔除，诱导自主排尿。保持会阴部清洁、干燥，防止尿路感染和压疮发生。

（9）大便护理：昏迷病人出现便意时，往往有不安的表情和姿势，可试用大便器；便秘3天以上的病人应及时处理，以防因用力排便，引起颅内压增高；大便失禁者，注意肛门及会阴部卫生，可涂保护性润滑油。

（10）抽搐的护理：避免坠床，不可强力按压肢体，以免骨折。

（三）吸入性肺损伤

1. 定义　吸入性肺损伤是指吸入胃内容物、毒气、烟雾等有害物质后造成的急性肺损伤。急性肺损伤（acute lung injury，ALI）是以低氧血症为特征的急性呼吸衰竭。灾害条件下，发生吸入性肺损伤的几率是很高的。

2. 临床特点　病人常先有导致吸入性肺损伤原发病（如胃内容物误吸）的病因和相应临床表现。原发疾病发生后数小时或数日内（1～3天）出现呼吸窘迫。随着吸入性肺损伤的发展，病人呼吸困难和呼吸急促迅速加重，最常见的体征为呼吸急促，心动过速，呼吸用力。

3. 护理措施

（1）迅速建立静脉输液通路，以便及时用药。

（2）每天用75%乙醇清洁吸氧管头部，每周更换1次。湿化瓶每天进行更换。

（3）关注病人氧流量使用情况，避免氧流量过高或过低。告知病人勿自己调节过高氧流量。高浓度、高流量吸氧会破坏低氧对呼吸中枢的兴奋性作用，反而抑制呼吸中枢，让病人积极主动配合治疗。

（4）加强呼吸道管理，注意无菌技术操作。

（5）加强雾化吸入器管道、氧气湿化瓶及空气的消毒，做好基础护理。

（6）做好心理护理，保持病人情绪稳定，消除病人紧张恐惧心理，使之积极配合治疗。

（7）教育伤员在再次遇到火灾时，必须迅速用湿毛巾捂住口鼻部，再跑出或卧倒在地，以免再次吸入过多的有毒烟雾和气体，加重病情。

（8）告知病人出院后应继续口服激素并注意随访。

（四）急性呼吸窘迫综合征

1. 定义　急性呼吸窘迫综合征是在严重感染、休克、创伤及烧伤等非心源性疾病过程中，肺毛细血管内皮细胞和肺泡上皮细胞损伤造成弥散性肺间质及肺泡水肿导致的急性低氧性呼吸功能不全或衰竭。以肺容积减少、肺顺应性降低、严重的通气/血流比例失调为病理生理特征，其临床特征包括呼吸窘迫、进行性低氧血症。

2. 临床特点　ARDS 主要表现为突发性、进行性的呼吸困难，同时可表现有气促、发绀、呼吸深快，常伴有烦躁、焦虑、出汗等特征。肺部体检早期可无异常，或仅有少量细湿啰音；后期多可闻及湿性啰音。

3. 护理要点

（1）基础护理：严密观察病情变化，注意病人精神状态、意识、面色、呼吸、脉搏、血压等变化，发现异常及时处理。

（2）心理护理：病人气管切开后不能说话，加上呼吸机及各种仪器集中使用，病人常表现出紧张、恐惧、急躁心理。需做好解释工作，与病人多接触、交谈，精神上给予安慰和鼓励。

（3）气道护理：病人肺部由于炎性渗出的病理改变，出现大量的脓痰，应给予持续气道湿化，以防呼吸道分泌物干燥结痂堵塞套管。吸痰时动作应轻柔，速度要快。

（4）营养支持：早期进食是维持胃肠功能和肠道壁屏障的重要措施，有效的营养支持对预后极其重要。对无法经口进食的 ARDS 病人，首选全胃肠内营养，早期留置胃管，通过鼻饲管进食高营养、高维生素、易消化的流质饮食。这不仅可避免静脉营养不足与并发症，还能起到保护胃肠道黏膜、防止应激性溃疡和肠道细菌异位的作用。

（五）心力衰竭

1. 定义　各种致病因素致使心脏的收缩或（和）舒张功能发生障碍，使心排出量绝对或相对下降，即心泵功能减弱，以至不能满足机体代谢需要的病理过程或综合征称为心力衰竭。根据发生部位不同，可将心力衰竭分为左心衰竭、右心衰竭和全心衰竭。

2. 临床特点　从血流动力学角度分析心力衰竭的临床表现，主要表现为三大临床主症：①肺循环充血；②体循环淤血；③心排出量不足。

3. 护理要点

（1）心排出量减少的护理：①一般病人可取平卧位，对严重心功能不全的病人应取半卧位或端坐位。②根据病人心功能分级情况确定病人的休息方式。③注意观察病人的心律、心率、肺底湿啰音、颈静脉怒张、双下肢水肿、尿量等情况，对治疗后的病情变化，及时报告医生。准确记录出入量。④限制钠盐摄入。⑤注意减慢输液速度，一般应<40滴/分，防止加重心力衰竭。

（2）气体交换受损的护理：①注意观察病人发绀情况，评估呼吸困难程度及肺内湿啰音的变化，监测血氧饱和度；②协助病人取舒适体位，卧床休息，以减少心肌耗氧量，可抬高床头，取半卧位；③鼓励病人多翻身，并进行有效的咳嗽及深而慢的呼吸；④给予低流量吸氧，氧流量为2~4L/min。

（3）观察和预防药物不良反应的发生：静脉给药时要控制输液总量及滴注速度，避免血容量增加过多诱发心力衰竭加重。用输液泵。

（六）自然灾害所致的脑血管急症

脑血管急症主要包括包括脑出血、蛛网膜下腔出血及急性缺血性脑卒中等。自然灾害发生后，容易引发此类疾病。此类疾病具有发病率较高、致残率较高、病死率较高的特点，因此要在最短的时间内采取急救措施，否则会出现较为严重的后果，甚至死亡。自然灾害后较常出现的脑血管急症及护理介绍如下。

1. 出血 自然灾害如地震、洪水、山体滑坡等容易给病人带来急性损害，使血压异常升高致脑出血、血肿分解及损伤等，导致血脑屏障破坏，发生脑水肿、颅内压增高及局部脑血流量改变等病理变化。因此，对于自然灾害引发的脑出血，应快速诊断和进行治疗，才能促进神经功能恢复。临床主要采取手术治疗方法，解除血肿的机械压迫，终止再出血，配合良好的临床护理，有助于病人尽快恢复。

（1）日常护理：自然灾害导致脑出血者，无论病情轻重与否，均该接受卧床休息，避免出现较大的移动；同时应结合实际条件，为脑出血病人创造较好的休息环境，灾后应选择环境安静、交通便利、无次生自然灾害的开阔地带建立病房。护理人员与病人保持良好的沟通，及时向病人说明病情等状况，消除病人的紧张情绪。脑出血病人一般均会出现不同程度的咀嚼或吞咽困难，医疗队在开赴灾区前，应准备足够的用于急救的医疗物资，如流食等，以及时补充能量，饮食以低盐、低胆固醇饮食为主。

（2）恢复期护理：脑出血病人经处理后，尽量转入条件较好的医院进行恢复治疗，同时给予良好的恢复期护理。适当进行按摩护理或被动运动，并根据病人身体的恢复情况，在可接受的范围内，增加运动量。

2. 蛛网膜下腔出血 蛛网膜下腔出血也是一种在自然灾害中较常见的急性脑血管病，临床主要表现为突发剧烈头痛及呕吐、面色苍白、冷汗、脑膜刺激征阳性等症状。

（1）日常护理：护理人员应根据实际条件，尽可能为病人创造良好的环境，减少对病人的心理压力；让病人采取合适的体位，保证足够的休息时间，尽量减少头部的活动，减轻病人的痛苦。

（2）心理护理：护理人员应选择性地告诉病人疾病的信息，避免病人出现不必要的担心。

3. 急性缺血性脑卒中　自然灾害导致的急性缺血性脑卒中主要是由外伤所致，血栓形成、栓塞和血流动力学紊乱，其中绝大多数脑梗死是由于血栓堵塞动脉造成的。由于条件所限，一般先给予适当处理，将病人转入条件较好的医院，给予缺血区域复流和保护缺血脑组织等措施进行治疗，并配合良好的临床护理，促进病人尽快恢复。

（1）日常护理：肢体的正确摆放有助于预防和减轻偏瘫病人运动功能异常。应行肢体锻炼，使病人的肢体处于正确的姿势和位置，还应尽早进行肌肉按摩及关节的被动活动，防止肌肉萎缩和关节挛缩。

（2）心理护理：病人在遭受自然灾害后，因生活方式完全改变，容易出现心理问题，因此早期就应对脑卒中病人进行心理干预，帮助病人面对现实，改善不良心态，增强对治疗的依从性，促进病人肢体功能的锻炼。

（七）自然灾害所致急性肾衰竭

急性肾衰竭是由多种原因引起的肾小球滤过功能急剧下降至正常的 50% 以下，血液中尿素氮及血肌酐等迅速升高，并引起机体内水、电解质紊乱的一组综合征。在自然灾害中，急性肾衰竭是较常见的疾病，临床需及时采取有效的治疗和护理措施，才能促进病人肾功能恢复，保障病人的生命安全。

（1）日常护理：自然灾害发生后，一般采取就地治疗和护理，对于有条件的地方，可就近送往医院。由于条件比较艰苦，因而需护理人员克服困难，尽量为病人提供较好的护理。实时监测病人血压、肝肾功能、尿量等各项生理指标，防止毒血症等不良情况的发生；尽量使病人采取舒适的体位休息，以利于病人的康复。

（2）术后护理：部分急性肾衰竭病人需接受手术治疗，由于手术环境相对简陋，容易出现感染，因而手术前须做好环境、手术器械用具等的消毒工作；手术结束后，应亲自将病人护送回指定的病区，并依据病人接受手术的类型采取相应的处理；术后大部分病人会出现伤口疼痛，血压、心率等生理指标变化，应使用合适的药物对症治疗；对术后感染的病人，给予合适的抗生素进行抗感染治疗；同时实时监测病人各项指标，出现异常及时报告主治医生，以便采取合理的处理，防止术后出现各种意外，保障病人的生命安全。

（3）营养护理：自然灾害发生后，各种物资包括医疗物质等均相对短缺，而急性肾衰竭的病人一般基础消耗非常大，需有足够的营养支持。因此医疗救援队伍在出发前，应做好充分准备，携带足够的用于急性肾衰竭等急症的药品，如 3L 营养袋、白蛋白以及血浆等。

（4）心理护理：经历自然灾害的病人一般都承受着巨大的心理负担，护理人员应与病人建立良好的护患关系，做好心理安抚工作，多与病人交谈，加强沟通。

三、灾害条件下常见特殊人群疾病护理

（一）妇产科病人的护理

1. 孕产期外伤 孕产期非产伤的发生概率比非孕期高，无论是产伤还是非产伤均以撕裂伤为多。产伤发生在生殖道，延伸至其邻近器官者少见；而非产伤可发生在全身任何部位（包括生殖器），以盆腹部外伤多见。严重创伤多有致命的脏器和系统损伤，受伤孕产妇常处于垂危状态。

（1）现场急救：做好急救中的 ABC。A：airway，维持气道通畅；B：breath，保持伤员的呼吸和换气；C：circulation，开放两条输液通道。

（2）伤员转运：①对重伤孕产妇，均应使用担架或抬床运输，须垫高孕妇的右腰臀部，使其取半倾向左侧卧位。将担架或抬床放在急救车上，或直升机的前部底层，即颠簸较轻处，或垫上稻草、树枝、树叶或其他铺垫物，以减少颠簸的影响。②转运前听一次胎心，供以后参考和比较。并在转运中给氧，这对改善母儿预后都有帮助。③在转送中，一般禁用收缩剂，以免减少子宫的血流量，加重胎儿的缺血缺氧。总之，在现代化急救和转运尚不普及的情况下，从受伤处转送孕产妇至中心医院的过程中，负责急救和运送者应根据伤员的具体情况，因地制宜地采取有效措施，包括输液、给氧、骨折固定和正确搬运等，以防止对伤者增加不必要的痛苦和损害。

（3）孕产妇不同部位外伤的处理：灾害条件下，孕产妇更易遭受伤害，以下重点介绍六个部位外伤的应急处理。

脑外伤：处理与非孕期处理基本相同。处理外伤的同时对孕妇及胎儿进行常规产前检查。对于重度受伤者，进行颅脑损伤抢救的同时，积极做好剖宫产的准备和新生儿的抢救工作。无论是否足月，均应以最快速度娩出胎儿，达到最大限度减少胎儿胎盘血流量和最大限度地增加孕产妇心脑血流的目的。

胸部创伤的处理：孕期的胸部创伤及其处理与非孕期基本相同。对重度胸部损伤，特别是合并有腹部或骨盆损伤者，首先应明确有无胎盘早剥或子宫破裂，如产妇出现腹部剧痛、拒按，烦躁不安，子宫底升高，子宫板状硬，伴有尿血，以及实验室检查提示有凝血功能障碍，应高度怀疑子宫破裂或胎盘早剥，这时无论胎儿是否成熟，均应及早终止妊娠，以选择剖宫产为宜。如临床

表现不支持子宫破裂或胎盘早剥，应在确保孕妇安全的前提下，尽量保胎，促进胎儿肺成熟，预防早产，直至胎儿娩出可存活。

腹部外伤的处理：对于孕妇，在腹部外伤的同时，子宫及胎儿胎盘是最容易受到损伤的器官。常常发生子宫破裂、胎盘早剥、流产、早产、胎膜早破，以及对胎儿的直接损伤，特别是妊娠中、晚期。对腹部轻度损伤无需特殊处理；对严重腹部损伤，应尽早实施手术，切不可盲目等待；应明确有无子宫破裂、胎盘早剥、先兆早产或胎膜早破等产科并发症；先兆流产、先兆早产或胎膜早破，密切监测胎儿情况，尽量保胎治疗。

骨盆骨折：轻度骨盆骨折不伴有胸腹部联合损伤者，密切监护孕妇及胎儿的情况，一旦胎儿情况恶化，应及时终止妊娠。严重骨盆骨折伴有胸腹部联合损伤或内出血，为挽救孕妇生命，无论胎儿是否足月，均应积极终止妊娠，以剖宫产为宜。轻度骨盆骨折合并胎盘早剥，应根据胎盘早剥的程度处理。胎盘早剥面积小者，可密切观察孕妇及胎儿病情变化；如胎儿早剥面积增大，则积极手术，以剖宫产终止妊娠。

女性外生殖器创伤：主要包括重物猛烈撞击外生殖器，或外生殖器骑跨伤。外阴血肿轻者，给予冰敷处理；较重者保守观察，24 小时后血肿形成稳定行手术引流，清除血肿。

妊娠期子宫破裂：孕妇腹部受到撞击、刺伤、枪伤等，可直接造成子宫破裂。不适当地应用子宫收缩剂如缩宫素（催生素）、麦角新碱、前列腺素，使用机械、水囊、羊膜腔或者羊膜腔外注药引产等，也可造成损伤而致子宫破裂。妊娠期子宫破裂的抢救原则是积极治疗休克，娩出胎儿及其附属物，切除破裂子宫或修复裂口，制止出血，挽救生命，减少并发症。

2. 产科急症　灾害条件下，产科急症主要有：

（1）重度妊娠期高血压疾病并发脑出血：指妊娠期高血压疾病并发脑血管病变而破裂出血，并非罕见，是常见重症先兆子痫或子痫病人的主要死亡原因。

（2）妊娠子宫急性扭转：主要表现为妊娠早期出现逐渐加重的下腹部持续性疼痛，伴坠胀、尿频、尿急、排尿困难，以致完全尿闭和大便秘结。

（3）子痫：子痫发作前多有高血压、水肿和蛋白尿三大异常。

（二）儿科疾病护理

灾难造成的损伤除累及成人外，还累及儿童。除身体外在的创伤外，最常见的有呼吸道疾病、消化道疾病、传染性疾病等。灾害中儿童的经历、灾后生活环境的变化、儿童的脆弱性格和体质、灾前家庭关系等是重要的发病和影响因素。因此，对儿童的心理干预、制定各种有效的护理措施，给予初期生命支持和后期确定性治疗护理尤为重要。

1. 发热、热性惊厥护理要点

（1）给予物理降温，温水擦浴，必要时遵医嘱给予退热药物。

（2）观察患儿精神意识状态的变化，颜面和皮肤的变化。

（3）加强卫生宣教，不带儿童去人多拥挤、空气不流通的地方，避免交叉感染。

（4）积极控制感染，合理使用抗生素。

（5）惊厥抽搐时，①将患儿平放床上，解开衣领，头偏向一侧，保持环境安静，减少刺激；②保持呼吸道通畅，必要时抽吸咽部分泌物，有发绀者给氧，窒息时进行人工呼吸；③遵医嘱给予抗惊厥治疗，地西泮灌肠，苯巴比妥钠肌内注射，水合氯醛溶液灌肠；④控制高热，物理降温可用冷水湿毛巾较大面积的敷于额头部，每 5～10 分钟更换一次，必要时用冰袋放在额部、枕部或颈侧；⑤药物降温可用赖氨匹林肌内注射或壶入，剂量为 15～25mg/kg，口服退热药物起效较慢；⑥注意心、肺功能，维持营养及液体平衡。

（6）迅速建立静脉通路，观察液体的输注情况，避免外渗，预防静脉炎的发生。

（7）用药后注意观察患儿病情变化及生命体征的变化，观察患儿精神意识状态，瞳孔对光反射情况等。

2. 小儿腹泻　腹泻是儿科灾后最为常见的疾病之一，是多病原、多因素引起的以腹泻为主的一组疾病。临床表现以腹泻、呕吐为主，重者有脱水、电解质和酸碱平衡紊乱。护理要点如下：

（1）灾后注意饮食卫生：加强卫生宣教，尤其是手卫生。对水源和食品卫生严格管理。食品应新鲜、清洁，凡变质的食物均不可喂食小儿。食具必须注意消毒，为婴儿冲调奶粉或米粉时用开水或瓶装矿泉水，不给孩子喝生水。

（2）感染性腹泻应注意消毒隔离，观察并记录呕吐、排便、排尿情况，按时喂水或口服补液，掌握静脉补液的速度。保持口腔清洁，预防鹅口疮。勤换尿布，保持会阴部清洁，预防尿布疹及上行性泌尿道感染。

（3）控制感染：抗生素对病毒性肠炎无效，应以饮食疗法和支持治疗为主。非侵袭性细菌性肠炎多为自限性，以饮食疗法和支持治疗即可好转，但重症及抵抗力差者应酌情考虑。侵袭性细菌性肠炎一般需用抗生素治疗。

（4）轻型腹泻给予口服药：可用蒙脱石散、双歧杆菌三联活菌、地衣芽孢杆菌活菌颗粒（整肠生）、枯草杆菌二联活菌颗粒（妈咪爱）等药物对症治疗。观察用药后的疗效，及时停减药物，尤其是蒙脱石散，否则易引起便秘。

重型腹泻要求患儿禁食水，在遵医嘱给予对症处理的同时，给予补液治疗，纠正代谢性酸中毒及电解质紊乱。

（5）增强体质，加强活动，提高对自然环境的适应能力，注意小儿体格锻炼，增强体质，提高机体抵抗力，避免感染各种疾病。

（6）避免不良刺激，防止过度疲劳、惊吓或精神过度紧张。

（7）垃圾和污水应倾倒在收集点，减少蚊虫。

3. 流行性乙型脑炎　由乙脑病毒引起的以脑实质炎症为主要病变的中枢神经系统急性传染病。蚊子是主要传播媒介，灾后环境差，蚊虫多，又由于儿童免疫力低下，病毒容易侵入中枢神经系统引起发病。护理要点如下：

（1）控制和管理传染源，家畜家禽圈棚要经常洒灭蚊药，患儿要隔离。

（2）灾区及时灭蚊与防蚊。

（3）预防接种，按时打预防针。

4. 中毒性细菌性痢疾　痢疾杆菌产生内毒素，引起全身毒血症。主要通过消化道传播，也可通过苍蝇传播。灾后环境污染重，污染的水和食物易引起痢疾暴发流行。人群易感，儿童发病率最高，夏秋季节高发。护理要点如下：

（1）严格执行消毒隔离制度，病区环境的消毒，控制传染源，切断传播途径，保护易感人群。

（2）及时报告疫情，发现传染病应及时报告，避免隐瞒或漏报，以预防大面积的传播。要及时转运。

（3）给予心理护理。

（4）开展健康教育，讲解隔离消毒的意义和方法、注意事项，指导患儿及家属注意饮食卫生，不吃不洁食物，养成饭前、便后洗手的良好卫生习惯。教会灾区患儿手卫生的方法，加强监测环境，做好防护工作，避免交叉感染或传播。

（5）加强对灾后饮食、饮水、粪便的管理及消灭苍蝇蚊虫。

（三）灾区老年人护理

老年人应对灾害的心态相对较年轻人好。灾害发生后，注意锻炼和培养老年伤者的独立生存能力和勇气，对生活能够自理的受伤老年人，给予鼓励，尽量让其独立完成日常生活。护理措施为：协助老人生活护理；护理人员做好预防灾害的宣传教育，做好灾后重建期的卫生管理工作，关注受灾老人的心理护理；对灾民进行自救能力培训，组织受灾人员之间的互救；为灾民提供援助信息，根据老人身体状况，需要时转送至相关医院或护理院。

四、环境及理化损伤所致疾病护理

（一）烧伤

烧伤（burn），泛指因各种热力、光源、化学腐蚀剂、放射线等因素所致的始于皮肤、由表及里的一种损伤。烧伤程度因温度的高低、作用时间的长短而不同。烧伤达全身表面积 1/3 以上时则可有生命危险。因此烧伤后，快速、及时、准确地评估病情，现场急救，合理有序地组织分工、正确处理是降低烧伤死亡率的关键。

护理要点：迅速脱离热源，烧伤现场的急救最重要的是灭火、救人、迅速脱离热源。抢救生命是急救的首要任务，保持呼吸道通畅，保护创面和保暖，尽快转送是主要急救措施。

1. 吸入性损伤的护理　鼓励伤员深呼吸，用力咳嗽及咳痰。及时清除口鼻分泌物。对伴有吸入性损伤、呼吸困难的病人，均给予持续低流量吸氧 2～4L/min，并予以抗感染、解除支气管痉挛、稀释痰液、超声雾化吸入、翻身、叩背等措施，以保持呼吸道通畅。

2. 创面护理

（1）包扎疗法护理：①采用吸水性强的敷料，包扎压力均匀，达到要求的厚度和范围；②抬高肢体，保持关节各部位尤其是手部的功能位和髋关节外展位；③观察肢体末梢血液循环情况；④保持敷料干燥，若被渗液浸湿、污染或有异味，应及时更换。

（2）暴露疗法护理：重点是保持创面干燥、促使焦痂或痂皮早日形成且完整。

（3）半暴露创面护理：用单层抗生素或薄油纱布紧密覆盖于创面称为半暴露疗法。主要护理是保持创面干燥、预防感染。

3. 心理护理　烧伤伤员的心理压力尤为严重，伤员突发意外，缺乏心理准备。在做好治疗的同时，加强与伤员的沟通，主动与他们谈心，倾听他们的倾诉，多鼓励伤员正确面对现实，促进机体早日康复。

（二）冻伤

冻伤是指暴露在冰点以下温度时，组织的急性冻结性损伤。浅度冻伤在复温后局部产生明显的水疱，扩展至指（趾）尖，局部感觉、温度恢复较快，皮肤潮红，压之变白。深度冻伤在复温后局部僵硬、苍白、冰冷、皮肤感觉消失，无水疱或暗红色水疱，早期苦干、青紫、压之不变白。护理要点如下：

1. 快速脱离寒冷环境　将冻伤病人运送到25℃的室内，采取各种保温和复温措施。复温时，伤员的鞋袜不能脱掉时，可连同鞋袜一同浸泡，可根据具体情况而定，直至指（趾）甲床或皮肤潮红，肢体变软。

2. 温水快速复温　冻伤伤员的手、足、四肢等局部侵入 40～42℃温水中，水量浸过要复温的局部，保持水温恒定。20～30 分钟内使局部皮肤颜色恢复、组织变软、肢端转红润，皮温达 36℃左右。

3. 热湿空气吸入复温　肺是极有效的热交换系统，通过气道把外部热源送入肺脏，可直接温暖肺泡组织，是一种有效的复温方法。中心温度可迅速恢复，促进血液循环，提高四肢血液供应。

4. 迅速建立静脉通道　输入加温溶液（32℃），以补充热量，增加血容量，改善微循环，纠正休克。

5. 创面的护理

（1）一般护理：注意观察创面肿胀、渗出情况及水疱的颜色，以判断其预后，并抬高患肢，利于静脉和淋巴回流，减轻和预防肿胀。

（2）水疱的处理：冻伤后的透明水疱可进行清创，但因血性水疱表明血管损伤，为防止对这些血管的进一步损伤，防止感染，现主张保留水疱。

（3）切开减张：冻区的筋膜纵行切开减张，以降低其压力，促进血液循环。

6. 并发症的观察及护理　重度冻伤常出现的并发症有气性坏疽和肾衰竭。

7. 加强营养　早期通过静脉给予白蛋白、全血、血浆和脂肪乳，后期经口给予高蛋白、高维生素饮食。

（三）中暑

中暑是指在气温高、湿度大的环境中，机体发生体温调节中枢障碍，汗腺功能衰竭，水、电解质损失过多，而导致的以中枢神经系统和（或）心血管系统功能障碍为主要表现的急性疾病。临床上依照症状的轻、重分为先兆中暑、轻度中暑、重度中暑。护理要点如下：

1. 现场急救　及时准确的现场急救，是阻止病情发展的最行之有效的手段。对重症中暑，要分秒必争地抢救病人生命。迅速将病员脱离高温环境，及时利用现场条件给予病员降温，做好转运前的准备并及时转运。

2. 一般处理　迅速转移病员至阴凉通风安静处休息或静卧。解开衣扣或脱去衣服，松开裤带以利于散热。室内温度在 22～25℃，低于皮肤温度，以便散热。

3. 降温

（1）物理降温：病员头戴冰帽，颈、腋窝、腹股沟大血管处放置冰袋，乙醇擦浴使皮肤潮红，促使散热。当肛温降至 38～38.5℃时，暂停降温。此时，应密切观察体温变化，如体温再次升高，应继续采取降温措施。

（2）尽快建立静脉通道，补充等渗葡萄糖盐水或生理盐水，以纠正休克的发生。在静脉输入低温液体时，注意缓慢输入，每小时 100ml，注意观察病人的心脏反应。体温降到 38℃ 以下时，可以停止输入冰液体和停止冰敷，同时严密观察体温变化，防止体温反跳。

（3）收缩压低于 80mmHg 时，需暂停降温，待血压上升后再进行积极降温处理。每 15～30 分钟测体温 1 次，一般体表温度比中心温度低 1℃。

4. 保持呼吸道通畅　积极给氧治疗，观察病人呼吸频率、节律变化。

5. 注意观察尿量　中暑病人由于出汗增多，饮水减少，循环血量不足，导致肾血流量减少，尿量减少。遵医嘱抽血查电解质、尿素氮、肌酐水平，在维持血压稳定的情况下，尿量保持在 50ml/h 以上。

（四）溺水

溺水是指大量水液吸入肺内或喉痉挛所致窒息。常因失足落水或游泳时发生意外所致。由于呼吸道被水、污泥、藻草等物堵塞（称为湿性溺死，占 80%～90%），或因喉头、气管发生反射性痉挛（称为干性溺死，占 10%～20%），而造成窒息和缺氧，甚至造成呼吸、心跳停止而死亡者，称为淹死。在病程演变过程中可发生呼吸急促、低氧血症、播散性血管内凝血、急性肾衰竭等合并症。护理要点如下：

1. 心肺复苏　呼吸停止者应立即进行口对口人工呼吸。有条件时，可进行气管内插管。心跳停止者应先心脏按压和人工呼吸交替进行，尽早除颤。心肺复苏同时可给肾上腺素和呼吸中枢兴奋药。

2. 密切观察病情变化　严密观察病人意识、呼吸频率、深度，判断呼吸困难程度，使用心电监护仪，严密观察生命体征变化，观察有无咳痰和痰的颜色、性质，听诊肺部啰音及心率、心律情况，测量血压、脉搏。发现异常及时报告医生。密切观察尿的颜色、性质及量，准确记录尿量。

3. 保持呼吸道通畅　病人取平卧位头偏向一侧，及时清除呼吸道内异物，保持呼吸道通畅，必要时给予气管插管或气管切开，注意气道湿化等护理，给予持续吸氧。

4. 心理护理　溺水者的家属很紧张，应给予适当心理安慰，溺水者身心受到较大创伤，要帮助病人摆脱精神的压力、惊恐和焦虑，做好心理护理，并做好自救知识的宣教。

5. 保温　对呼吸心跳恢复者，应注意身体保暖，四肢可做向心性按摩，促进血液循环，清醒者给热饮料。对意识未恢复者，应设法头部降温。头部降温可有效降低脑细胞需氧量，从而保护脑细胞。

6. 观察药物的不良反应

（1）海水淹溺：可出现血容量降低和血液浓缩，静脉输入 5% 葡萄糖溶液或输入血浆，以达到稀释血液、增加血容量的目的，不应使用盐水。

（2）淡水淹溺：限制输液量，可用利尿药和脱水药，静滴 2%～3% 氯化钠 500~1000ml，输入全血或红细胞，纠正血液稀释和防止红细胞溶解。

（五）火器伤

火药引爆或火药引爆的各种爆炸物所致的人体损伤，统称为火器伤。火器伤多由枪、炮、火箭等用火药做动力的武器发射的投射物（枪弹丸、炮弹等）所致，包括弹丸伤和弹片伤。

1. 临床特点　火器伤的伤情一般非常严重。因为造成火器伤的弹头或弹片常有较大的冲击力量，冲力形成的瞬时空腔，使伤道及其周围组织产生严重损伤，弹头击中骨骼后即行爆炸，被炸碎的骨片或牙片又相当于继发弹片，加重周围组织的损伤，从而造成严重的软组织和骨组织损伤。

2. 护理要点

（1）密切观察生命体征：伤后病员常因休克、窒息、出血等情况危及生命，应严密观察病人意识、瞳孔及生命体征变化，如发现异常，立即报告医生，及时抢救。

（2）抗休克：火器伤休克主要为失血性休克和创伤性休克，积极防治休克，尽可能迅速消除休克病因（如出血、张力性气胸等），输液、输血、给氧等，以争取尽早施行手术处理。

（3）抗感染，清创：大多数火器伤需要清创，一般应在受伤 8~12 小时内施行；如早期应用了抗生素药物，无明显感染征象，伤后 24~72 小时仍可清创。但如果处理时间过晚，伤口已经感染，则只宜引流。

（4）心理护理：伤后多数受伤者表现为情绪焦虑，烦躁不安，对受伤情况感到恐惧。因此对伤员进行心理护理尤为重要。

（5）饮食护理：给予高蛋白、高维生素、易消化饮食，加强营养，增加抵抗力。

（六）冲击伤

冲击伤又称爆震伤，为炸弹、气浪弹、鱼雷、核武器等超高能武器产生的冲击波所致。冲击波具有高压和高速的特点，从爆炸中心向四周空间扩展。人体受其高压作用，听器、肺、脑、胃肠等可发生损伤，体表一般无伤口。此外，人体被推动或物体被抛掷，可造成其他组织的机械性创伤。

1. 临床特点　冲击伤的特点是多处受伤、复合伤多、伤情重、发展快、死亡率高。

2. 护理要点

（1）密切观察生命体征，预防休克，应严密观察病人意识、瞳孔及生命体征，随时观察病人临床表现，发现异常，立即报告医生，及时抢救。

（2）预防感染的护理：听器冲击伤时，主要是防止感染。用消毒的干棉球和小镊清除外耳道血性液体、污物，禁用药液滴入或冲洗。清洁后以酒精棉球消毒，需要时以干纱条引流（但勿填塞）。

（3）肺部冲击伤的护理：伤员取半坐位。呼吸困难时，可做颈迷走交感神经封闭或用抗胆碱能药物。保持呼吸道通畅，及时吸出上呼吸道分泌物，需要时做气管切开。

（4）观察药物不良反应：肺部冲击伤要防止肺水肿，应准确掌握输液量，必要时以 20% 甘露醇、呋塞米等做脱水治疗。严密观察用药反应，如有异常立即停止输液，报告医生。

（5）心理护理：病人伤后情绪极不稳定，容易产生恐惧、焦虑心理，护理人员在配合医生做好治疗护理的同时，多注意观察病人，安抚病人情绪，对病人进行心理疏导。

（七）电击伤

电击伤（electrical injury）俗称触电，通常是指人体直接或间接接触电源或高压电经过空气或其他导电介质传递电流经过人体时引起的组织损伤和功能障碍，严重者会发生心跳和呼吸骤停等一系列并发症。触电对人致命的伤害是引起心室颤动、心搏骤停、呼吸麻痹。有效除颤、心肺复苏是抢救成功的关键。

1. 临床表现

（1）电击伤：①轻度电击伤：触轻度电流者立即会出现惊吓、发麻、心悸、呆滞、头晕和全身乏力等症状。但因为触电时肌肉的强力收缩，触电者会很快被电流弹开。②重度电击伤：重者出现强直性肌肉收缩、昏迷、休克、心室颤动。③危重电击伤：多见于高压电流的电击伤，主要伤害呼吸中枢，导致呼吸机麻痹、呼吸停止。有些触电者触电后心跳呼吸会极其微弱，甚至出现暂时停止，呈现"假死状态"。因此不可轻易放弃对触电者的抢救。

（2）电热灼伤：①低电压烧伤：体表常可见电流的进入点和出入点，呈现圆形或椭圆形，颜色为焦黄或灰白色，干燥，边缘整齐，中心部位低陷，周围无肿痛，一般不损伤内脏。②高压电烧伤：常有一处进口多处出口，伤面不大但可深入肌肉、神经、血管甚至骨骼，有"口小地大，外浅内深"的特征。致残率高。

（3）闪电损伤：闪电是一种自然现象，对人体也能造成严重的触电事故。普通的闪电是一种直流电，电流大约为 2000～3000A，当人被闪电击中时，心跳、呼吸立即停止。闪电瞬间的温度也极高，能迅速将组织"炭化"，当场死亡。皮肤血管收缩呈网状图案，这是闪电损伤的特征。

2. 现场救护　现场救护的原则是脱离电源和心肺复苏。

（1）迅速脱离电源：关闭总电源，如找不到或不能关闭则立即用木棒、竹竿等不导电物体使病人脱离电源。

（2）心肺复苏：立即进行胸外心脏按压和人工呼吸，不但可以挽救生命，还能减少并发症和后遗症。

（八）挤压伤

挤压伤多发生于房屋倒塌、工程塌方、交通事故等意外伤害。战争、地震、泥石流等严重灾害时短时间内即可造成大批伤员出现，在各种灾害事故中挤压伤的发生率为20%。挤压伤是由挤压造成的直接损伤，即人体在重物的压迫或挤压下造成组织水肿、连续性中断或神经损伤等症状。严重的挤压伤常引起身体一系列病理改变，甚至引起肾衰竭，称为"挤压综合征（crush syndrome）"。

1. 临床表现

（1）局部表现：四肢受伤部位表面可以无明显伤口，皮下淤血、水肿、青紫，局部出现疼痛、肿胀。在受压皮肤周围可有水疱形成，伤处的肿胀可逐渐加重，可导致骨折、内脏出血等严重情况。

（2）全身表现：主要表现为休克、肌红蛋白尿、酸中毒和高钾血症。

2. 护理措施

（1）严密监测生命体征：注意观察体温、血压、心率、呼吸等变化，给予吸氧，防止缺氧引起能量代谢障碍，如酸中毒。休克病人给予导尿，准确记录每小时出入量，维持水电解质及酸碱平衡。

（2）患肢的护理：密切观察患肢的温度、颜色、感觉、运动、血运和动脉搏动情况，每30分钟观察1次。通过观察皮肤颜色是否红润、张力是否正常、有无脉搏搏动等，判断肢体血运情况。

（3）并发症的观察护理：病人出现高钾血症时，表现为烦躁、反应迟钝、肢体感觉异常、心跳减慢、心律不齐，应及时查血钾、心电图，并立即处理。

（4）预防压疮：由于肢体肿胀，移动时疼痛加剧，且常合并水肿，导致病人翻身困难，易发生压疮，有条件时可使用气垫床，做好预防护理。

（5）心理护理：因意外伤害及疼痛，致使病人高度紧张和恐惧，护理人员应及时给予心理安慰，使病人尽早摆脱创伤的心理阴影，树立信心，配合治疗。

（九）咬伤

1. 犬咬伤　狂犬病是指被感染狂犬病病毒的动物，常见的是狗、猫等咬伤、抓伤或舔舐伤口、黏膜而引起的急性传染病。

（1）临床表现：狂犬病病发时特有的表现为恐水怕风、咽肌痉挛、兴奋、呼吸困难和间歇性瘫痪，直至死亡。因恐水症状严重，又称恐水症。病毒的潜伏期在20～90天，一旦发病，进展迅速，目前治疗上无特效药物，病死率极高，几乎达到100％。

（2）救护原则：被咬后不管能否判断动物是否携带狂犬病毒，都应按以下方法进行伤口处理：①局部伤口的处理越早越好，从近心端向伤口处挤压出血，利于排毒。用浓肥皂水反复刷洗伤口，尤其是伤口深处，至少30分钟。②冲洗后，再用2％～3％的碘酒或者70％乙醇或高浓度的白酒擦拭伤口。③对流血的伤口只要不是太多，先不急于止血，流出的血液可将伤口上残留的唾液冲走，起到消毒作用。④局部伤口不包扎、不缝合、不涂抹任何软膏或粉剂，以利于伤口排毒。⑤处理后，在24小时内到狂犬病预防门诊就医，及时、全程、足量地接种狂犬疫苗。严重者尽早注射抗狂犬病血清或免疫球蛋白。

（3）预防：①加强自我保护意识，加强儿童保护，熟悉了解狂犬病知识。②尽量避免接触来路不明的动物。典型疯狗常表现为两耳直立、双目直视、眼红、流涎、消瘦，发病时乱跑、见人就咬、行走不稳。③加强动物管理是预防狂犬病的关键。

2. 毒蛇咬伤　世界上蛇类约有2200种，毒蛇种类约为500余种。在我国，蛇类分布比较广，已被发现的毒蛇约有50余种，其中较常见的约10余种。根据所分泌的毒液性质大致可分为三类：①神经毒：如金环蛇、银环蛇、海蛇等；②血液毒：如竹叶青、五步蛇、蝰蛇等；③混合毒：如蝮蛇、眼镜蛇、眼镜王蛇等。其中以蝮蛇咬伤最为多见。

（1）临床表现：①神经毒：一般红肿不重，流血不多，疼痛较轻，半小时后会出现麻木感，并向肢体近侧蔓延。多表现为头昏、嗜睡、恶心、呕吐、乏力等。重者视物模糊、呼吸困难、发绀、直至瘫痪、惊厥、血压下降、呼吸麻痹、心力衰竭，直至死亡。②血液毒：局部症状出现早且重、局部剧痛、出血多、肿胀迅速向近心端蔓延。表现为发热、心悸、烦躁不安、谵妄、少尿或者无尿、休克等。③混合毒：兼有上述两种毒，局部症状明显，发展较快，造成死亡的主要原因仍为神经毒。

（2）现场救护：①肢体绑扎：是最快的自救互救方法之一，在伤口近侧约5～10cm处，用鞋带、腰带或者布条绑扎，以达到阻断静脉和淋巴回流，减少毒素扩散和吸收的目的。每20～30分钟放松绳子1次，放松1～2分钟后再次结扎。②降温：减缓毒素吸收速度，降低毒素中酶的吸收。③保持安静：放低患肢，切忌奔跑，以使血液循环减慢，减少毒素的吸收。④排除毒液：用冷水清洗伤口周围皮肤后，在伤口处做"＋"切开，促进毒液流出。救护人员在口腔无破溃的情况下，也可以用嘴吸出，边吸边漱口。⑤尽早呼救，迅速送往医院，使用抗蛇毒血清。

3. 海洋生物伤害　海洋生物数以万计，海洋灾害发生时，遇险者落水后可能被海洋里的有毒生物攻击。毒液经破损的皮肤进入体内，引起机体一系列的生理病理反应。局部处理主要是清创、消毒、包扎。全身处理主要针对反应较重时，如全身的疼痛、麻木、呼吸困难等，必要时行气管切开。如果被海蛇咬伤，可立即用海水冲洗，用嘴吸出毒液。

（管晓萍）

第四章

灾后亚急性期受灾者的照顾

第一节 伤员后送护理

一、担架后送护理

灾后病人以创伤病人居多,损伤机制复杂,在现场急救中,根据损伤机制、类型对受伤病人进行现场检伤、分类与处置。救援中需要对大量伤员进行搬运、转送。由于受灾现场地形复杂、环境恶劣、次生灾害发生几率大、医疗资源及医务人员缺乏,致使大量现代化转运工具无法展开工作;而原始的运输工具,如担架搬运、徒手转运等仍是灾后最主要的运送方法,其中以担架转运最常用。担架后送护理即把经过现场抢救、处置的病人抬上担架,将其转移到外围等候的诸如救援直升机、救护车或临时改装的工具车、卡车等现代化交通工具上,最终将病人转送至医疗场所接受进一步治疗的过程,担架运送在整个急救过程中非常重要,是转运病人的重要环节。担架搬运是最常用的方法,适用于路程长、病情重的伤员。担架的种类很多,有帆布担架(将帆布固定在两根长木棒上)、绳索担架(用一根长的、结实的绳子绕在两根长竹竿或木棒上)、被服担架(用两件衣服或长大衣翻袖向内呈两管,插入两根木棒后再将纽扣仔细扣牢)、四轮担架(其硬度大,适合危重病人用)、新式脊椎损伤制式担架(材料特殊,结实、耐磨、能浮于水面,备有专用固定带及制式颈托)等,伤员均由急救人员搬动至担架上,通过担架转运,进行下一步救治。

(一)担架后送基本急救护理设备要求

护士要认真做好急救前的准备工作,携带急救箱、药品、器械、氧气袋(瓶)、防护用品(如一次性口罩、工作帽、手套、防护眼镜等),检查值班车辆内的清洁卫生,及时出车。在接近病人的过程中,速度要快,如设备器械太多,要尽可能先带符合病人病情急救的设备和器械。对意外灾害事故,要从正面接近病人,并告诉病人自己是抢救者,以安定其心。

（二）担架后送现场急救护理

1. 现场病人评估

（1）简单询问病史：病史可由清醒的伤员或旁人叙述。①主诉：主诉是伤病员自己的描述，昏迷者可由旁人代述。院前急救医师要抓住疾病的主要表现，如疼痛、口渴、发热、发冷、恶心、麻痹、无力等，注意主要症状发生的时间，这有利于对病情程度的评估。②既往史：弄清楚伤者既往或现在患有什么疾病，以便能准确判断病情。③从伤病者身上寻找能得到的病史资料，如药品、复诊本或病历资料等。

（2）发现体征：在询问病史的同时，即要通过视觉、听觉和嗅觉发现伤病员的阳性体征。如：通过视觉可发现病人肢体的变形、肿胀、嘴唇发绀、外出血、皮肤上的针孔、皮下淤血、不正常的胸部起伏、痛苦的表情、出汗、肌肉痉挛等；通过听觉可发现病人的呻吟、骨折的摩擦声、不正常的呼吸等；通过嗅觉可发现酒精气味、丙酮气味、尿失禁等。这些发现对正确评估病情将起到很大的作用。

（3）迅速进行检查：无论伤病员的病情如何，对伤病员的评估过程和方法大致是相同的。但对危重伤病员来说，常常需要一边评估一边进行抢救和处理。先处理可能危害病人生命的情况，特别是心跳呼吸骤停的病人。只有在威胁病人生命的因素解除后，才能进行有系统的详细检查及处理其他情况。急救医师首先应对伤病员进行一次基本检查，判断是否有足以致命的伤情：①判断伤病员的清醒程度——response：轻轻摇动伤病员肩部，高声喊叫："喂！你怎么啦？"；无反应者，立即用手指甲掐压人中穴、合谷穴约5秒。以上检查应在10秒之内，不可太长。病人出现眼球活动、四肢活动及疼痛感后应即停止掐压穴位。摇动肩部不可用力过重，以防加重骨折等损伤。一旦初步确定病人意识昏迷，应立即招呼急救单元上的工作人员前来协助抢救。②判断伤病员的气道是否通畅——airway：检查伤病员是否有呼吸，有呼吸者要注意呼吸是否有杂音，必要时应清除伤病员口腔等部位的异物。根据伤员有无颈部损伤采用仰头抬颏法或双手托颌法开放气道③判断伤病员是否有呼吸——breathing：这要在畅通呼吸道之后，因气道通畅才可以明确判断呼吸是否存在。方法：维持开放气道位置，用耳贴近病人口鼻，头部侧向病人胸部，眼睛观察病人胸部有无起伏；面部感觉病人呼吸道有无气体排出；耳听病人呼吸道有无气流通过的声音。注意点：A. 保持气道开放位置；B. 观察5秒左右时间；C. 有呼吸者，注意气道是否通畅；D. 无呼吸者，立即做人工呼吸；E. 有部分病人因呼吸道不通畅而产生窒息，以致心跳减慢。可因畅通呼吸道后，使呼吸恢复，而致心跳亦恢复。④判断伤病员是否有脉搏——circulation：检查脉搏，观察微循环；对没有呼吸脉搏及微循环者进行心肺复苏。检查伤者的出血情况，并止血。如病人昏迷，但有呼吸和脉搏，应立即处理可能危及生命的伤势或病症，然后再将伤病员放置成平卧位，以确保呼吸通畅。

2. 现场环境安全评估注意要点 首先应观察现场环境有无危险存在，同时寻找病人受伤害的线索，这对判断伤情很有必要。如现场仍有危险，切不可盲目行事，应先除去危及在场人员生命或影响救治的因素，再进行救治，确保伤者和救援人员的安全。

（1）急救或转运病人时，对抢救现场、转送路途中的安全，派专人进行评估，及时清除潜在危险因素，确保转运安全。

（2）当现场有易燃易爆物品或气体时，要避免有可能产生火星的行为，以免引起火灾和爆炸。如开灯、用手机、吸烟等。

（3）当进行有毒气体泄漏事故的急救时，救护车应停在污染区的上风地带，参加抢救人员应佩戴防毒面具，在抢救中做好自身和病人的防护。

3. 现场病人急救护理配合

（1）伤员被硬物夹住或压住时，不能硬拉，必须把硬物撬开后，再移动伤员，以免加重伤员组织损伤。

（2）当有异物插入伤员组织内时，不能轻易拔出异物，以免引起大出血，而应带着异物搬运。异物太长或与其他部分固定时，应把异物截断，然后再搬运。

（3）如是交通事故，在处理车厢内伤员时，只要车辆没有燃烧或爆炸的危险，应先就地对伤员进行评估和紧急处理，再搬运，盲目搬运有可能造成再损伤。处理高速公路交通事故时，为了防止交通事故的进一步扩大，保护现场人员的安全和现场的原始状态，首先应切断肇事车辆电源，开启危险报警闪光灯，如夜间事故还需开示警灯、尾灯，还须在车后按规定设置危险警告标志，并在肇事车后100米外设置"故障车警告标志牌"。如有人，应留人告诉后续车辆立即停靠在紧急停车带内，或慢速通过。告知不能参加救助工作的司机和乘车人迅速转移到右侧路肩上或者紧急停车带内。事故现场还应做好防火防爆措施，首先应关掉车辆的引擎，消除其他可能引起火警的隐患。事故现场禁止吸烟，以防引燃泄漏的燃油。载有危险物品的车辆发生事故时，危险性液体、气体发生泄漏，要及时将危险物品的化学特性（是否有毒，易燃易爆、腐蚀性及装载量、泄漏量等情况）通知警方及消防人员，以便采取防范措施。

（4）当伤员有颈椎损伤可能时，一定要先上颈托，同时注意搬运的方式，以免损伤脊髓，引起高位截瘫。对怀疑有脊柱骨折者，应严格按脊柱骨折的搬运方法进行搬运。如有四肢骨折，应先给予固定再搬运。

（5）如伤员被埋压，使用工具挖掘埋压物时，一定要注意保证幸存者的安全。在接近被压埋人员时，不能再用利器挖、刨，要用手或不易使被压者致伤的工具扒挖，特别要注意分清哪里是支撑物，哪里是埋压物，不能破坏原有的支撑条件，以防对埋压者造成新的伤害。在挖掘时，挖掘人员要注意脚下，绝不能踩伤被埋压的伤员。尽量使被埋压者所处的封闭空间与外界沟通，使新鲜空气注入，让被埋压者改善呼吸状况。要用最快的速度使被埋压者的头部先露出来，立即清除其口腔、鼻腔内的尘土、异物，保证呼吸道通畅，然后使其胸部及身体其他部位露出。对窒息者，立即进行人工呼吸。对自己不能出来的伤员，要使其全身暴露后再将其抬救出来。

4. 现场病人护理记录要点 现场主要记录病人生命体征、主要伤情、医生给予的急救药品，简要护理措施。急救病人现场记录单见表4-1。

表 4-1 急救病人现场记录单

姓名：_____ 性别：_____ 年龄：_____岁 单位：_____

诊断：_____

由_____拟转_____医院

病人接诊时情况：

1. 基础生命体征：T：__℃；P：__次/分；R：__次/分；BP：__/__mmHg；SaO$_2$：__%；

2. 意识（清醒、模糊、嗜睡、昏睡、浅昏迷、深昏迷）；

3. 瞳孔（左____mm，对光反应灵敏/迟钝/消失，右____mm，对光反应灵敏/迟钝/消失）；

4. GCS 评分：_____分（运动：遵嘱6定位5躲避4曲屈3伸直2无反应1，语言：正确5错误4含糊3发音2无反应1，睁眼：自发4呼唤3刺激2无反应1）。

5. 呼吸模式：_____；给氧浓度：_____%；PEEP：_____cmH$_2$O。

6. 各种管道：

静脉通道（部位：上肢/下肢、是/否通畅）；**氧管**（鼻导管/面罩/气管插管/气管切开）；**胃管**（是/否接负压引流瓶，引流量____ml）；**气管切开**（固定绳紧/正常/松，气囊饱满度好/差，痰量很多/较多/少）；**深静脉管**（左、右，部位：颈内/锁骨下/股静脉）；**胸腔闭式引流管**（水柱波动好/无，引流瓶内液体量____ml，颜色____）；**腹腔引流管**（左____根，颜色____，引流量____ml，右____根，颜色____，引流量____ml），尿管（颜色_____，引流量_____ml）；**脑室引流管**（左、右）；**硬膜下引流管**（左、右）；**气管插管**（深度____cm，气囊饱满度（好/差），痰量（很多/较多/少），**其他管道：**_____。

7. 各种牵引：部位_____，重量_____kg；

8. 各种固定：部位_____，方式（夹板/石膏/真空夹板/颈围），肢体末梢循环（好/差）；止血带：部位_____时间_____。

9. 其他：

10. 简要病情、用药情况及护理措施：

医生：_____ 护士：_____ 日期：_____年____月____日____时____分

（三）现场病人搬运担架技术要求及急救护理要点

搬运是转运病人的重要一环，搬运方法正确，可以减少病人的痛苦，不加重病情；搬运方法不得当，可以加重病情，增加病人痛苦。

1. 技术要求　搬运时由 3～4 人将病人抱上或水平沿脊椎纵轴移至担架，进行固定，转运时使其头向后（头始终处于高位：上坡头在前，下坡头在后），以便于后面抬的人观察其病情变化。如病人呼吸困难、不能平卧，可将病人背部垫高，让病人处于半卧位，以利于缓解其呼吸困难。如病人腹部受伤，要叫病人屈曲双下肢、脚底踩在担架上，以松弛肌肤、减轻疼痛。如病人背部受伤则使其采取俯卧位。对脑出血的病人，应稍垫高其头部。

2. 急救护理要点

（1）根据病人病情和搬运经过通道的情况决定搬运的方法和体位。

（2）担架搬运时一般病人脚向前，头向后，医务人员应在担架的后侧，以利于观察病情，且不影响抬担架人员的视线。

（3）病人一旦上了担架，不要再轻易更换，以免增加病人不必要的损伤和痛苦。

（4）担架上救护车时，一般病人的头向前，减少行进时对头部的颠簸和利于病情的观察。

（5）在搬运的过程中，要严密观察病人的病情变化，如有意外情况，随时停车进行处理。

（6）对清醒病人，表明身份，消除病人对急救人员的紧张、焦虑情绪。

（7）对昏迷及清醒病人，在转送开始时检查固定带是否牢固，便于运送；转送时随时注意其生命体征变化，发现病情变化，立即停止转送展开现场急救，转送途中最主要的是呼吸道通畅。

（四）担架后送病人的护理要点及心理疏导

担架后送病人时，应继续对病人进行监护和救治。护士应在病人身旁，密切观察病人的生命体征，维持静脉及呼吸通道通畅，发现病情变化及时报告医师，并协助抢救，杜绝医疗事故发生。应注意以下问题：①必须先急救，妥善处理后才能搬动；②运送时尽可能不摇动伤病员的身体；③途中应严密观察病人的病情变化；④在人员、器材未准备完好时，切忌随意搬动；⑤昏迷者的转运，最为重要的是保持呼吸道通畅，伤者应侧卧，要随时观察伤者，一旦出现呕吐，应及时清除呕吐物，防止误吸；必要时现场进行人工气道建立（颈椎损伤病人注意气道开放手法）；⑥对有脊柱伤或怀疑有脊柱伤者，搬动必须平稳，防止出现脊柱弯曲，严禁背、抱或二人抬；⑦对颈椎受伤者，必须固定其头部；⑧对使用止血带的伤者，应及时松开止血带，再重新固定；⑨延续现场急救中的治疗，如给氧、输液给药等；⑩如病情突然发生变化，应立即给予处理，为了操作方便必要时停车处理；⑪抓紧病人病情稳定时的空隙时间，进行病历书写；⑫对清醒病人可适时与其沟通，消除紧张情绪，增加战胜疾病的勇气和信心。

（五）急救人员必备的急救技能

为便于现场急救工作正常、有效地开展，所有急救人员必须熟练掌握心肺复苏技术及包扎、止血、固定、搬动技术，具备处理紧急事件的良好心理素质及应变能力。

（六）上报现场救援护理工作要点

担架转送完成后，需对整个急救过程在制式伤票或专用病历中做好记录，及时向所属医疗机构专属负责人做好汇报，具体包括：受伤地点、受伤人员人数、受伤类型、伤情、转送情况、交接单位等。

二、地面后送护理

地面后送护理是指病人搬运至急救运输工具后运输到驻地医院的整个过程的急救护理。地面后送是创伤院前急救中非常重要的环节，所有现场急救病人通过严格的检伤、分类、处置及通过担架或其他方式转送到具有现代化转送条件的场地，遵循"快速、就近"原则统一转送到具有相应救治条件的医院进行进一步救治。

（一）接到医疗救援及灾情救治指令后启动紧急准备

当接到急救事件个案或灾情求救指令后立即备案，通过"120"专线将指令通知区域内急救网络医院急诊科（急救半径小于 4 公里），网络医院急诊科接到指令立即生成电子急救派车单，出单后立即电脑派车（电脑自动计时），通知本科院前急救组，保证在 3 分钟内出发赶往急救现场，急救队以当班出诊医生为组长负责本次出诊的医疗、行政事务；途中与事故现场联系再次确认急救现场情况，便于急救工作开展。必要时向科室汇报做好二线、三线派车准备。

（二）地面后送急救运输工具基本急救设备要求

基本急救设备包括：移动式 ICU 救护车，便携式监护仪，便携式呼吸机，便携式吸引器，固定式氧气瓶及移动式氧气瓶 10L、氧气袋各 1 个，多功能折叠式担架车及担架椅、便携式 PCT 检测仪、便携式血气分析仪、便携式心肌标志物分析仪、急救药物、清创缝合包、待产包、胸腔闭式引流包、抗休克裤、充气夹板及木夹板、多功能颈围固定器等。

（三）地面后送途中急救护理观察要点与心理疏导

1. 病情观察要点

（1）对意识清楚的病人再次详细询问病史，尽可能详细了解受伤类型、机制，防止遗漏。掌握生命体征变化，做好必要的体格检查复检。

（2）对昏迷状态病人，可通过现场同车人员尽可能了解受伤时的情况，遵循创伤检伤原则再次查体，对伤情进行更进一步评估，及时掌握原有伤情加重的变化情况。判断伤病员意识障碍的进展程度；判断伤病员气道是否通畅，清除伤病员口腔等部位的异物或潜在梗阻物；判断伤员是否有呼吸及呼吸运动是否对称；判断伤病员脉搏，观察微循环变化情况，对病情变化和没有呼吸脉搏及微循环者进行心肺复苏，可酌情建立人工气道；观察原止血部位包扎止血情况，有无出血加重或末梢循环障碍，必要时及时处理。

2. 伤病员病情记录要点

（1）移动医疗信息终端护理数据采集：有条件使用移动医疗信息系统要及时记录采集数据，记录翔实，为治疗提供可靠依据。

（2）电子伤票护理记录：有条件使用电子伤票，及时记录伤病员生命体征与病情。

3. 排泄的护理　及时观察病人的分泌物、排泄物，尽可能清理干净，避免感染或浸润伤口，并记录排泄物的量、颜色等。

4. 食物和水的需要　后送病人需准备便于携带的食物和水，路途较远且可饮食的伤病员，护士尽可能给伤病员适当补充食物和水。

5. 病人心理疏导　对地面后送病人的心理疏导主要针对意识清楚的病人。医务人员的仪容、仪表应该给病人最基本的信任感，应具有个人的良好素质与气质；加强与病人的沟通、开导，消除紧张因素，树立战胜疾病的勇气和信心。

（四）地面后送抵达驻地医院的护理重点

1. 病人从急救运输工具搬运到驻地医院的急救护理要点

（1）根据病情采取最快方式、就近原则送往医院，在到达接收医院进行过床，脊椎损伤搬运时让伤者两下肢靠拢，两上肢贴于身侧，并保持伤者的身体躯干在同一轴线上。

（2）危重病人或需急诊手术者，应提前向接收医院通报伤情、所需的检查、会诊等，以便进行人力和物力准备。

（3）病人过床后应由随车医生将病人病情及途中出现的病情变化、处理及存在的问题详细向接收医院接班医生做好床旁交接班和接收记录。

2. 与驻地医院值班护士交班时护理重点　病人到达驻地医院值班护士重点交接病人的生命体征，病情的交接以电子或纸质文字材料为主，注意伤员生命体征、过床方式、各种管道的登记和处理，以及病人随身物品，协助医师向接诊医师介绍病情及途中处理情况等。

（五）地面后送与远程医疗救援注意事项

1. 再次评估　事故现场应急指挥负责人和应急人员对现场环境及病人进

行再次评估，制定转运计划，选择合适的转运工具，分批次进行转送。

2. 与接收单位及时沟通 对危重病人进行转运前，应与接收单位点对点进行沟通，详细介绍病人当时病情、已做的处理、存在的问题、接收病人时需准备的设备与人力及转运后需继续解决的问题。

3. 救护车处于最佳状态 转送病人前监护型救护车应处于最佳状态，每班车上交接，各种仪器定期保养，不定时抽检，要求合格使用率100%。

4. 转运设备配置 针对转运对象配置最佳设备，必要时做好远程心电监护，便于远距离掌握病人病情变化，必要时院方给予远程专家指导。

5. 人员培训 急救人员定期培训，不定期考核，多科室参加轮训，熟练掌握急救技能，具备良好的心理及业务素质。

6. 对远程救护车司机要求 远程救护车司机应具有很强的业务素质，熟练掌握驾驶技术及转送途中突发事件的处理技能。

（六）地面后送完成后上报护理救援要点

将伤病员成功转送到接收医院后，交接记录一式两份，一份交接收医院，另一份随车保存，交接完毕后即向指挥中心做汇报。汇报内容包括伤病员病情变化、处理、接收单位急诊科工作初步情况等，汇报尽量详细并提出有必要的建议，如发现接收医院急诊科病人量多，存在接收饱和问题，可向中心提出建议，其他病人可另行分配，以有效提高急救质量。

（七）地面后送护理操作流程

1. 接听电话 接到急救指令，值班护士详细询问地点、伤情，及时报告单位领导，经同意后通知出诊司机、医生、护士及担架员。

2. 出车前准备及检查 按病人病情准备特殊转运设备：呼吸机和氧气瓶、监护仪、除颤仪、吸痰器、血氧饱和度仪、微量注射泵、微量输液器、呼吸囊面罩＋氧气袋、清创包、气管插管包＋喉镜、胸腔闭式引流包、真空固定担架、药品（升压药、降压药、扩冠药、镇静药、止痛药，其他药）。

3. 出车过程 及时与医生沟通，了解伤情，准备好急救物品，并做好自身防护准备。

4. 到达现场 ①带齐常规转运物品（被子、枕头、床单、急救箱＋液体、充好氧气袋）和特殊转运设备（呼吸机和氧气瓶、监护仪、除颤仪、吸痰器、血氧饱和度仪、微量注射泵、微量输液器、呼吸囊面罩＋氧气袋、清创包、气管插管包＋喉镜、胸腔闭式引流包、真空固定担架、特殊药品）。②观察病情、测量记录生命体征、配合医生急救处理。③在医生指导下协助担架员将病人搬移至转运担架车上，转移过程中保持呼吸道通畅。④检查所带物品，防止遗漏。⑤路途中医生在病人的头位，负责观察呼吸、呼吸道、呼吸机、呼吸机连接管等情况；护士在病人身旁，负责观察各管道及输液情况。路途中遇上下坡时，始终保持头高脚低位。

5. 转运途中　①一般病人：护士在后舱负责观察病人情况，医生在驾驶舱负责车辆行驶安全；②危重病人：医生、护士均在后舱，随时处置病人的病情变化；③途中需抢救时，司机应开启故障灯，选择最近的安全位置靠边停车（一般选直道，严禁在弯道及叉路口停车）；④途中应与驻地医院科室联系，告知对方病人的病情、需准备的设备及到达的大致时间。

6. 到达驻地医院后　①整理好呼吸机、氧管和氧袋、监护仪及各种管道；②与接收医院的护士交病情、交药物、交管道，交病人随身物品等；③协助医生交接病情；④检查所带物品，防止遗漏。

7. 返回单位后　①立即电话告知单位领导；②补充所用物品及药品，清理消毒吸痰器、呼吸机管道，打扫车辆卫生（特别是清理血迹、痰迹、呕吐物），归整车载设备及物品，更换被套、枕套、床单等；③将护理文书资料进行归档保存。

三、医院船后送护理

医院船被称作为"海上的流动医院"，是军队海上收容、治疗伤员的专用勤务船舶。在应对突发事件及自然灾害时执行外科为主的救治任务及医学救援。当伤员病情稳定后需将伤员后送以继续治疗。相对于陆上伤员的后送，海上后送因其特殊性更增加了难度。要圆满完成伤员海上后送任务，应根据伤员海上后送可能发生的情况，建立完整的海上后送护理计划，周密制订后送方案，实施中能及时进行有效调整，以有限的卫生资源高质量地完成伤员后送保障任务。

（一）后送前的准备工作

医院船应有专人负责后送工作，接到指挥组织伤员后送的命令后，各医疗组长和护士长立即根据指挥组制定的应急预案和本组医护人员的技术力量将人员分组，细化工作职责，责任落实到人。

1. 护士素质　负责后送伤员的护理人员须具备较高的技术水平和应急处置能力，应选用急诊、ICU 或有经验的高年资护理人员承担危重伤员的后送工作。

2. 人员编组

（1）医护人员编组：分为陪护组和搬运组。陪护组一部分由 1 名医生、1 名护士负责陪护重伤员；另一部分则由 1 名医生或护士护送一组轻伤员。其余医护人员为搬运组，负责搬运护送伤员至后送地点；每名医护人员有一份自己所负责伤员的名单，主任和护士长有总名单。

（2）伤员编组：每组护士长按伤情对伤员进行统一编组，危重伤员 1 人一组。

（3）分别统计需用担架伤员、轮椅伤员及轻伤员的数量。

3. 物品准备

（1）准备担架、轮椅、头部固定器、急救箱、常用急救药品和器材、氧气袋等。

（2）收齐伤员的各种医疗、护理病历资料，分别装入病历袋中，专人负责保管。

（3）协助伤员准备好个人必带物品。

4. 伤员预处理

（1）评估伤员伤情及心理状况，告知伤员后送途中的注意事项。

（2）按照医嘱停止伤员的部分治疗，清空尿袋及各种引流袋，酌情夹闭引流管。呼吸困难伤员保持呼吸道通畅，随时做好吸痰准备，必要时预先行气管插管；有静脉通路的伤员，准备足够的液体；妥善约束烦躁或意识不清的伤员，适当应用镇静剂。

（二）后送中的护理

1. 后送路线　护理人员应熟悉后送路线，按照指定路线和适合伤员的搬运工具，将伤员送至相应的集合地点（如港口、转运直升机、卫生运输船等），注意危重伤员不适合选择船运后送方式。

2. 后送响应

（1）人员就位：接到后送指令，护理人员按照后送预案迅速到达自己所分管伤员的位置。

（2）后送顺序：遵照先重后轻、先普通后隔离的后送原则和伤员伤情特点，带齐病历资料及必需的急救药品、器材；携带的材料应尽量为一次性物品，以减少清洗消毒环节。

（3）清点人数：医护人员护送伤员到达指定位置后，各组清点伤员数量并上报护士长，护士长将伤员数上报后送负责人，负责人将总数上报指挥组。

（4）合适体位：应充分考虑船体摇摆方向对伤情的影响，重伤员取仰卧位；胸部伤伴呼吸困难者，取半卧位并给予吸氧；颅脑损伤和呕吐伤员应头偏向一侧，以防误吸；长骨骨折伤员应将伤肢放在合适位置，背部及两侧用被褥垫好，固定牢靠，防止颠簸摩擦产生疼痛及再损伤，并注意观察肢体远端血运情况。

（5）严密观察伤情：转运途中护理人员应加强责任心，勤询问、勤巡视、勤检查伤员，注意伤员面色、表情、呼吸深浅及均匀度，呕吐物和分泌物等引流液的颜色及量，伤员伤口敷料浸染程度等情况，发现异常情况及时通知医生立即处理，详细记录相关内容。

（6）为伤员创造良好的转运环境：海上风浪大，注意为伤员保暖，伤员因晕船呕吐时应及时清理干净；携带的各种物品放置于相对稳定处，防止船摇摆时摔坏。

（7）在换乘、转运过程中引流管的护理：换乘转运时，搬运前预先夹闭引流管，增加胶布、纱布等固定管道。脑室引流管除在头皮固定外，包扎后在敷料外侧仍需用胶布绕管 2 周加强固定；胸腹腔引流管、留置尿管分别固定于伤员的胸腹壁、大腿内侧的皮肤上；必须移动伤员时，专人负责保护导管，2人以上共同搬动伤员，严防导管脱出。

（8）上下船的安全护理：伤员上下船应按照规定次序安全上下船，避免人员拥挤。护理人员要维持好现场秩序以防伤员意外落水。

（三）后送后整理

1. 交接　认真与接收人员进行口头及书面详细交接，包括伤员的情况、运送途中的有关处置、病历资料、伤员个人物品及伤员后送总数量等。

2. 人员收拢　后送人员整理所携带的医疗物品及一般物品，负责带回原单位；全体人员到指定地点集合。

3. 汇报　后送负责人清点医护人员人数，向指挥组汇报后送工作完成情况，组织人员返回。

四、航空后送护理

（一）高空环境的特点及对人体的影响

空运后送工作是在高空环境下进行的，高空环境具有低气压、缺氧、加速度、温度变化快、振动噪声大等特点。在飞行活动中，由于高空环境的特殊性，不仅会对伤病员的病情造成影响，同时还会影响医疗护理的操作。

1. 气压变化对人体的影响　大气压力是由大气的重量产生的压强，亦称"大气压"，简称"气压"。气压是单位横截面积上大气柱的重量，高度越高压在上面的大气柱就越短，大气压力也就越低，即气压随高度的变化是：高度升高，气压以近似指数函数的方式降低。几乎是高度每增加 5000m，压力降低一半。随着高度增加，空气变得稀薄，气压、氧分压逐步降低。在航空航天环境中，压力变化对人体产生的影响除与人体组织含有大量水分、体内气体的特殊贮存形式以及一些含气腔室的结构等有关外，还取决于压力变动的各项物理参数，如压力变动的方向（"减压"或"增压"）、压力变化的倍数、压力的时间变化率等。当外界大气压力降低时，人体某些半封闭和封闭体腔（中耳、鼻窦、消化道等）内的气体体积就会发生膨胀。体腔内气体体积膨胀，使组织受压，从而可能引起中耳、鼻窦、胃肠道等器官一系列临床病理生理变化。

2. 高空缺氧对人体的影响 随着海拔高度增加，大气压力越来越低，氧分压也随之降低。在 3000m 高空，较低的大气氧分压使健康机体产生缺氧的病理生理反应，高度上升至 15km 左右大气对人体供氧将完全终止（在高度真空环境中，体液已不能保持液态，而不断气化）。在航空航天活动中，暴露于高空低气压环境可致"缺氧性缺氧"。

（1）缺氧对休克的影响及防护：休克的不同时期明显存在着缺氧和酸中毒的病理改变及症状，对心、脑、肾功能具有严重影响。这类伤员在空中受到缺氧的影响，病情将进一步恶化，甚至危及生命。对休克伴有窒息、大出血或重要脏器损伤的伤员，必须从现场抢救开始就对大血管损伤实施迅速有效的止血，采用紧急通气术保证呼吸道通畅，积极采取复苏治疗，必须在休克症状控制后才能飞行。

（2）缺氧对胸部的影响及防护：胸部软组织伤或胸骨骨折时，胸廓正常的呼吸运动受到限制，使肺活量减少，出现不同程度的呼吸功能不全，因而对缺氧的耐受性降低。缺氧使呼吸加深加快，由于胸廓过分运动，有可能使已断的肋骨明显错位而诱发气胸。同时，因包扎伤口的绷带限制了伤员的呼吸运动，使呼吸量减少。各种原因造成的气胸，肺组织被压缩，空中受到缺氧的双重作用，使呼吸困难更加严重。因此，空中必须持续供氧；多根多处肋骨骨折的伤员应将骨折固定后空运，在运行过程中严密注意观察伤员生命体征的变化；对血气胸伤员必须放置闭式引流管，胸腔引流管应用单向活瓣式引流装置，伤员呼吸困难改善后方可空运，空运前注意检查引流管固定是否牢靠。

（3）缺氧对心、肺疾病的影响及防护：急性高空缺氧可引起心肌代谢障碍、交感神经系统活动亢进、局部儿茶酚胺分泌量增加、心率加快，因而进一步加重缺血性心脏病的缺氧程度。冠心病病人因高空缺氧可出现期前收缩及心绞痛发作，有发生心肌梗死倾向的病人，在飞机快速上升时可发生严重的心律失常、心绞痛，甚至猝死；各种原因造成的充血性心力衰竭病人在空中飞行的，由于高空缺氧的刺激，会使心率进一步加快，缺氧症状进一步加重，病情可进一步恶化；急性病毒性心肌炎和心肌功能不良的病人对缺氧刺激敏感，缺氧可使心功能进一步减弱，易发生心律失常；各种原发性心肌病病人，缺氧均可造成血流动力学改变，发生心律失常、栓塞和猝死。无论是患有心肌梗死、心瓣膜病还是其他心血管疾病的病人，如在地面需要吸氧，空中须提高辅助供氧的百分比浓度，使座舱的氧浓度与在地面医院所使用的浓度相同。

患有肺部疾病，如肺炎、慢性支气管炎、肺气肿、胸膜炎、支气管哮喘、支气管扩张、肺结核、脓胸和肺部肿瘤以及可发生限制性通气障碍和阻塞性通气障碍的各种肺部疾病的病人，若在地面就已存在缺氧，对高空缺氧的耐受力将明显下降，空中必须持续供氧。

3. 加速度对人体的影响 在飞行中受到持续加速度作用时，人体产生的主要生物学效应是体重增加，循环血液沿惯性力方向转移，内脏器官移位变形。空中飞行时，产生加速度的概率不是很高，g 值（重力加速度）也比较小，主要在起飞、着陆及转变时出现。飞机起飞滑跑或在空中直线加速飞行时，如果伤员采取面向机头方向坐位姿势，则受到向前加速度的作用，加速度的方向从背到胸，人体受到从胸到背的过载；当飞机着陆后滑跑或空中直线减速飞行时，机上取面向机头的坐位伤员，则会受到向后加速度的作用，加速度的方向从胸到背，人体受到从背到胸的过载；如果此时机上伤员取头向机头的卧位，则会受到负加速度的作用，加速度的方向从头到足，受到过载为从足到头；当飞机做曲线转动飞行时，如转弯、盘旋时，伤员则受到向心加速度或径向加速度的作用。

这种较低水平的加速度对坐位伤员来说，作用力或方向与腹背相垂直，影响不明显。但对俯卧或仰卧的伤员来说，降落和起飞时产生的加速度与身体长轴同向。可产生明显的影响。对于头朝向机头且循环系统不稳定、起飞时发生静脉血淤滞的伤员，可使心排血量明显下降，同时飞机的飞行姿势进一步加重了这种变化，这是由加速度和陡峻的爬升角所引起的。因此，机上伤员体位多采用头朝机头方向，但在安置有循环系统疾病的伤员时将头朝向机尾。

4. 温度变化对人体影响 现代飞机由于飞行速度快、高度变化大、航程远，故其所处的温度环境在短时间内即可能有很大变化。飞机可在数分钟之内由炎热的地面温度环境进入高空寒冷环境；反之，也可自高空寒冷环境突然进入低空飞行时的炎热环境。又如长距离跨区域做气候差别大的飞行时，还会遇到起飞地和着陆地点地面温度差别很大的情况。伤员空运时必须要考虑温差的因素。

5. 振动对人体影响 振动是由飞机内部（如发动机）及外部（如空气动力学原因等）的振动源所引起，它既影响飞机结构，也作用于机上成员，飞行产生的振动对人体的影响程度取决于振动频率、振幅、速度、加速度、作用时间及机体功能状态；如果与其机体器官的固有频率相近可引起共振，则对机体影响就更为严重。在 12Hz 以上的频率中，更多是对视觉、语言、疲劳的影响。振动通过引起视觉功能下降而使机上医疗和护理操作（如静脉穿刺）更加困难；此外，航空条件下常因遇到恶劣的振动环境使人感到不适，影响机组人员的工作效率，甚至引起严重事故。

6. 噪声对人体影响

（1）噪声来源：噪声源和随之出现的噪声场因飞机的类型不同而异。最严重的噪声来源于直升机。飞机噪声的来源主要包括：动力源、传动系统螺旋桨和喷气飞机喷出的气流产生的噪声。座舱空气调节和加压系统，液压系统和通信设备产生的是次要噪声。

（2）噪声强度：直升机在地面发动机启动时，其周围可产生强噪声场，其强度一般在 110～125dB，最大强度可达 131dB。噪声的频率多为低频，在 120～140Hz，峰值为 300～2000Hz。而且直升机机舱多不密封，且噪声源距机舱较近，因此机舱内的噪声强度大于其他机种，其强度为 112～118dB。一般客机噪声强度为 95～104dB，但客机密封性好，噪声源距机舱较远，故内部噪声场强度较低。空中医院载机多采用大型客机，故噪声较低。

噪声对人体的影响程度取决于噪声的强度、作用时间和频率，同时还取决于个体的敏感性。噪声对伤员的影响主要是听觉器官和神经系统。噪声强度超过 65dB 时对机舱内人员交谈产生严重干扰，从而影响机上医务人员与伤员之间的对话，同时也使某些常规医疗、护理操作无法进行，如心肺听诊、血压测量等。对噪声最敏感的是中枢神经系统。在噪声作用下可引起中枢神经系统活动平衡失调，在大脑皮质中出现抑制过程减弱、兴奋性增强，表现为头痛、头昏、睡眠障碍、易疲劳、注意力不集中、记忆力减退、心理反应减慢等。同时，对机体各系统器官功能均有不同程度的影响，出现心率和血压不稳定，食欲下降、脂类代谢紊乱、糖耐量改变等。

（二）空运后送基本原则

空运后送需要在伤情评估的基础上，经过初级救护、稳定伤情后，根据伤病员的诊断、预后判断和下一步的救治需要，确定伤病员后送地点、运输工具的种类和后送姿势。一般由伤员救护区内的救治工作人员进行评定，并做好后送准备。后送的安排必须在现场统一指挥下进行。对有严重危及生命并发症的Ⅰ类伤员，例如心肺复苏成功者和张力性气胸已行简易胸腔穿刺闭式引流的伤员，应先做适当的抢救治疗，待病情相对稳定后再送往医院。后送时需选用有进一步生命支持功能的监护型救护车以及专门的医务人员陪送，途中要严密监测病情变化，医疗与后送相结合，保证伤员安全抵达医院。直升机运送伤员，具有更为快捷的优越性。伤情严重但短时间内尚无生命危险的Ⅱ类伤员，可以用监护型救护车，由专人护送。损伤较轻，包括自己可以行走的伤员，由护士陪送乘用运输型救护车送院即可。

（三）空运后送前的医学准备

飞机在高空飞行，会受到低气压、缺氧等因素的影响，因此，做好伤病员空运后送前的医学准备，掌握后送指标，是最大限度降低伤残率、死亡率的关键。

1. 胸部伤 单纯软组织或单根肋骨骨折，固定后可后送；多根多处肋骨骨折，在胸壁稳定后，无呼吸功能障碍时及时后送；血气胸经闭式引流者可后送，但上机前必须夹闭引流管或更换成单向活瓣式导管，防止逆流。

2. 腹部伤 腹伤、腹部伤术后，待伤口愈合后再行空运；胃肠道术后 5

天可后送，且一定要在排气后，必要时留置胃肠引流或腹腔引流；实质性器官损伤术后出现肠鸣音，且无腹胀、无梗阻可后送。空运登机前应严密观察胃肠道引流液的颜色、液量和气味，如为鲜红色，可能是胃肠伤口裂开或结扎血管的线头脱落；如有特殊气味，可能是腹腔严重感染，需立即处理。观察腹部胀气和包扎情况，防止空运中因中度以上胀气而导致缺氧，监测生命体征及末梢循环情况，有无腹膜刺激征象，以防空运中发生腹腔内出血。

3. 颅脑伤　生命体征平稳、无明显颅内压升高症状，或颅内压已增高，但已行有效开创减压，在登机前，应用 20% 甘露醇 250ml 于 15～30 分内滴完，脱水后即可空运。特殊部位火器颅脑伤，伤员往往处于昏迷或半昏迷状态，救护时注意保持呼吸道通畅；舌后坠者用口（鼻）咽通气管插入咽腔防止窒息；同时，观察伤员意识（清醒、浅昏迷、深昏迷）、瞳孔、眼球活动度及有无偏瘫等。

4. 烧伤　所有伤员烧伤创面在一线医院均行早期清创术。吸入性损伤或面颈部重度烧伤合并呼吸困难者，尽早行气管内插管或气管切开术，尽早给氧，补充血容量，维持水、电解质及酸碱平衡。因呼吸道水肿导管不易插入，空运中给氧应采用面罩式吸氧，氧流量以 4～5L/min 为宜。烧伤面积大于30%、烧伤深度在浅 I 度以上的伤员，登机前应充分补充胶体液，以减少渗出，胶体液以羟乙基淀粉注射液（706 代血浆）为宜。如伤员已发生休克，则无论烧伤面积与深度如何，均应快速输入平衡盐水，待休克基本控制后才能考虑后送。不过现在有些实践经验证明，在条件较好的情况下，若病人不伴有严重休克、消化道出血等并发症，血压相对稳定，只要准备工作充分，治疗措施得当，休克期空运也具有很好的安全性。

5. 休克　伤员发生休克时，立即平卧吸氧，监测生命体征，注意保暖，下肢适当抬高。清除呼吸道内分泌物、异物，保持呼吸道通畅，包扎封闭开放性气胸。伤员发生心搏、呼吸骤停时，室颤者立即电击除颤，及早气管插管或气管切开，保持呼吸道通畅；给氧、输液并给予适量碱性药或血管活性药物。伤员休克纠正、或心肺复苏成功后，严密监测生命体征变化，平稳后方可空运后送。

6. 颌面、颈部伤　先将伤员移位组织复位后再加压包扎，可起到止血、骨端暂时复位、维持呼吸道通畅、减少组织水肿、防止唾液及呕吐物窒息的作用。伴有骨折者，妥善固定后再后送；颈部血管损伤，在结扎修补后经过观察，没有活动性出血，可空运；如有气管堵塞，行气管切开，呼吸通畅后可后送。伴有昏迷的颌面部伤员后送时，采用侧卧或半俯卧，以利口腔分泌物外流，防止窒息。眼球损伤不论双侧或单侧，一律包扎双眼，按重伤员对待，迅速护送。但眼球化学伤，应用大量清水或等渗盐水冲洗，不要包扎。

7. 四肢及骨盆伤　单纯四肢软组织、骨、关节损伤，伤员生命体征平稳可及时空运后送。重者应加压包扎、止血。伤处敷料松脱或被渗液浸透时，及时做补充包扎。骨盆骨折伴膀胱、尿道伤有尿潴留时，应试用导尿管导尿，将导管留置并妥善固定，随伤员后送；不成功时应立即改做耻骨上膀胱穿刺术或膀胱造口术排尿，及时空运后送，途中不要拔除尿管。

（四）后送途中病情观察

空运医疗后送有许多地面无法比拟的优越性，但又受到高空条件、噪声等因素的影响，因此，病情的观察尤为重要，而且有不同于地面救护的特点。

1. 空运中血压的监测　血压能反映伤员心脏泵血的效能、血容量、动脉壁的弹性、末梢血管的阻力以及血液黏稠度等情况。空运伤员时听诊器、水银血压计经常失去作用，应配备电子血压计及碱性电池。电子血压计袖带内有一换能器，可将信号经数字处理，在显示屏上直接显示收缩压、舒张压、脉搏的数值。医护人员也可通过一些变通的方法如指压法，粗略估计血压值大小。如用表式血压计，按常规进行袖带充气，同时用手触摸肱动脉，动脉搏动消失后继续使指针升高 2.67 ~ 4.00kPa，缓慢放气出现动脉搏动时为收缩压，仔细观察压力表指针摆动的情况来大致估计舒张压。此法测量收缩压值比听诊所测血压值低 0.667 ~ 0.933kPa 左右。另外，也可根据伤员情况，监测判断血压变化。由于空气中噪声大，问诊、医嘱传达困难，可设计手语或指示牌，替代口头医嘱。

2. 空运中脉搏的监测　在空运救护途中，密切观察伤员病情变化。动态测量脉搏，准确判断其出血及失血程度，做好记录，及时采取有效急救措施。失血和脉搏、症状的关系一般是：轻度出血时，脉搏少于 90 次/分，无明显症状；中度出血时，脉搏 100 次/分，表现为眩晕、口渴、烦躁不安、心慌，出血量为 500 ~ 1000ml；重度出血时，脉搏超过 100 次/分，表现为出冷汗、烦躁不安、四肢厥冷，甚至意识模糊，出血量约为 1000ml 以上。

3. 空运中呼吸的监测　由于飞行途中气流的影响，机身易摆动，而无法用正常的方法测量伤员的呼吸情况。可用一棉花纤维胶布固定于伤员的鼻孔处，便于随时观察呼吸次数、频率及有无呼吸困难，并保持呼吸通畅。当伤员出现呼吸减弱时，检查是否有呼吸道阻塞现象，立即清除呼吸道异物；当伤员出现呼吸困难时，立即给予吸氧，必要时行环甲膜穿刺，以保证空运途中伤员的生命安全。

4. 空运中体温的检测　伤员因各种损伤均可导致体内的致热原反应，严重者可导致中枢神经系统的损伤，因体温计中含有水银，故机上体温的监测可采用电子体温计、触摸头部或观察肢体末端体温变化来判断。

5. 空运中意识的观察　伤员常因发热、感染、失血过多及颅脑伤等导致意识的改变，可表现为嗜睡、表情淡漠、目光呆板、答非所问甚至意识障碍。空运中因噪声大，无法提问、回答，医护人员应重点观察伤员表情、目光、精神状态等，也可用提示板或图形卡片来与伤员进行交流，以观察其反应能力。空运过程中，对伤员的严密观察、精心护理是保证伤员平安抵达后方医院的基础，也是降低伤残率、死亡率的重要环节。

（五）伤员离机交接与飞机的消毒

1. 组织伤员离机和交接　飞机着陆后，机上医护人员应立即下机，迅速办理交接手续，组织伤员离机。伤员的离机应在机上医疗组的组织下，由接收单位负责组织实施。接收单位组织人员、车辆、物品于飞机着陆前半小时到达机场，做到无缝衔接。交接的重点是清点伤员人数、危重伤员伤病情介绍及医疗护理文书的移交。

2. 飞机清洁和消毒　伤员离机后，要对机舱内全部医疗物品进行清理、消毒，将医疗垃圾清理装袋，必要时对飞机进行消毒，尽量采用高效、快速、安全和方便的消毒剂，消毒的重点是担架、被服和机舱内空气。建议使用强氧化离子水或过氧乙酸喷雾消毒，并密闭机舱门30分钟后通风。清点药品器材和物品，补充消耗，做好再次起飞的准备。

（宣　力　苏　迅　王文珍）

第二节　公共卫生干预

一、灾区环境卫生管理

（一）环境卫生布局

自然灾害发生后，应尽快建立灾民临时集中、分散住所，医疗点及救灾人员临时居住地等区域。

灾民临时安置点根据要求划分为一类、二类和三类临时安置点。一类临时安置点主要指室内能提供住宿条件的临时安置点，如学校、宾馆等；二类临时安置点指在较大空间的室内集中安排受灾群众生活的临时安置点，如体育场馆、工厂厂房等；三类临时安置点主要指在室外相对集中安排的临时安置点，如搭建的帐篷和棚屋等。

医疗点可划分为清洁区、半污染区和污染区。清洁区指的是凡未被病原微生物污染的区域；半污染区指有可能被病原微生物污染的区域；污染区指凡被病原微生物污染或被病人直接接触和间接接触的区域。

（二）灾区饮用水管理与处理

灾害期间集中式供水中断，水源污染和饮用不卫生的水导致人群肠道传染病的发病急剧增加，诸多问题严重影响灾区的饮水卫生。因此应加强灾区饮用水的管理和饮用水污染的应急处理，做好灾区饮用水的卫生保障工作。灾害期间的饮水卫生工作主要包括：灾区饮用水卫生状况的评估和监测，水源保护和饮水消毒，安全饮用水的提供。

1. 灾区饮用水卫生状况评估

（1）原有供水设施状况：是否能够正常供水，水质能否达标。

（2）水源情况：原有分散式取水点（水井、手压井）水源是否遭到污染或正面临污染的危险，能否作为饮用水水源，水量是否足够，居民取水和储水设施情况。

（3）如何采取防护措施保护水源。

（4）居民用水需求，在牲畜数量较多的情况下，要考虑牲畜的饮水供给。

2. 灾害期间供水方式的选择

（1）原有供水正常：检验供水水质能否达到生活饮用水卫生标准（GB 5749—2006）、中小型和分散式供水水质标准。如果水质达不到要求，则安装消毒系统或采取投加消毒药剂的方法。

（2）应急供水措施：灾害发生后原有供水设施被毁坏，可采取临时供水来保障饮水安全。应急供水措施主要包括瓶装水、水车送水和分散取水。

瓶装水：运输方便，水质安全，可在短期内解决应急饮水问题。

水车送水：在道路交通情况允许的条件下，可利用水车送水，水车空间密闭，相对卫生安全，居民可就近取水，使用方便。

分散取水：是临时将一些就近的公共设施改为蓄水池，应急供水。供水前必须对池底和池壁进行彻底的卫生清理和消毒。

（3）集中式应急水源：集中式应急水源的选择参考《饮用水水源保护区划分技术规范》（HJ/T 338—2007），判断灾区各种活动可能对饮用水水源造成影响的上游及周边区域，划定饮用水水源重点保护区。水源的选择应符合以下卫生要求：①应在上游水域或地势相对较高的地方选择饮用水水源取水点，并划出一定范围，严禁在此区域内排放粪便、污水及垃圾。②应划出水质污染较少的水域作为饮用水取水点，禁止在此区域排放粪便、污水及垃圾。③水井应有井台、井栏、井盖，井的周围30米内禁止设有厕所、粪坑、垃圾堆、猪圈以及其他可能污染地下水的设施。取水应有专用的取水桶。④集中式的饮用水水源取水点应设专人看管。⑤交通便利，利于车辆停靠。

3. 饮用水的处理与消毒　灾区的水质净化主要采用的是明矾混凝沉淀技术，可以去除水中的悬浮物和胶体杂质，包括水中悬浮的黏土颗粒以及细菌、病菌、蛋白质、腐殖酸等，使水质得到初步净化。

在自然灾害期间，最主要的饮水消毒方法是采用消毒剂。漂白粉与漂白粉精是灾区应用最普遍的饮水消毒剂。

4. 饮水水质的监测 有条件时应按国家标准方法《生活饮用水标准检验法》（GB 5750—85）检验。在现场条件不具备时可采用简易方法检验。检验的项目主要包括消毒剂中有效氯、余氯检验和水质检验（浑浊度、大肠群落、粪大肠菌等）。

（三）灾区生活废弃物管理

1. 定义与范围 生活废弃物是指在日常生活活动中产生的、在一定时间和空间范围内基本或者完全失去使用价值、无法回收和利用的排放物。灾区生活废弃物大致包括：生活垃圾、粪便和尸体三大类。

2. 生活废弃物的管理与处理

（1）垃圾的收集及处理：①加强垃圾收集站点的管理，由专人负责清扫，并组织专业队伍收集和运输。垃圾存放处使用1%～2%的含氯消毒剂溶液按每平方米2升喷洒消毒。②根据灾民聚集点的实际情况，合理布设垃圾收集站点，可用砖砌垃圾池、金属垃圾桶（箱）或塑料垃圾袋收集生活垃圾，做到日产日清。③及时将垃圾运出，选地势较高的地方进行有氧性堆肥处理，用塑料薄膜覆盖，四周挖排水沟，同时用药物消毒杀虫，控制苍蝇孳生。④对一些传染性垃圾可采用焚烧法处理。

（2）粪便处理：①在应急情况下可挖一圆形土坑，用防水塑料薄膜作为土池的衬里，把薄膜向坑沿延伸20cm，用土压住，粪便倒入池内贮存发酵处理。②要建造临时厕所，不能随地大小便。厕所地址应避开临时水源，设在居住点的下风向。③清出的粪便可送往远离居住点、地势较高的空地，与垃圾一起用高温堆肥、发酵和密封贮存等方法处理。

（3）尸体处理：包括遇难人员尸体处理及动物尸体的处理。

遇难人员尸体处理：一般要求：①对逝者处理时必须遵守充分尊重的原则、及时就地清理和尽快掩埋处理的原则，对需要辨明身份而不能马上处理者，存放时间应尽量缩短；②对正常死亡者尸体，应尽快运出进行火化处理；③对甲乙类传染病死亡者，应做好彻底消毒，以最快速度运出火化；④尸体的处理主要包括包裹、运输、掩埋、火化等环节。

动物尸体的处理：对环境清理中清出的家畜家禽和其他动物尸体，应用漂白粉或生石灰处理后进行深埋处理。

二、疾病的监测与控制

（一）应急监测

1. 定义 疾病监测是连续、系统地收集疾病或其他健康事件的数据，经分析和解释后形成信息，并将这些信息分发给需要的人员和机构，用以采取公共卫生措施，或（和）评价所采取措施的效果。

2. 疾病监测的过程包括三个部分

（1）系统地收集疾病发生的有关资料；

（2）对所收集的资料进行分析及评价；

（3）及时尽快发出有关报告。

3. 疾病监测的内容

（1）人群基本情况的监测：包括人口、性别、年龄、职业构成，出生、死亡、人员流动，生活习惯、经济状况、教育水平等。

（2）监测人群中疾病的发生、死亡及其在人、时、地等方面的动态分布，包括对疾病暴发和流行的调查、亚临床感染的调查及疾病的漏报调查等。

（3）监测人群对疾病的免疫水平及易感性。

（4）监测传染源、宿主、媒介及有关环境情况。

（5）监测病原体的型别、毒力及耐药情况，以及其他致病因子的情况。

（6）监测疾病干预措施实施情况及效果。

（二）应急处理

1. 定义　应急处理是指在突发公共卫生事件可能发生或已经发生时，应该采取某些超出正常工作程序的行动，以避免事件的发生或减轻事件后果。

2. 应急处理程序

（1）紧急启动预警系统：当收集到有关信息证明突发公共卫生事件已经发生，或者即将发生的可能性增大，应迅速启动预警系统。当地县级以上政府和政府有关部门应采取相应的措施。

（2）快速执行应急响应：应急响应指的是当预警系统紧急启动后，地方各级人民政府及有关单位，针对突发公共卫生事件采取的所有应对措施。其具体内容包括：信息上报、应急监测、医疗救助、紧急疏散、应急处置和应急保障等。

（3）立即实施应急监测：在突发公共卫生事件的紧急应对中，应急监测是一项重要的核心内容。

（4）开展紧急医疗救助：在突发公共卫生事件发生后的最短时间内，对事故现场中毒、受伤人员实施紧急医疗救助，以及紧急疏散、妥善安置周围群众。这是应急处理的核心内容之一。

（5）切实做好应急保障：在突发公共卫生事件的应急处理中，充足的应急保障是一项关键工作，事关应急处理、处置的成败。应急保障主要从资金保障、装备与物资保障、通信与运输保障和人力资源保障四方面切实做好。

（6）应急终止及后期处置：应急终止是突发公共卫生事件应急处理的最后一个环节。应急终止后还要进行妥善的后期处置，才能圆满结束应急处理过程。

三、食品卫生与安全管理

(一) 食品安全保障

搞好灾区的食品卫生工作是整个救灾防病工作的重要组成部分，也是确保大灾之后无大疫的重要前提条件。灾期食品卫生工作主要包括：加强食品的监督管理、把握好制作、运输、储存、分发四个环节，严防食物中毒，加强对外源食物的宏观控制和做好受灾初期及后期的食品卫生工作。

1. 建立外源食物的检查制度　在外源食物集中的车站、码头、机场设置检查站，在送往灾区之前分类抽查救灾食物的卫生状况。对符合卫生要求的食物做好卸货、储存、转运、分发的卫生指导。临时储存食物的场所应保持干燥、清洁，不放杂物，食物隔墙离地存放，注意通风、防虫、防鼠、防蝇、防尘、防霉变。

2. 了解当地潜在的污染源　注意了解受灾地区化工厂等可能污染食品的污染源，及早掌握可能污染食品的化学物质情况，以尽早实施预防和监控措施。

3. 加强食品卫生宣传　在灾区广泛深入进行食品卫生知识的宣传，提高灾民自我保护能力，实现大灾之后无大疫。采取会议宣传、广播宣传、电视台宣传、现场巡回宣传、大量张贴和散发标语、传单、宣传画等行之有效的宣传方式进行宣传。

4. 救援食物的选择原则　适宜作为救援的食物有：清洁的饮水、直接入口定型包装的食物、干燥食物或水活性值低的食物、清洁的瓜果蔬菜、小包装的复合维生素及矿物质、生大蒜等。

不适宜作为救援的食物：鲜肉类、鱼类、熟肉、熟鱼贝类、冷冻鲜肉、鱼类食物、含水量较大的非定型包装食物。

5. 把好关键环节，严防食物中毒的发生。

(二) 非安全食品处置

1. 不能利用的食物的处理　不能利用的食物进行处理后丢弃，并做好监督监测，以免危害扩散。不能利用的食物主要包括：被水浸泡过的食物；已死亡的畜禽、水产品；已腐烂的蔬菜、水果；来源不明的、非专用食品容器包装的、无明确食品标志的食品；严重发霉（发霉率在30%以上）的大米、小麦、玉米、花生等；其他已腐败变质的食物和不能辨认是否有毒的蘑菇等。

2. 霉变小麦的处理　根据国家小麦标准，霉变率6%（含赤霉率4%）允许收购，不需处理可以食用；霉变率超过50%以上，以及酸臭者禁止食用；霉变率在6%~50%者需经综合措施去毒后方可食用。霉变小麦处理可以用风选、泥浆浮选、清水或石灰水浸泡漂洗、剥皮磨粉等方法进行处理。

3. 对中毒食物的处理

（1）导致细菌性食物中毒的液体食物应加适量的漂白粉混合后销毁。

（2）导致细菌性食物中毒的固体食物应加水煮沸 15 分钟，量少的掩埋，量大的烧毁。

（3）对导致植物性食物中毒、动物性食物中毒、化学性食物中毒的食物应深埋，不得用作工业原料或饲料。

4. 大宗食物和粮食受淹后的处理措施

（1）凡有严密包装、无渗透污染可能的食品，如罐装、瓶装、铝箔装的食品，可先清洗外表，再消毒后供食用。

（2）凡受过水浸或受潮、但未霉烂变质的原粮或成品粮应先行烘干或晒干，再加工去除表层后可供食用；或指定专用场所，按规定要求经反复淘洗多次后可供食用。

（3）受过水浸的叶菜类和根茎类农作物，只要没有腐烂，一般可用清洁水反复浸洗多次后可供食用。

（4）受过水浸的冷藏、腌制、干制的畜禽肉和鱼虾等，如未变质又无毒物污染可疑的，可经清洗、熟制后食用，不应再继续贮存。

四、风险沟通与健康教育

风险沟通是指风险及其相关因素的信息和意见在相关各方之间的相互交流，主要指政府及其部门与媒体和公众的互动与对话。通过风险沟通，可以争取支持和合作，减少和规避风险，控制和消除突发公共卫生事件的危害，平息事件可能造成的不良影响，营造必要的舆论环境，维护和塑造政府及有关部门的良好形象。

社会公众是防灾的主体，各级卫生部门要根据本地区自然灾害特点和工作实际，加强健康教育，利用广播、电视、网络、手机报和手机短信、宣传材料、面对面交流等各种方式，向公众宣传防病救灾的卫生常识，增加公众对突发自然灾害的认知，提高灾民自我防病和自我保护能力，增强互助能力。

（一）应急风险沟通的策略

在不同种类的突发公共卫生事件中，公众都有其特定的心理学特征。卫生应急人员必须预料到公众所承受的精神压力和心理反应，并运用适宜的风险沟通策略去缓解他们的精神压力。

根据应急沟通"事实-价值"模型，卫生应急沟通主体可以形成丰富的沟通策略谱系，分别从事实导向和价值导向的一级路径建立告知与重建等二级路径，再到议题管理和引领公共精神等三级路径。

1. 事实导向策略　事实导向策略主要包括告知、疏导和转换三个二级路径。

（1）告知策略：告知是指危机当事主体面向利益相关者发布危机信息的行为，是主体的"单方"话语在危机舆论环境中进行传播并接受选择的过程。

告知策略又分为三个三级路径：告知真相、充分告知和适度承诺。真实是应急沟通的底线和生命，也是首选策略；在"全部告知"与"消极沉默"的两极中，选择大家最为关切的共同议题进行充分的告知；承诺作为一种话语、姿态和行动而存在，对受害者而言，承诺意味着走出困境、获得补偿，意味着安全和护佑的希望。过度承诺可能会获得暂时的支持与喝彩，但却因为无法兑现而丧失公信力、恶化危机。

（2）疏导策略：如果说"告知"是当事主体主动、快速、充分地发布危机信息，解决信息"覆盖面"的问题，那么"疏导"则强调针对关键议题寻求重点突破。疏导策略包括三个三级途径：引导核心议题、寻求第三方联盟、规避危机黑洞。

（3）转换策略：转换策略又分为前后一致、协同核心利益相关者、转移视线三个三级途径。

"前后一致"指的是与过去的话语呼应，要求组织认真回溯、深刻检讨危机发生之前的主张和承诺，并在应急沟通过程中予以重申和维护，是一种"补差型"努力，旨在修复与利益相关者的关系。

"协同核心利益相关者"旨在主动与利益相关者沟通，争取其支持，使之与组织共同度过危机。

"转移视线"是指在危机中把公众关注的焦点转移到那些可以摆脱组织责任或者于组织有利的问题上去。

2. 价值导向策略 价值导向策略主要包括顺应、引导和重建三个二级路径。

（1）顺应策略：顺应策略可分为倾听、合作非对抗和关爱弱者三个三级路径。倾听是传播三部曲中"信息交流"的重要一环，是"意义沟通"和"价值劝说"的基础；成功的危机管理，常常始于对抗，止于合作；媒体和公众皆把保护弱者利益作为危机管理前三位的价值取向之一。

（2）引导策略：引导策略包括大局利益引导、公众利益引导、媒体报道引导三个三级途径。大局利益引导是指组织要把"自己人"引导至大局利益上来；公众利益引导指向的是危机中公众的根本利益；媒体报道引导指的是在危机中将媒体引导到组织与公众的共同利益上来。

（3）重建策略：重建是指在危机事件平息后的补强行为，除了于事实层面恢复正常的生产、生活秩序外，这一路向的根本目标是于价值层面修复形象，重建信任。重建策略包括：补偿与救赎、重构话语秩序、晶化舆论。

有形补偿是指对利益相关者的生命、健康和财产损害进行物质和资金方面的补偿或救助；无形救赎是指对利益相关者进行精神抚慰。

重构话语秩序，一般通过媒体公关、事件公关、领导公关和全员公关等危机公关路径获得。如媒体公关即通过召开新闻发布会、记者见面会、安排媒体专访、投放新闻稿件等形式，传播组织新的发展理念和行动方针。

晶化舆论需要提高组织美誉度、信任度、忠诚度和对组织的品牌进行建设。

（二）风险沟通的内容与方法

风险沟通主要包含政府沟通、组织内部沟通、部门沟通、媒体沟通和公众沟通五部分内容。

1. 政府沟通 政府沟通主要是指以政府为中心的信息传播。内容主要包括应对和解决事件的资源和能力、处理事件的指挥能力、应对策略、控制形势的时机、救助计划的开展、义务履行和经济贸易等问题。与政府沟通的方式主要包括：当面沟通、书面沟通、电话沟通。

政府部门应与媒体合作，负责向公众及利益相关者提供清晰、准确、有科学依据的信息，这是建立信任与信心的基础；信息混淆可以损害公众对政府的信赖，导致公众的担忧与焦虑，阻碍防疫措施的落实，政府与媒体统一协调，密切合作，信息制定及发布，对避免这种情况的产生至关重要。

各级卫生行政部门要建立新闻发言制度，确定新闻发言人。新闻发言人是代表政府向社会发布自然灾害的相关信息和进行风险沟通，因此，在风险沟通中要坚持信息准确、发布及时、同情和关注。

2. 组织内部沟通 危机事件发生后，往往出现组织发出的各种信息互相矛盾的情况，公众向组织寻求帮助却没有明确哪个部门负责等，这些混乱状况的产生与组织内部沟通不够有关。组织内人员应当包括以下几方面：

（1）当地卫生行政部门：关注事件的控制措施、影响范围、人力调配、信息发布等。

（2）医疗机构和疾病预防控制机构的专业人员：关注要点包括个人安危、家庭安危、可利用处理事件的医疗资源及处理方法等。

（3）事件区域内的其他应急人员：关注要点包括个人安危、家庭安危、解决事件的足够应急资源、事态进展。

（4）上级卫生行政部门：关注事件的定性及控制难度，采取的措施、事件进展、公众反应等即时信息。

3. 部门沟通　自然灾害发生时涉及的相关政府部门有农业、工商、质检、药监、航空、铁路等多部门，按职责归口处理，如系卫生部门职责则以卫生部门为主进行信息发布。并于信息发布前与相关行政部门沟通，争取配合，更好地处置突发事件。如系其他部门负责，卫生部门应及时主动提供协助。其他相关组织还包括工业、贸易、生产领域的公司，以及邻国和国际机构。其中，工业、贸易、生产领域的公司关注要点包括经济问题、有关的政策；邻国和国际机构关注要点包括已经采取的解决措施、替代的方案、事态进展。

部门沟通的主要方法是开部门协调会，建立部门信息互通机制等。

4. 媒体沟通　媒体沟通是风险沟通中最常见的，因为媒体具有覆盖面广、传播速度快、权威性强、大众媒体的信赖度较高等特点。一旦出现突发公共卫生事件，如果与媒体沟通得好，能起到好的作用，否则相反。作为媒体，它在风险沟通中起着非常重要的作用。随着风险逐步升级，有效的信息传递有助于预防不必要的恐慌。风险沟通的基本思想是，当存在不确定的健康风险时，公众需要了解已经明确和尚不明确的信息，以及能帮助他们采取保护自身和他人健康行动的建议；卫生行政部门要及时向媒体提供最新政策、信息、措施、资源等相关内容；卫生技术部门要及时向媒体提供基本信息、预防知识、健康教育、风险预防等内容。

5. 公众沟通　公众沟通的目的一是通过目标人群进行风险信息的传播，以使得沟通对象对风险有正确的认识，并使其采取有效的预防、治疗和控制行为，以将该风险对公众和社会的危害降低到最低。二是维持社会稳定，避免经济及社会秩序混乱。开展面向公众的风险交流，通过沟通获取公众理解与支持，能为政策落实、行动与措施的落实提供强有力的支持，同时动态监测媒体报道及收集公众信息反馈是及时了解需求、问题障碍以及调整传播策略的重要手段。

五、临时住所的卫生管理

(一) 选址要求

灾后选择临时住所应符合以下要求：

1. 首先要选择靠近主要公路，方便供给的地点，采取应急措施，搭建帐篷、窝棚、简易住房等临时住所，做到先安置、后完善。

2. 选择地势较高、背风向阳和用水方便的地点，并有 2% ~ 4% 的坡度，以便于排水和保持地面干燥，山区注意避开山口，城镇注意避开高层建筑物或工业废水、废水排放口及存放易燃、易爆等危险品的仓库附近。

3. 远离有水和媒介相关疾病的地区，如伤寒、副伤寒、疟疾等。

4. 避免在多岩石和不透水土壤处设安置点，不应在斜坡、狭窄山谷和沟整处设安置点。

5. 不能靠近工业区或被自然灾害破坏了的既往工业区，以免受到空气污染和其他危害的影响。

6. 最好按原来居住状况进行安置。保持原来建制，按户编号，干群之间、各户之间相互了解，许多卫生问题可以有组织有领导地解决。

（二）设置要求

1. 出于安全原因和减少因洪水或道路问题使避难所与外面隔绝的危险，安置点至少应有两条进出道路。

2. 居住点之间应有 8 米的间隔，这样人们可自由通行，不被固定帐篷的桩子和绳索绊倒。这种间隔距离也有助于防止火灾蔓延。如果空地不够，不能满足此要求，那么居住点的间距至少应两倍于每个居住点的高度，且决不能小于 2 米。

3. 应有针对恶劣气候条件（如暴雨、暴风等）的基本自然防护能力。建筑材料尽量选用轻质、坚固、防雨、耐热性好的材料，如木板、帆布、帐篷、油毡、苇席、茅草等，防止棚舍倒塌压伤。

4. 棚屋等临时住所要能遮风防雨，同时应满足通风换气和夜间照明的要求。要设法降低室温，防止中暑，北方应注意夜间保暖防寒。

5. 宿地要防潮、去湿、保暖，填平宿地周围的坑洼，清除杂草，排除积水，四周挖排水沟，床下或地面铺一层稻草、干草或草木灰去湿，或撒上一层生石灰吸湿，门口挂棉帘或草帘。

6. 为便于管理和控制传染病，安置营地可容纳人数不应超过 10 000 ~ 12 000 人，或把营地再分割成独立小区，每小区不应超过 1000 人。

7. 在安置点周围以及道路两侧挖掘排水沟，特别在有爆发洪水的危险时；同时要注意把水从避难所、厕所、临时医疗点等处引开。

8. 为控制昆虫孳生，对难以排干的死水区可采取回填方式，也可用聚苯乙烯球或薄油层覆盖。对小水面也应适当排水，以免形成水洼。

（三）工作人员配置与要求

1. 科学的医疗组织和管理 在灾害期间，工作人员在科学的组织和统一指挥下，才能有条不紊地进行医疗工作。科学管理、团队合作、配合有序是医疗工作顺利开展的重要保障。在应对成批伤员的医疗工作时，管理者根据实际情况，将医疗人员分为抢救组、治疗输液组、登记组、转运组，可节约人力资源，提高效率。并通过与其他部门的配合，使医疗资源利用最优化，伤员处置最恰当。

2. 正确评估病情 在抢救成批伤员时，要做到快速、准确地对伤员进行预检分诊。通过建立伤员基本信息快速登记与快速预检分诊流程，制定并优化接收伤员流程，改善信息采集流程，可给予伤员最有效的紧急处理。

3. 扎实的急救医疗和灾害医疗知识 灾害救援工作中成批伤员的特殊性，要求工作人员具有高度的责任感和紧迫感、丰富精湛的急救技术、扎实的相关学科理论知识与操作技能。

（刘 贝 谭晓东）

第三节 后方医院大批伤员救治管理

一、大批伤员救治管理

（一）启动应急预案

我国在 2003 年和 2007 年分别发布了《突发公共卫生事件应急条例》和《突发事件应对法》，各医院遵循上述两项法律法规，并根据灾害类型和特点建立医院应急预案。在灾害的急性期、亚急性期，为了有效救治大批伤员，各医疗机构需要迅速启动灾害救援应急预案。

预案启动后需要根据动态评估结果不断优化流程。随着救援工作的深入，灾情伤情在不断发生变化，医院管理人员需要不断根据临床一线或更高层面反馈的信息，对现有流程进行再评估，对具体应急流程进行再优化，以适应不同阶段救援工作的需要。启动应急预案时需要考虑尽量减少对日常医疗工作的影响。

（二）构建灾害救援指挥体系

重大灾害瞬间导致大批伤员出现，医疗需求急剧增加，组织管理无疑是有效救治的关键环节。高效的组织管理首先需要整合资源，建立统一的灾害救援指挥体系。指挥体系的人员构成包括医院院级领导、各职能部门及临床科室负责人等，要求分工明确、任务具体、责任落实。由救援指挥体系科学合理配置和调动人力、物资等资源，科学管理财务和信息，满足随时变化的伤员抢救需求。

（三）资源管理

1. 人力资源管理 人力资源管理主要包括两方面，后方医院本医院的人力资源和支援人力资源的管理。灾害救援工作是个复杂的综合救援活动，大批伤员到达时，后方医院全员参与紧急救援，需要做到分工明确，各司其职。当大批伤员尤其是危重伤到达医院时，后方医院人力可能难以满足临床需求，因此需要寻求全国其他医院支援。可在灾害救援指挥体系协调和卫生行政部门的支持下，对口联系相关医院资深专家与专科护士，并协调安排好其工作与生活。

2. 医疗物资管理 做好救援物资管理才能保证科学应对灾害。灾害发生后需要多渠道收集信息,尽早了解灾害的性质、强度、累及范围以及可能伤亡的人数等,尽快做好医疗物资准备。并根据灾后不同阶段伤情分布特点动态调整医疗物资准备的类别和数量,避免救援物资过剩和不足。医疗物资管理需重点明确,优先保障重点科室和紧急物资并有效管理捐赠物资。

3. 信息管理 全面、准确的信息是做出准确应急救援决策的前提条件。后方医院信息管理不仅包括灾害的基本信息还包括伤员流动的信息。在灾害应急期,有效的信息管理有利于医院管理层战略决策、动态调整资源,保障救援工作的顺利进行。灾害恢复期对灾害救援信息的反思和分析,对今后的备灾和救灾都具有重要意义,从长远角度看还利于学科发展。目前部分医院已经构建了灾害伤员信息库。

(四) 大批伤员救治护理管理策略

1. 灾情、伤情评估 任何类型灾害都具有突发性的特点。灾害发生早期,灾害规模及影响范围等尚不明确,因此无论哪种灾害的群体伤救护,都需要多种途径迅速收集灾情信息,包括灾害的类型、破坏力估计、灾区地理特征、灾区气候、受灾人群民族、语言等信息,为快速组织相应预案实施、做好应急准备提供重要参考。但是评估必须是动态的,一方面,自然灾害存在发生发展的过程,灾情始终在不断变化,医疗应急也需要有相应的调整;另一方面,医疗机构存在从应急准备到具体实施的转变,原先准备的应急流程可能需要随时根据评估结果进行针对性调整。同时,在评估灾情和伤情的同时,还要评估医院自身的救援能力。

2. 制定紧急状态下护理人员人力资源调度预案 护士是灾害救援全程的参与者,同时也是救援活动的关键角色之一。护理人员在灾害救援的各个环节发挥着重要作用。在灾害医疗救援中必须在灾前构建紧急状态下护理人力资源调度预案,并根据灾情和伤情进行适度调整。在重大灾害医疗救援中,支援医疗护理力量也是重要的人力资源。因此还需要制定支援人员的管理方案,使支援人员能够很快适应环境和顺利开展工作,保证人力资源得到充分利用。

3. 医疗物资保障 医疗机构不但要有突发事件应急救护方案,还应制定周密的突发事件医疗物资保障应急预案。灾害发生后需要多渠道收集信息,尽快做好医疗物资准备,包括派遣医疗队和收治灾害伤员重点科室的医疗物资准备。如急诊科、手术室、骨科病房、ICU 等的物资储备。另外,日常生活用品、妇女儿童用品也需要准备,在地震灾害频发的日本,储备日常生活用品的措施是制作地震灾害应急包,内容物具体到妇女卫生用品和护手霜等。

4. 重视信息收集及统计工作 包括准确的伤员个人信息和病历资料。准确的伤员个人信息短期内对失散人员寻亲、灾情评估具有重要意义。伤员的病历资料是珍贵的病案资料，伤员病历资料，特别是伤情、救治护理过程相关信息的分析，对于评估救治成效、反思救治经验、了解伤情变化规律，对今后的备灾救灾都具有重要意义；另外，还为灾害护理科研提供宝贵资料，从长远来看可以促进护理学科的发展。规范化的信息数据采集系统，特别是伤病员伤情、救治过程等相关信息是灾害救援中护理管理需要重视的方面，也是重大灾害后需要进一步研究的重点。

二、外伤病人的护理

（一）大批伤员救治原则

1. 二次检伤分类和伤员分流

（1）二次检伤分类：由于现场初次检伤分类存在评估不准确的可能，此外，在转运途中伤员病情也可能发生变化，所以虽然经过现场的检伤分类，仍然需要有专业检伤分类人员进行医院内二次检伤分类，保证危重症伤员得到及时救治。

（2）伤员的分流：伤员的分流包括两方面：院内分流和院间分流。院内分流主要体现在急诊科内伤员的分流。检伤分类主要在急诊科完成，伤员经过急救处理后需要及时分流，才能保证急诊的有序救治。大型灾害时还需要院间分流。例如汶川地震和玉树地震时即采取了全国范围内伤员跨省转运。

2. 分级救治、多学科协作　分级救治又称阶梯救治。这种组织形式是战伤伤员救治的基本原则。战伤的救治由于受到野战环境和战区卫生资源及设备等条件的限制，不可能如平时创伤那样在一个医疗机构完成所有的治疗，而是采用分级救治的组织形式。它最初诞生于前苏联卫国战争时期，现被广泛应用于战争伤员批量救治，其基本原则可概括为"分类救治、阶梯后送"。救治阶梯最根本的设置依据是伤员的需要，按照伤情的变化过程来安排和调整救治资源。灾害救援时伤员救治也受到灾害环境和灾区卫生资源及设备的影响，因此灾害批量伤员的救治可参考战伤救治，遵循救治原则争取不间断的治疗。灾害伤员病情复杂，严重创伤者因失血性休克、并发感染等，后期常出现各种并发症，如挤压综合征、MODS，以及心理应激障碍等，这些情况均需重症医学、骨科、肾内科、心理卫生科等多学科协作。我国汶川地震和玉树地震的医疗救援实践证明，批量外科伤员的救治需要分级救治、多学科协作。分级救治能够争取不间断的治疗，而多学科协作能够提高救治水平，降低病死率和病残率。

3. 防止医院感染暴发　灾害时气性坏疽等特异性感染及广泛耐药菌感染发生率会明显增高。因此医院感染的控制也是批量伤员救治时需要重视的问题。我国是自然灾害频发的国家，在近5年来经历了2008年汶川特大地震、2010年玉树地震、2013年芦山地震和甘肃定西地震，在院内感染控制方面取得很多经验，例如规范分诊场所管理，进行院前伤员感染的筛查，院前去污即入院前更换所有衣物，衣物处理时考虑伤员的民族习惯等。

（二）灾害外伤伤情特点

1. 以机械性损伤为主　包括四肢及骨盆骨折、脊柱骨折、颅脑外伤、胸部外伤、腹部外伤、挤压伤、多发伤、皮肤软组织伤等，在地震灾害中骨折发生率较高。唐山大地震时脊柱骨折发生较多，汶川地震和芦山地震中四肢骨折发生较多，玉树地震中胸部骨折和骨盆骨折发生较多，除此之外，不可忽视其他伤病。日本关东大地震时，因当时多是木制房屋，震后大火燃烧数天，出现许多烧伤伤员。日本东北部地震时正值冬天，灾民无家可归，出现许多冻伤、上呼吸道感染和肺炎等。2011 年日本京东大地震中伤员死亡的主要原因为淹溺，早期收治的危重伤员主要是由于吸入海水而引起的肺炎和低体温。

2. 多批量伤员入院，医疗需求变化迅速　虽然伤员就诊时间不确定，但是常常集中来诊，呈现批量入院的特点，总的趋势呈现入院高峰（图 4-1）。汶川地震时四川大学华西医院 9 小时内连续收治病人高达 319 人，每小时最多收治 89 人。灾害救治的医疗需求是动态且迅速变化的，震后不同时间段伤员病情不同，救治重点也存在差异。因此在灾害外伤伤员救治管理中，需要结合伤情及既往救治经验动态调整。

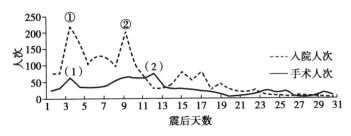

图 4-1　地震伤员入院及手术人次趋势

3. 伤情复杂，轻重伤员混杂　灾害伤员受伤机制复杂，多发伤、复合伤常见，危及伤员的生命，同时伤员伤情还受灾害发生时恶劣环境的影响。例如玉树地震发生时，因高原海拔高达 4000 米，大多数重危伤员中存在全身反应低血压或临界血压、低氧饱和度、精神委靡、表情淡漠，甚至在中度伤员中也有这种表现。总体情况下灾害伤员中轻症伤员占多数，危重症伤员比例并不高，轻症伤员能够更早占用医疗资源。但是不同医院收治伤员的危重症程度并不相同，这与医院本身的医疗条件及灾害救援策略有关。例如汶川地震时，国家原卫生部和解放军总后勤部卫生部制定了《汶川特大地震灾区战地医院和医疗点建设指导意见》，采取"集中伤员、集中专家、集中资源、集中救治"的工作方式，明确重症伤员集中收治在四川大学华西医院、成都军区总医院和四川省人民医院，组建了战略医疗支援力量最集中的灾区后方专科治疗基地。

（三）伤员急诊救治管理

急诊科是群体性创伤救治的第一线，灾害时伤员往往集中就诊且就诊时间不确定，就诊量大。汶川地震时收治伤员较多的四川大学华西医院最高就诊量可达 89 人/小时且轻重伤员混杂。这就意味着急诊科短时间内需要处理分流大量的灾害外伤伤员，需要高效的伤员救治管理，才能最大限度地保障伤员的救治。伤员急救救治包括三个阶段：院前急救、检伤分类和紧急救治、伤员的分流。

1. 院前急救　重大灾害时后方医院往往接收飞机转运的危重伤员，需要派遣院前急救队伍前往机场接诊，在院前急救的同时做好接诊的准备。汶川地震时经过反复摸索取得的经验即"登记提前、分诊提前"。针对飞机作为主要联系灾区与后方医院的生命线，在转运至医院的救护车上即开始询问并登记伤员姓名、性别、年龄等基本信息。为便于伤员识别，将伤员的主要信息用不干胶粘贴在伤员上臂或者其他比较醒目的地方，方便查对与寻找伤员。

2. 应急准备　灾情发生后由有关部门（如公安、地区政府、急救中心等）通过医疗急救的绿色通道可直接转运大批伤病员到达医院。急诊科需严格执行上报制度，由医疗主管部门根据伤情启动相应应急预案，同时要做好应急准备。

3. 检伤分类和紧急救治　分类检伤人员最好为经验丰富的外科医生，并针对不同灾害类型安排相关专业医护人员，如地震伤安排骨科、脑外科，爆炸伤安排烧伤科等专业人员实施伤病员二次检伤分类，根据检伤分类结果紧急救治伤员。与"现场检伤分类"不同，除了"分类"之外，"医院内检伤分类点"还需筛查可疑有伤口感染的伤员，以排除特异性感染和多重耐药菌感染。检伤分类点的管理最好有医院感染控制人员参与。

4. 伤员的分流　及时的分流可保证病人按先重后轻、先急后缓的原则得到及时有效的救治，以提高抢救成功率。根据分类结果将伤病员护送到相应区域进行入院前的初步处理，并按事先设计的流程护送伤病员住院治疗。需急诊手术者，应立即送手术室；对怀疑有特殊感染的危急重症伤病员按事先划定的"污染绿色通道"送入专门的病房救治。在各项检查完成诊断明确后，应依据主要诊断将病人调整、划归到相关的临床科室；危重病人应收入各相应专科或ICU，伤病较轻者，尽可能集中于一个区域，便于观察、管理。明确记录病人分流去向。

另外，急诊科是几乎所有灾害伤员的集中入院通道，伤员信息的收集也是灾害急诊救治管理中需要重视的一方面。对伤员信息的整理和分析，在短期内便于寻亲工作和灾情的评估，从长期看对于以后的备灾、灾害护理乃至灾害医学的发展具有重要意义。汶川地震中伤员信息失访率较高，据统计超过10%。在护理管理及救治分类过程中发现伤员信息资料不全，如登记不全、同名同姓难以区分、伤情分类标识不清等多个问题。面对大批伤员信息收集，汶川地震和玉树地震时取得了一定的经验，如信息收集内容拓展至救治时的转运交通工具，如飞机转运航班和救护车车牌号；信息收集时机提前，在飞机场接诊即开始收集伤员信息，构建群体伤资料袋等。针对大型灾害事件伤的分诊和信息收集，国外结合信息技术开发出一种可以携带的工具，方便院前急救和大型灾害救援，独特的电子分诊标签，动态跟踪病人的去向。

收集伤员信息时需要考虑发生灾害地区人群特点和伤员具体病情。比如玉树地区居民多为藏族，他们不懂汉语，并且有自己的民族习俗。转运来的部分病人意识不清，无家属陪伴，因此为了防止沟通障碍带来的影响，必要时可采用图像采集的方式收集伤病员信息。

（四）伤员手术救治管理

手术室资源因其在同一个时间段内只能为相对固定数量的伤员提供医疗服务，且在短时间内难以增加，成为灾害救援时外伤伤员救治的瓶颈，因此手术室救治管理显得格外重要。

1. 做好手术室人力、器械、物资准备　在灾害医疗救援的第一个阶段，外伤/伤口类疾病占多数，以骨折为主，多数伤员需要手术治疗。据统计，汶川地震时手术台次呈现两个高峰，第一个手术高峰为震后3~4日，手术类型排在前三位的分别为截肢手术、各类清创缝合手术、各种骨折切开复位内固定术；第二个手术高峰为灾后9~12天，主要为复杂、重症需二期手术的骨伤病人，需要行各类骨折切开复位内固定术。而芦山地震中，手术高峰同汶川地震高峰存在差异，出现在灾后第2日，只呈现一个高峰，手术类型排在前三位的仍然是四肢骨折手术、脊柱手术和组织清创缝合手术。因此在灾害伤员手术救治管理中需要综合考虑灾害类型、灾害发生的自然环境、灾害救援信息和伤员分流情况等，对手术高峰和可能的手术类型做出早期评估。重点在骨科、脑外科、普通外科、心胸外科等手术室亚专业人力、器械、物资供应方面做好早期准备，并做好与麻醉科、重症监护室、外科病房、消毒供应中心以及急诊科的沟通与协调，以保障伤员手术的需要。

2. 做好病人身份核查，严格执行查对制度，保障手术安全　错误手术包含三方面的内容：错误手术病人、错误手术方式和错误手术部位。错误手术是坚决杜绝的医疗事故。骨科手术是错误手术发生率较高的手术亚专业；处理急诊病人时本身容易发生病人身份识别错误；另外，如果伤员来自少数民族地区，伤员信息在沟通时容易出现偏差，如同名较多、音同字不同等情况，上述诸多因素的存在导致灾害伤员手术治疗中错误手术发生风险更高，因此需要更加严格的患者身份核查，严格执行查对制度，防止错误手术的发生。

3. 做好院内感染控制　灾害医疗救援中手术室内存在多个发生院内感染的危险因素。首先，灾害救援中伤员受伤环境复杂，部分灾害伤员为开放性损伤，甚至发生气性坏疽、破伤风等感染；其次，灾害可能使手术刷手设备和用水等受到限制，医院后勤保障组也必须提供包括外科手消毒液在内的各种消毒用品；再次，手术中或手术后短期内产生大量的医疗垃圾需要及时清运。手术室是所有伤员集中手术治疗的场所，因此需要严格执行院内感染控制措施，感染手术和非感染手术分区管理，实行标准预防，杜绝院内感染的发生。

（五）常见外伤护理救治管理

灾害常见的外伤包括骨折、颅脑外伤、复合伤及多发和挤压伤等。其中地震灾害中骨折发生率最高，汶川地震时骨折伤员高达74%。颅脑外伤、复合伤及多发和挤压伤伤员多病情危重，是导致伤员死亡的主要原因，面对批量危重的伤员需要高效护理组织管理。

1. 人力资源管理　虽然灾害伤员量大，但救治伤员的重点科室主要为急诊、骨科、手术室、神经外科、重症监护室、血液透析室等。这些科室容易出现人力资源短缺，需要护理部进行人力资源整合和统一调度。

2. 护理人员的培训　面对大批伤员，医疗空间往往会进行调整，部分病区可能调整为收治伤员过多科室如骨科的临时病区，临时病区的护理人员可能缺乏护理伤员的专科知识；另外，面对灾害时的感染伤员，医疗机构可能临时构建隔离病区收治感染伤员，病区护理人员可能缺乏相关医院感染防控知识；此外，灾害护理教育在我国还未普及，护士缺乏灾害护理意识、知识和技能储备，对灾害护理培训的需求高；并且康复护理知识匮乏。因此需要培训护理人员做到一专多能、多能一专，以满足伤员护理的需要。

3. 多学科交叉专病护理　多学科交叉专病护理，通过多学科探讨有利于集结多学科力量解决复杂疑难护理问题，并结合临床案例和循证医学证据形成共识，规范诊治指南与路径，提高护理质量，建设与发展护理学科。

三、感染性疾病病人的护理

灾害尤其是地震伤员受伤环境复杂，大量伤员存在开放性伤口，伤口污染较重；前方医疗条件受限，往往难以彻底清创处理，导致伤员发生感染或潜在感染的危险性大大增加；甚至发生多重耐药菌如鲍曼不动杆菌、耐甲氧西林金黄色葡萄球菌感染及发生气性坏疽、破伤风等。灾害情况下医院感染控制工作面临严峻挑战，因此需要早期进行干预防控。

（一）灾害时需重点监测的感染性疾病

1. 气性坏疽和破伤风　气性坏疽和破伤风都是灾害时必须要监测的特异

性感染。破伤风可以通过注射破伤风免疫球蛋白或破伤风抗毒素预防。但是气性坏疽却没有此类预防措施。

2. 呼吸系统感染、泌尿系统感染及细菌性痢疾和其他感染性腹泻病 根据灾难医学救援阶段的特点，灾后7天至1个月甚至3个月内科类疾病发病率明显上升。总体来讲，以急性上呼吸道感染为主，肺炎、泌尿系统感染和感染性腹泻疾病多见。需要注意的是，呼吸系统传染病如肺结核和消化系统传染病如甲肝和戊肝也可能发生。

3. 多重耐药菌株 包括耐万古霉素肠球菌、耐甲氧西林金黄色葡萄球菌、多重耐药的鲍曼不动杆菌、溶血不动杆菌以及多重耐药的铜绿假单胞菌、产ESBLS（超广谱 β - 内酰胺酶）大肠杆菌科细菌（如大肠埃希菌和肺炎克雷伯菌）等。需要注意的是，灾害时重点监测的感染性疾病需要结合当地既往传染病疫情、当地自然环境、人群特点、气候条件、灾害类型等综合评估。

（二）重点科室医院感染的控制

灾害时院内感染重点监测的科室包括急诊科、手术室、重症监护室及收治伤员较多的病房如骨科、神经外科及临时组建的病区等。灾害救援时需将消毒隔离和标准防护措施贯穿于整个救治工作，强调多学科、多部门协同配合。

（三）感染性疾病病人的护理管理

1. 早期隔离感染伤员 疑似和明确特殊感染的伤员均应早期隔离。在遵守伤员按照病情轻重分区安置的前提下，将普通伤员与感染伤员分病房或者分区域安置，同类感染伤员因条件所限可一起安置，但不同类感染伤员不能混合安置，并对相应区域做好标识，标识应该明确、醒目。感染伤员过多时可专门组建临时病区收治感染伤员。

2. 切断传播途径 特殊感染和多重耐药菌感染的传播途径主要为接触传播。对所有疑似或确诊感染伤员提倡预先标准预防，在隔离病房或者区域的入口处应配备手套、速干手消毒剂、隔离衣及外科口罩。加强手卫生是控制感染的关键。应加强手卫生的宣传，在病房、手术室的入口及重要位置，以醒目的方式张贴手卫生标识及正确洗手方法，告知医务人员及时洗手并采取正确的洗手方法。同时应加强对伤员、伤员家属和陪护进行基本卫生知识的宣传，注意个人卫生，鼓励洗手或者使用速干手消毒剂消毒双手。

3. 医护人员的自身防护 救治伤员的同时，医务人员需做好自身防护，提倡标准预防。接触伤员伤口、血液、体液及污物时，应戴手套；摘手套后应洗手或使用速干手消毒剂消毒双手；接触特殊感染、气性坏疽、破伤风感染伤员时，应穿隔离衣、戴口罩，离开隔离病房或者隔离区域时，应脱去隔离衣、口罩，并洗手或者进行手消毒。

四、残疾人的护理

1. 灾害导致伤员残疾的主要损伤　主要包括截肢、脊髓损伤（spinal cord injury，SCI）、创伤性颅脑损伤（traumatic brain injury，TBI）、外周神经损伤、长骨骨折等。

2. 既往灾害中伤员康复干预现状　汶川地震和玉树地震时不少伤员由于康复治疗不充分或延迟，导致骨折延迟愈合或不愈合、关节僵硬、骨质疏松、创伤性关节炎、肌肉萎缩等并发症，日常生活活动能力受到影响。尽管如此，在经历了唐山大地震、汶川地震和玉树地震后，我国康复护理得到了迅速发展。此次芦山地震的康复干预反应更快、更科学、更规范，震后第 1 天即进入灾区，参与现场筛查伤员，结合伤情制定个性化康复方案。

3. 残疾人的护理管理

（1）早期康复干预：早期、专业的康复干预对降低伤残率、提高伤员后期生活质量、实现功能独立性生活具有重要意义。理想的早期康复策略包括伤员术前咨询，术后康复，甚至还参与伤员检伤分类；但目前多数应急预案并不包括康复干预。

（2）早期心理干预：躯体伤残者是灾后心理干预的重点人群。由于每个伤员心理韧性不同，对灾后的心理反应也有差异，需要由经过培训的人员根据心理应激源的优先级、心理评估量表及临床表现等进行综合评估，并根据评估结果采取针对性的心理干预措施。

（3）预防二次损伤：残疾人由于日常生活活动能力下降，因此在治疗过程中需要预防二次损伤，如跌倒、烫伤等的发生。

（陈忠兰）

第四节　灾害救援人员的职业防护

一、外伤及感染性疾病的预防

灾区搜救工作条件艰苦，环境危险，加之继发性灾害随时可能发生，抢救工作却刻不容缓，更加剧救治环境的危险性，所以救援人员要做好自身预防工作。

（一）综合性预防

每当工作人员接触血液、深层体液或任何明显被血液污染的体液时，均应遵守一套标准的预防措施，通过采取综合性防护措施，可以大大减少受感染的机会。这些措施包括：

1. 洗手　洗手是预防传染病传播的基本措施之一。洗手的目的是为了清除手上的微生物，切断通过手的传播途径，是防止感染扩散的最简单而又最重要的一项措施。护士在接触病人前、后，接触病人的排泄物、伤口分泌物和污染物品后都要洗手。洗手既是任何医疗、护理工作者接触病人前要做的第一件事，也是他们离开病人或隔离区要做的最后一件事。

2. 手的消毒　手的消毒比洗手有更高、更严格的要求。在医护人员的手接触到大量高度致病性的微生物后，为了尽快消除污染到手上的细菌，以保证有关人员不受感染，或防止致病菌在病人和工作人员之间扩散，必须进行严格的手消毒。

3. 戴手套　当护士预计到有可能接触到病人的血液、体液、分泌物、排泄物或其他被污染的物品时，应戴手套。因为一个被血液污染的钢针刺穿一层乳胶或聚乙烯手套，医护人员接触到的血液比未戴手套可能接触到的血液量低50%以上，所以在处理针头或被污染的器械时必须戴手套。在护理每位病人时，手套被撕裂、被针刺破或因其他原因破损时应更换手套。操作完毕，应尽快脱去受血液或深层体液污染的手套。脱去手套后，即使手套表面上并无破损，也应马上清洗双手。

4. 戴口罩或防护眼罩　处理血液、分泌物、体液等有可能溅出的液体时，应戴口罩和防护眼罩。这样可以减少病人体液、血液等传染性物质溅到医务人员的眼睛、口腔里及鼻腔黏膜上。口罩只能使用一次，湿了就无阻菌效果。口罩应盖住口鼻部，不能挂在颈上反复使用。防护眼罩每次用后均应进行消毒处理。一般常规性护理 HIV 感染者不需要戴口罩或防护眼罩。一般认为，戴口罩可以防止吸入大颗粒气溶胶（飞沫）及小颗粒气溶胶（飞沫粒）。前者经密切接触传播，播散距离在 1m 之内，所以医护人员仅在密切接触这类感染病人时才需戴口罩；后者可在空气中悬浮较长时间，播散距离较远，所以当进入这类病人隔离室时即应戴口罩。此外，戴口罩和防护镜可阻止感染性血液和体液溅到医护人员的眼睛、口腔及鼻腔黏膜。治疗过程中有可能造成血液、唾液、龈沟液飞溅时要戴面罩、口罩，面罩的长度要超过颏部。由于高速手机、超声设备和其他设备所形成的飞沫含有雾化的血液、唾液和口腔内其他感染性碎屑，这些气雾包括尘埃和微滴核，可以在空气中存在很长时间，和尘埃混在一起，成为传染的潜在因素。而口罩对这些气化的潜在病原菌有重要的物理屏障作用。每治疗一名病人应更换一次口罩。隔离效果较好的口罩是一种由特殊滤纸（过氯乙烯纤维）制成的高效过滤口罩，口罩上有一弹性金属夹，可以跨过鼻梁夹稳口罩上缘，以减少气流从鼻梁内侧进出。使用纱布口罩时，应经常清洗消毒，口罩变湿后便丧失效能，应立即更换，口罩不能混用。

5. 穿隔离衣　在执行特殊手术或预料到衣服有可能被血液、体液、分泌物或排泄物污染时，应穿上隔离衣。

6. 标本的处理　标本容器应用双层包装并标记"小心血液/体液"字样，或其他适当警示，并放入坚固防漏的密封容器内以防溅出。

7. 废物的处理　污染的废弃物品，如病人用过的一次性医疗用品及其他各种固体废弃物，应放入双层防水污物袋内，密封并贴上"危险"等特殊标记，然后送到指定地点，由专人负责焚烧。没有条件焚烧，可以先经过消毒后再抛弃。消毒可以用煮沸法，也可用次氯酸钠溶液或1%过氧乙酸。排泄物、分泌物等液体废物应倒入专用容器，然后用等量的含氯消毒剂混合搅拌均匀，作用60分钟以上，排入污水池。痰盂、便器、厕所等用5000mg/L有效氯溶液浸泡或刷洗。

8. 血液/体液溅出的处理　对溅出的血液和体液的清除方法：戴上手套，用一次性手巾或其他吸水性能好的物品清除剩余的血液或体液，用含有效氯1000~2000mg/L消毒剂擦洗。

9. 处理针头和其他尖锐物品　对针头、手术刀和其他尖锐物品应小心处理，避免针头或其他锐器刺伤。用过的针头不要重新套入针头帽，不要用手折断或折弯针头，不要从一次性注射器上取下针头。用过的带有针头的注射器、手术刀或其他锐器应放在坚固的容器内，转送到处理部门。

10. 在抢救病人的过程中，工作人员应避免皮肤、黏膜接触血液、唾液等体液；尽量避免做口对口呼吸，宜用导管和复苏囊以及人工呼吸机进行抢救。

11. 职业安全教育　进行综合性预防措施的宣教，观看录像，培训事故发生后的紧急处理措施。医院感染控制组组长应经常到病房查问并强调这方面的知识，医院的医生护士、护理员、清洁员等各类人员都应严格遵守综合性预防措施。

（二）外伤的预防

外伤包括枪弹、金刃、跌打损伤、持重努伤、烧烫伤、冻伤和虫兽伤等。预防外伤有效的措施包括：

1. 提高警惕性，防止继发灾害和次生灾害引起的枪弹、金刃、跌打损伤、持重努伤等外伤事件的发生。

2. 远离高温物品、沸水或热油，防止烧烫伤。

3. 注意防寒保暖，局部冻伤多发生在手、足、耳廓、鼻尖和面额部位，应注意这些部位的防寒保暖。

4. 做好自我保护，避免遭到虫兽伤害，如毒蛇、猛兽、疯狗咬伤，或蝎、蜂蛰伤等。

（三）感染性疾病的预防

预防感染性疾病，要重视以下几个环节：

1. 防止病原微生物侵入；

2. 注意个人及公共卫生，切断病原菌传播环节，减少致病菌进入机体的机会；

3. 在做介入性操作时，要严格遵守无菌原则。

（四）增强机体的抗感染能力

1. 对自身营养状况进行评估和监测，及时改善机体的营养状态。

2. 及时使用有效的特异性免疫疗法，注射疫苗。

3. 遇到新鲜创口，应正确处理，彻底清除污染的细菌和异物，正确使用引流，增加机体局部的防御能力，降低创口感染几率。

二、灾害救援人员心理问题的预防及干预

在灾害救援中，救援人员既要面对家园丧失、亲人伤亡或遭受伤害的受灾者，又要面对不可预测的灾害危险现场，甚至自身生命都在受到威胁，这不可避免地使救援人员产生一系列心理生理反应。一般情况下，对突发灾难的短暂不适反应均属于正常的应激反应。但如果应激反应超过救援人员心理所能承受的范围，就会产生严重心理问题，甚至出现精神疾病。这会对现场救援工作产生很大影响，对个人及家庭造成伤害。汶川地震后，我国各级部门和研究者充分认识到，对灾害救援人员心理问题进行早期预防和有效干预，是灾害救援实践亟待解决的问题，也是灾害心理学研究的重要内容之一。

（一）灾害救援人员心理生理反应特点及影响因素

1. 灾害救援人员分类及心理生理反应特点　一般来说，在灾害救援中救援人员主要分为应急抢险救援人员、医疗救护人员和灾害救援志愿者三类。资料显示，不同类型灾害救援人员在灾害救援中的心理和生理反应有不同的特点。

（1）应急抢险救援人员：目前，我国不仅组织了国家灾害紧急救援队，也组织了各省市灾害紧急救援队。专业的紧急救援队基本上都是以消防、武警和军队人员为基础骨干，配备一定数量的专家组建的。在汶川地震的抢险救援过程中，国家和各省市地震紧急救援队以最快的速度赶到现场，持续面对罕见伤亡的凄惨场面。尽管受过专业的救援训练，但因为救援中心理压力骤然加大，加之睡眠饮食受到影响，常做噩梦，出现急躁、恐惧、厌倦、抑郁等心理反应，约2%的救援队员出现较重的创伤后应激障碍。有些人在震后相当长的一段时间内仍然会在睡梦中惊醒。专业救援队员受到的心理伤害在现场人员中是相对较轻的群体，这与专业救援队员事前接受的相关业务训练、心理训练和体能训练有关。

（2）医疗救护人员：灾害发生后医疗救护是必不可少的救援力量。在重

大灾害救援中，医疗救护人员主要来自军队和地方的在职医护人员。这部分人在日常的医疗救护工作中已有一定的医疗经验，对处理伤员现场可能碰到的血腥场面有一定的承受能力。但仍然可能出现心理问题，特别是第一次面对灾害救援场景，因为医疗救助经验相对不多，灾害现场超出自我心理预期，对这些医疗救护人员带来巨大的冲击，出现心理问题的可能性更大。对军地参与汶川地震救援的护士调查结果表明，在地震救援一线的护士心理反应主要有四方面：震撼和恐惧、悲伤和自豪感、不可控感和创伤后应激反应。在医疗救护人员的群体中，医生的心理承受能力高于护士和其他医务人员。这归结于医生在入职前接受的相关业务训练和实际工作的锻炼，使其对灾害场面有较好的心理承受能力。

（3）灾害救援志愿者：我国目前没有专门的法律法规对灾害救助志愿者队伍进行科学有效的管理，所以还没有出现真正意义上有序管理的灾害救助志愿者组织。汶川地震救援中的志愿者队伍大多是由有社会责任感和有爱心的社会各界人士临时组成的。他们来自不同的地区，从事不同的工作，具有不同的社会经历。因此，地震救灾志愿者的心理问题在一些人身上显得特别严重。地震救灾志愿者在救援过程中和灾后一段时间内的心理问题主要表现在以下两方面：①创伤反应和人际冲突，表现为与他人交流不畅、情感迟钝缺乏自制力，愤怒，缺乏耐心，与他人关系紧张。②失去对公平、善恶的信念，因心力交瘁、筋疲力尽而觉得生气。对周围人、政府官员、媒体感到愤怒。在生理上也引发一系列问题，如头痛、睡眠不好、做噩梦、注意力不集中和决策困难、肠胃不适等。有些受创伤特别严重的人，甚至失去继续生活的勇气。

2. 灾害救援人员产生心理问题的影响因素　灾害救援人员心理问题的产生受到应激源、应激主体（个体）及其所处环境三方面的影响。

（1）应激源：灾害救援人员在灾害环境下受到灾害性质、强度、持续时间、可预测性、可控制性、等级数量的影响。此外，还受灾害应激源数量及其积累作用的影响，如在一年中救援人员反复多次进入灾害场景，其出现心理问题的概率将明显增加。

（2）应激主体（个体）：主要受到救援人员的个性特征、认知评价、早期经历、应对方式、躯体健康水平以及遗传等因素的影响。低水平的社会经济状况、先前存在心理问题或疾病、应对压力的能力较低、有过丧失重要亲密关系人的经历、童年有创伤史等，均是灾害救援人员出现心理问题的高危因素。在应激主体中，认知评价是造成心理问题的核心因素，而心理问题的产生多源于对灾害救援的不合理信念所导致的认知歪曲。

（3）环境因素：包括自然环境资源和社会环境资源。自然资源主要指救援人员在救灾过程中可利用的自然资源，如物质支持和救灾现场条件等。社会环境资源主要是指社会支持系统，如家庭、社区及国家等层面给予的认可、支持和保证。

（二）灾害救援人员常见心理疾病

灾害救援人员在经历严重心理创伤后，70%的人自行消化，30%的人可能出现各种心理创伤。最常见的心理疾病有：急性应激障碍（acute stress disorder，ASD）、创伤后应激障碍（post-traumatic stress disorder，PTSD）、适应障碍、抑郁障碍、自杀等。

1. 急性应激障碍　多在救援人员遭遇应激性事件后立刻（数小时）出现症状，临床表现差异比较大，主要为强烈恐惧体验的精神运动兴奋和精神运动抑制。ASD病程较短暂，在应激源消除后，一般在数小时至一周内症状消失，最长不超过1个月。

2. 创伤后应激障碍　创伤后应激障碍是指个体经历威胁生命的事件之后出现的一组有特征性和持续存在的症状群，是最为常见、对灾害救援人员社会功能损伤最大的心理疾病。临床表现为具有以下特征性的三组症状。

（1）创伤事件的反复体验：这是PTSD的核心症状，它以各种形式反复体验创伤性事件，主要表现为反复地闯入性地出现有关创伤性事件的痛苦回忆，没有先兆和相关诱发物。如同电影中的"闪回（flashback）"。此外，当病人接触类似创伤的处境时，如看到媒体上类似事件报道、旧事重提、故地重游或周年纪念，或接触与事件相关的刺激，就会引发强烈的心理反应，如恐惧、痛苦或抑郁等，或生理反应如心悸、出汗、发抖、呼吸困难等。

（2）回避与创伤性事件有关的刺激，或情感麻木。病人回避谈及与创伤有关的想法、感受及话题，或回避可能勾起恐怖回忆的事情和环境，表现出像没有发生过此事。有时可能表现出一种"麻木"感，给人以反应迟钝、情感淡漠的感觉；病人也会感觉对未来心灰意冷，严重者可能出现自杀观念和行为。

（3）警觉性增高：会出现入睡困难、睡眠不深或者易醒，同时会出现易激惹或易怒，过分担惊受怕、注意力难以集中。此外，PTSD病人的内疚和自责的情绪反应在临床上也很常见。常把结果归结为自己的责任，认为如果自己在创伤发生前或过程中做出不同的抉择可以避免创伤事件的发生，使别人免受伤害，从而陷入长期的自责和内疚中。

3. 适应障碍　适应障碍一般具有明确的应激因素，发生在应激源出现3个月内，主要症状为明显苦恼，超出所遭遇的应激因素所预期的程度；社交或职业功能显著损害；一旦应激结束，症状在6个月内不复存在。

4. 抑郁障碍　灾后发生的抑郁障碍主要是指由灾害引起的心因性抑郁障碍。主要临床表现为：

（1）情绪低落：抑郁情绪是核心症状，表现为病人体验到悲伤、痛苦或沮丧。病人常常会感到绝望、无助与无用。

（2）兴趣缺乏：病人对各种以前喜欢的活动缺乏兴趣。

（3）乐趣丧失：病人无法在生活中体验到的乐趣，或快感缺失。

（4）精神运动迟滞：表现为精力缺乏、思维变得迟钝、行动迟滞，被称为精神活动抑制。在严重迟滞或精神抑制的病人中会出现抑郁性木僵，对周围环境没有任何反应，现在临床上较为罕见。有的病人也常伴发焦虑，并出现自主神经症状，如口干、心悸、胸闷、出汗、胃部不适、眩晕等。

（5）自责：病人对自己既往一些轻微过失或错误痛加责备，认为自己的一些作为让别人感到失望。

（6）认知症状：主要表现为注意力和记忆力的下降。认知扭曲也是重要特征之一，将周围一切都看成消极的。

（7）精神病性症状：主要是妄想或幻觉。内容与抑郁状态相关，主要为罪恶妄想、无价值妄想、灾难妄想、疑病妄想、虚无妄想等。

（8）自杀观念和行为：病人半数左右会出现自杀观念。

（9）躯体症状：病人躯体症状很常见，主要有睡眠障碍、食欲减退、体重下降、性欲减退、精力丧失，非特异性躯体疼痛、周身不适、自主神经功能紊乱、阳痿、闭经等。

5. 自杀　重大的自然灾害后自杀率会有所上升。灾害后自杀率增加的危险因素包括：救援者出现严重的躯体疾病，如截瘫、截肢等；家人朋友的丧失，社会支持系统的缺乏或不足；患急性应激障碍、创伤后应激障碍、抑郁障碍、酒精滥用或药物依赖等。

（三）灾害救援人员心理问题预防与干预技术

如何有效保障灾害救援人员心理健康，促进其功能康复，已经成为灾害心理学研究的重要内容。除了通过加强灾害救援人员心理选拔外，对灾害救援人员心理问题的预防和干预还需做好以下三方面工作：首先，为提高救援人员心理资源储备，需要做好灾害事前心理训练，这是促使灾害救援人员成功应对灾害救援工作的重点；其次，如何及时发现出现心理问题的灾害救援人员，并迅速有效地为其提供心理危机干预是减少心理疾病发生率的关键；最后，对于出现心理疾病的灾害救援人员进行专业的有效的心理干预和治疗是促进其康复的必要条件。

1. 灾害事前心理训练　目前，灾害事前心理训练受到社会各级部门的重视。通过对汶川地震后出现心理问题人员的构成分析发现，事前接受过相关培训，有过类似训练的人员心理出现问题的概率相对较小。专业地震救援队员和医生群体出现心理问题的报道相对较少。事前训练可以有效降低地震救援人员出现心理问题的可能性。

近年来，研究者对灾害事前心理训练的内容也进行了深入的探讨，普遍认为灾害事前心理训练内容应当包含救援人员的职业道德教育、现场救援的基本知识、心理学的基本知识和救援中释放心理压力的方法等。

职业道德教育可以培养并增强救援人员的责任感、荣誉感和职业道德品质，使他们在面对困难的时候，甚至是有一定生命危险的时候，都能集中精力义无反顾地完成好救援任务。现场救援的基本知识培训中，应当进行专业的综合心理训练，全面提高地震救援人员的心理素质。通过学习如何解决现场可能面对的救援问题，受训人员可以对未来可能面对的场景有一个事前的学习过程，这可以提高现场救援人员的心理承受能力，降低心理受伤害的程度。事前地震救灾模拟综合演练，可以培养救援人员的顽强拼搏、协同工作、相互配合的集体协作能力和现场救援技能等。在一些国家军人的心理训练中，真实的战场图片、模拟战场实景布置断肢残体的血腥环境，都会出现在模拟教学的环境中。这可以让军人体验战争的残酷，降低心理伤害的可能性，其训练目的也是一种"脱敏"作用。心理学基本知识的培训可以帮助参与救援的人员具有必要的心理学知识。当参与救援的人员掌握了相关的知识后，不仅可以提高自身的心理素质，解决自身的心理问题，而且可能在救灾中帮助灾民解决类似的问题，从而从生理与心理上救助灾民，提高救灾的质量和速度。

2. 灾害救援人员心理危机干预　心理危机干预，指为防止处于心理危机中的个体精神崩溃，给他们提供有效的帮助和心理支持，通过调动他们自身的潜能使他们重新建立或恢复到危机前的心理平衡状态，获得新的技能，以预防心理疾病的发生。它是一种在紧急情况下的短程心理治疗，要在短时间内帮助灾害救援人员渡过难关。

（1）心理危机干预遵循的原则：心理危机干预有三个基本原则：一是尽量使危机当事人接受支持和帮助；二是尽力帮助当事人坦然面对危机，采取适当的应对行为；三是与当事人沟通相关信息，获得其信任，并减轻其紧张情绪。危机干预的关键在于取得危机当事人的信任。

（2）心理危机干预的模式：Belkin 提出危机干预的三种模式：平衡模式、认知模式和心理社会转变模式。

平衡模式：处于心理危机中的人，其原有的应对机制和解决问题的方法已不能满足其需要，因此，平衡的目的在于帮助当事人重新获得危机前的心理平衡状态。此模式最适合于危机最初阶段的干预。

认知模式：通过改变当事人的思维方式，尤其是通过认识其认知中的非理性的和自我否定的部分，重新获得理性和自我肯定，从而使得当事人获得对自己生活中的危机的控制。其主要目的在于通过学习和训练新的自我说服，使当事人的思想变得更为积极，更为肯定。认知模式最适合于危机稳定下来并接近危机前平衡状态的当事人。

心理社会转变模式：人是遗传和环境学习交互作用的产物，危机是由心理、社会、环境因素引起的，此模式的主要目的是评估与危机有关的内外部因素，从个体内部和外部因素着手，考虑其对当事人的心理影响，并测定与危机有关的内外部困难，帮助当事人选择替代他们现有的行为、态度和使用情境资源的办法，从而帮助当事人将适当的内部资源、应付方式、社会支持和情境资源结合起来，最终获得对自己生活的自主控制。

有研究者认为将这三种模式整合在一起，形成一种统一的、综合的模式对于进行有效的危机干预是很有意义的。

（3）心理危机干预的过程：心理危机干预可以遵循基本的六大步骤：①明确问题：从当事人的角度来确定和理解其所发生的心理危机问题，以投情、真诚、尊重、接受、不偏不倚和关心的态度进行倾听，帮助当事人宣泄紧张、恐惧和悲痛的情绪，从而产生治疗效果。②确保安全：干预者要将当事人对自我和他人的生理和心理的伤害和危险降到最低；以科学和事实为依据，告诉当事人所担心的事情不会发生或只有很小的可能发生。③提供支持：干预者要无条件地接纳当事人，与当事人积极地沟通与交流，使其认识到干预者是完全可以信任的，也是能够给予其关心和帮助的人。④提出应对方法：突发灾难后的幸存者，常常会失去希望，失去信心。干预者要让当事人认识到有许多变通的应对方式可供选择，并帮助其确定能现实处理其问题的最适合的方法。⑤制订计划：干预者要充分考虑当事人的自控能力和自主性，并与当事人共同制订行动计划，来矫正其情绪的失衡状态。⑥获得承诺：回顾和改善有关计划和行动方案，并获得当事人的直接而真诚的承诺，以便当事人会坚持按照预定计划和方案行事。

此外，在心理危机干预中，动态全程的心理评估也极其重要，这对于及时准确地把握救援人员心理问题的严重程度具有重要意义。但到目前为止，没有哪一种测验的评估结果可以单独对灾害所导致的心理问题进行有效的评估，因此综合心理评估显得尤为重要。

3. 灾害救援人员常见心理疾病的治疗　灾害救援人员出现严重心理疾病后，需要送至精神卫生等专业机构，由精神病专家或临床心理专家针对患病情况提供个性化、专业化、全程化和综合的药物治疗和心理干预。

（1）药物治疗：目前通过对灾害救援人员常见疾病的生物学因素研究发现，药物对神经递质和神经元的调节对减轻和缓解创伤障碍中的心理生理反应存在一定的帮助。在临床药物治疗中也主要根据病人临床症状进行对症治疗。常用的药物有：①5-羟色胺再摄取抑制剂：选择性5-羟色胺再摄取抑制剂（SSRIs）已被确定为PTSD和抑郁焦虑等疾病治疗的一线用药。如氟西汀、舍曲林、氟伏沙明、帕罗西汀和西酞普兰等相关药物可显著减轻 PTSD 症状，尤其是对警觉性增高和麻木症状。此外，对 5-羟色胺和去甲肾上腺素再摄取抑制剂（SNRI）如文拉法辛和去甲肾上腺素和特异性 5-羟色胺再摄取抑制剂（NaSSA）如米氮平的相关 PTSD、抑郁焦虑障碍、睡眠障碍疗效研究也提示其对症状有很大改善。②三环类抗抑郁药（TCAs）：地昔帕明、丙米嗪对创伤后夜惊有阳性作用。阿米替林对抑郁和焦虑有所改善。③肾上腺素能神经阻滞剂：β-受体阻滞剂类药物普萘洛尔对病人梦魇、睡眠以及闪回、警觉性增高和惊恐等症状都有所改善。④心境稳定剂。丙戊酸盐对病人警觉性增高和闪回症状有改善，但麻木没有减轻。此外，非典型抗精神病药也对灾害引起的精神障碍有一定作用。如喹硫平可以帮助改善与疾病有关的睡眠障碍。利培酮对于精神病性症状有全面的改善。此外，小样本的丁螺酮、碘塞罗宁（三碘甲状腺原氨酸）、赛庚啶等试验报道其对不同 PTSD 症状也有所改善。

（2）心理治疗：目前，根据参与治疗的人数，临床上将灾害救援人员心理治疗分为个体治疗和团体治疗。

个体治疗主要有以下 4 种方法：

认知行为治疗：是对个体创伤性记忆的各种认知形成和修正，识别歪曲的、适应不良的认知，应用更为现实理性的认知来代替。认知疗法的潜在假设是病人疾病的症状来自于新的信息和旧的认知图式之间的冲突。这些冲突有的是关于危险和安全方面的，有的是关于其他主题如自尊、能力和亲情等。

冲击和暴露疗法：这一技术的基本原理是，如果引起焦虑的刺激不断作用于受害者，那么受害者会发现其实没有什么可怕的。刺激持续冲击病人，就会导致刺激引起的焦虑逐渐减轻。即没有得到强化的重复反应会逐渐减弱。当受害者回忆创伤时，要不时补充遗漏部分，并将埋藏在记忆中的所有条件刺激驱赶出来。结果是可以使记忆中的有害部分再次出现时引起的反应逐渐减弱乃至消失。这一技术要求必须在接受了正规训练指导后才能进行实际操作。

家庭治疗：家庭治疗专家认为如果创伤是慢性的且尚未解决，其残余就会最终影响到受害者的人际关系网。如同创伤受害者不愿意寻求帮助一样，其家庭往往也不愿意参与到康复治疗中，他们会以一种僵化的方式互动。当受害者改变时，其家庭可能还没有清醒的认识，不能做出同步的改变，从而影响受害者的康复。家庭治疗的目标包括制订和贯彻干预计划，解决受害者的压力障碍以及对事先的或事后的家庭阻碍，并对障碍进行分析，处理因此产生的近乎歪曲的亲密或疏远关系，缓解暴怒和痛苦造成的心身问题，促进创伤的重述，推动由创伤导致的家庭矛盾的解决，通过正确地看待指责和信任树立洞察力并改正歪曲的观念，提供新的、正确的和更为积极的看待创伤的视角，树立并取得新的家庭沟通的技巧和标尺，开创新的解决问题和适应环境的技能等。但是家庭治疗最好由指定的、专门从事家庭或联合治疗的治疗师来解决。

PTSD 的五阶段治疗：在临床心理治疗中，对于灾后最为常见 PTSD 研究较为深入，且心理治疗效果显著。Brende 和 Parson（1985）在其他研究者研究成果的基础上，提出并确立了 PTSD 病人康复过程的五个阶段：应激期或暴露期、情感麻木与否认期、反复侵入期、反思-转变期和整合期。这些阶段与治疗方法相对应并具有各自的关键期。这一治疗方法对于 PTSD 的系统治疗具有重要的指导意义，且临床疗效显著。

此外，在针对灾害救援病人的心理治疗中，心理专家提供了一系列具有针对性的心理治疗技术。如肌肉放松法、呼吸调节法、角色扮演法、思维停止法等。这些技术对改善灾害救援人员临床症状具有显著的疗效。

团体治疗：团体治疗也是治疗灾害救援人员心理问题及疾病的常用和有效方法。团体治疗有两种类型，一种称为"支持团体"治疗，其成员主要包含一般性创伤事件的幸存者，团体治疗时间较长，主要是对在不同时间、不同情境下有着相似创伤经历的特定团体的治疗；另一种是生活适应团体治疗，主要是帮助病人如何重新适应现实生活，恢复社会功能。生活适应团体对灾害救援者的治疗一般包括两个阶段：在第一个阶段，治疗集中在询问和处理创伤及其症状上；在第二个阶段，治疗重点转移到使病人努力重新适应现在的社会生活，此时第二个阶段的治疗对生活适应团体极其重要。

眼动脱敏与再加工：眼动脱敏（eye movement desensitization，EMD）是由Shapiro（1989）在位于美国加利福尼亚州的帕罗奥托的一家精神病研究院创建的，后来他又在 EMD 后面加入了"R"，表示对信息的再加工（reprocessing），转变为更为积极地对创伤记忆进行认知和脱敏。EMDR 具有八个基本的治疗环节：获取历史信息和制订治疗计划、准备、评估、脱敏、置入、躯体扫描、结束，以及再评估。关于 EMDR，至少可以说存在着争议。但其对灾害救援人员的 PTSD 治疗具有突出的效果。

三、改善营养状况的管理

正常成人一般每日约需能量 1800kcal，由食物供给。禁食时，机体的代谢虽有降低但仍需消耗能量。此时，机体只能动用自身的营养储备。但体内碳水化合物的储存很有限（肝糖原约 200g，肌糖原约 300g），蛋白质在体内都和一定的功能结构相联系，没有单纯作为能源储备的机体蛋白。

由于脑组织、神经组织、红细胞和肾髓质所需的能量几乎都需由葡萄糖供应。禁食 24 小时后，肝糖原即被耗尽，而肌糖原仅能被肌肉本身所利用。于是，体内葡萄糖的来源转由体内蛋白质的糖异生所供给，每日约需耗损蛋白质 75g。因此，在最初几日内，每日尿内排出氮 714～1071mmol（10～15g）。

（一）禁食时机体代谢的改变

脂肪虽是机体最大的能源储备，但机体需要一个过程才能利用脂肪供能。故禁食时间延长后，脑组织等逐渐适应于氧化酮体以代替葡萄糖作为能量的来源。蛋白质的糖异生减少，从而降低了氮的耗损，故每日尿内氮的排出可减至214～286mmol（3～4g）。体内蛋白质的消耗将对机体的功能和结构带来影响，出现体重下降、抵抗力减弱和肌无力等。

在禁食的早期，如果每日从静脉给予葡萄糖100g，虽然供给的热量很有限，仅1570U（375kcal），但能够明显地减少蛋白质的糖异生，起到节省蛋白质的作用，使每日尿氮的排出减至143～357mmol（2～5g），而不是10～15g。补给葡萄糖还能防止脂肪代谢所产生的酮症。

（二）氮的来源

肠外营养中最佳氮来源是L-氨基酸溶液，人体蛋白质由20种不同的氨基酸组成。12种为人体非必需氨基酸，8种为人体必需氨基酸，必须由外界提供。因此氨基酸溶液除应含有8种必需氨基酸外，还应包括非必需氨基酸。平衡的氨基酸溶液其必需氨基酸应占到总供氮量的40%。

全面平衡的氨基酸液更能为机体所利用。反之，当某一氨基酸成分失调，如甘氨酸浓度过高，则不能完全被机体所利用，多余部分将从尿中排出。

有些病人因疾病不能合成非必需氨基酸中的某一氨基酸。如肾衰竭病人，不能有效合成组氨酸；肝衰竭和新生儿病人酪氨酸和半胱氨酸合成减少。故这几种氨基酸称为半必需氨基酸。若这几种氨基酸提供不足，则人体蛋白质合成就会受到影响。

（三）能量的来源

在肠外营养中，最佳的非蛋白质能量来源应是糖和脂肪所组成的双能源。

1. 碳水化合物　肠外营养中最佳碳水化合物是葡萄糖。食物中大部分碳水化合物都是以葡萄糖形式到达机体组织。另外，血糖水平监测不仅容易做而且花费少。在过去肠外营养中，葡萄糖常作为唯一能量来源，现已证明糖作为单一能量系统有许多缺点：①高血糖；②肝脏的脂肪浸润；③产生大量的CO_2；④消耗大量的O_2，尤其是败血症病人；⑤必需脂肪酸的缺乏。

近年有研究表明，当葡萄糖的供应量达到机体三羧酸循环所能氧化的最大量时，过多的葡萄糖就不再被氧化供能，而是被转化为脂肪酸，一部分储存在脂肪组织中，另一部分沉积于肝脏中导致肝大。另外，糖氧化产生的CO_2要多于脂肪酸所产生的CO_2，同时耗O_2也增加CO_2的排出，无疑会加重肺的负担。因此对肺功能储备有限和脓血症病人输注葡萄糖无疑等于雪上加霜。

2. 脂肪　在肠外营养中提供脂肪和糖双重非蛋白能量有多个优点：

（1）脂肪乳剂（Intralipid®）是等渗的，单位体积含热卡量高。

（2）Intralipid®和葡萄糖组成的双重能量系统比单一能量系统代谢更为有效，它具有更佳的省氮效应，为达到氮平衡所消耗的能量相对较少。

（3）能避免单独输注葡萄糖引起的高血糖、渗透压增高、肝脏的脂肪浸润等并发症，同时 CO_2 产出减少，减轻肺组织负荷。

（4）水、钠潴留显著减少。

（5）防止必需脂肪酸的缺乏。

脂肪乳剂热卡摄入量能占到总热卡摄入量的 85%，当然常用比例是占 30%～50%。

（四）病人营养状况的判定

判定病人营养状况目前仍有一定困难。白蛋白的半衰期长，不能及时反映病人的营养状况；转铁蛋白、视黄醇结合蛋白、甲状腺素结合前白蛋白等短半衰期蛋白的测量尚未普及。因此，判定病人营养状况一般仍依赖病史、体格检查和某些测试方法。人在发病前和发病后进食减少，有腹泻、厌食或呕吐，有消化道慢性出血等，都可导致营养不良；贫血和水肿常是营养不良的表现。

有些病人虽有明显的营养不良，但可无水肿出现。和标准身长、体重表比较，如无水肿，病人的体重比标准体重低 15% 以上，表示营养不良。血浆蛋白测定结果，白蛋白低于 35g/L 表示营养不良，低于 21g/L 为重度营养不良。营养不良程度判定指标见表 4-2。

表 4-2　营养不良程度判定指标

营养指标	正常值	轻度	中度	重度
白蛋白（g/L）	35	28～34	21～27	<21
转铁蛋白（g/L）	2.5～2.0	1.8～2.0	1.6～1.8	<1.6
淋巴细胞总数	>2000	1200～2000	900～1200	<900
免疫皮肤试验	+	+	+	−
氮平衡测试（g）	±	−5～−10	−10～−15	>−15

氮平衡计算公式：氮平衡＝氮摄入－氮排出

（五）热卡计算

当病人热卡缺乏时，机体本身的内源性或外源性蛋白质均将被利用作为热卡的来源。及时给予足够的非蛋白质性热卡（nonprotein calories），特别是同时补充葡萄糖与脂肪（而不是单独补充葡萄糖），会减少病人机体蛋白质的消耗，有助于将外源性氨基酸与氮质合成蛋白质。

为了维持一般体重或理想体重（usual or ideal body weight，IBW），每日需要的热卡量为 30～35kcal/kg，使体重轻度增加的热卡需要量为 40kcal/kg。如果存在额外丢失（如瘘管引流）或额外消耗（败血症或其他高代谢状态时），每日所需的热卡量可能更高。但热卡过负荷，也可导致诸多代谢并发症。

应用 Harris-Benedict 公式（HBE），根据身高、体重、年龄、性别，计算基础能量消耗（basal energy expenditure，BEE）。在卧床、无损伤与发热因素的病人中，根据 HBE 计算：

男性 BEE = 66.5 + 13.8 × 体重（kg）+ 5.0 × 身高（cm）- 6.8 × 年龄（周岁）

女性 BEE = 65.5 + 9.5 × 体重（kg）+ 1.8 × 身高（cm）- 4.7 × 年龄（周岁）

根据此公式计算所得数据，比用间接能量测定仪（代谢车）所测得的静息能量消耗（rest energy expenditure，REE）值约高 10.8%（无应激状态病人）或低 19.9%（应激状态病人）。

（六）液体量计算

70 千克体重的成人每日正常约需水分 30ml/kg，或按每补充 100kcal 热量约消耗 100ml 水（1ml/kcal）的标准补充液体量。

（七）所需蛋白质

一般胃肠道疾病病人每日摄取蛋白质 1.0～1.5g/kg，即足以维持其正氮平衡，少数可能需每日 2.0g/kg。输注的氨基酸溶液必须满足机体必需氨基酸的需要量及总氮平衡，并取决于输注的非蛋白质热卡数量。非蛋白质热卡（即由碳水化合物或脂肪产生的热卡）与氮质（克）之比以 150∶1 为宜。每日机体热卡及蛋白质的需要量见表 4-3。

表 4-3 每日机体热卡及蛋白质需要量

	热卡需要量（kcal/kg）	蛋白质需要量（g/kg）
休息状态（内科病人）	20～30	0.8～1.1
儿童生长期	30～40	1.6～2.0
轻度分解代谢状态	30～40	1.1～1.6
极度分解代谢状态	45～80	1.6～3.0

（八）每日所需电解质（表 4-4）

表 4-4 每日所需电解质

电解质	每日每千克体重静脉用量（mmol）
Na	1～1.4
K	0.7～0.9
Mg	0.04
Ca	0.11
磷酸盐	0.15
氯	1.3～1.9

（九）营养供给方式

1. 完全胃肠外营养支持（Total Parenteral Nutrition，TPN）　是指通过静脉途径给予适量的蛋白质（氨基酸）、脂肪、碳水化合物、电解质、维生素和微量元素，以达到营养治疗的一种方法。它可提供足够的热量、氨基酸和各种必需的营养物质，防止或减少体内蛋白质的消耗，重建和恢复机体的无脂细胞群，促进康复。还可使机体得到正常的生长发育，氮正平衡，伤口愈合和体重增加。全胃肠外营养应用的静脉营养液有几种组成，其渗透压相差较大，因而也影响了输入静脉的选择。不超过2周的全胃肠外营养，可采用周围静脉补给营养，长期的全胃肠外营养一般须采用上腔静脉插管，24小时连续滴注营养液。

（1）TPN适应证：①病人不能从胃肠道吸收营养，大段小肠（＞70%）切除后；放射性肠炎、小肠疾病、系统性红斑狼疮、硬皮病、假性肠梗阻、肠缺血、顽固性呕吐、化疗及原因不明的严重呕吐、慢性胆道梗阻伴呕吐、严重腹泻、肠道疾病或病毒/细菌性肠炎。②大剂量化疗、放疗及骨髓移植的病人，病人因溃疡性口腔炎、严重恶心、呕吐、食欲减退、腹泻而不能进食。③中度/重度急性胰腺炎。④胃肠功能障碍引起的营养不良。⑤重度分解代谢的病人，无论病人原来是否有营养不良，胃肠功能在5～7天内不能恢复者，如＞50%烧伤、多发性创伤、大手术、脓毒症、严重肠道炎性疾病。

（2）TPN对以下疾病治疗有益：①大手术病人7～10天内不能从肠道获得足够的营养，如全结肠切除术、食管胃切除术、全盆腔清扫术、主动脉瘤切除术等；②中度应激病人7～10天内不能进食，如中度创伤、30%～50%的烧伤、中度急性胰腺炎、重症化脓性胆管炎、神经系统创伤等；③肠外瘘；④肠道炎性疾病。

（3）对全胃肠外营养所用营养液有一定的要求：①一般应能每日供氮0.2～0.24g/kg，热量167～188kJ/kg（40～45kcal/kg）；②氮（g）和热量之比为1:628～837kJ（1:150～200kcal）；③含有适量的电解质、维生素和微量元素；④钾与氮的比例为5mmol:1g，镁与氮的比例为1mmol:1g，磷量为每4184kJ（1000kcal）供磷5～8mmol。

应用全胃肠外营养液的要求：①氨基酸和葡萄糖应同时滴注，以保证氨基酸能为机体充分利用，不致作为热量被浪费掉；②在较长期不用脂肪乳剂的胃肠外营养治疗过程中，应定期补充脂肪乳剂，以防发生必需脂肪酸的缺乏；③补充胰岛素以防应用高浓度的葡萄糖后发生高血糖；④氨基酸注射液内应有全部的必需氨基酸和半必需氨基酸，并含有一定种类和一定数量的非必需氨基酸。必需氨基酸和非必需氨基酸的含量一般应为1:2。

（4）TPN疗法：脂肪乳每日输注剂量成人不宜超过2.5g/kg，儿童不超过

4g/kg。如仅为达到防止必需脂肪酸缺乏的目的，一般每周只需输注脂肪乳2～3次，常每3日输注10%脂肪乳500ml。糖占总热量的65%～75%，脂肪占总热量的15%～20%，蛋白质占总热量的10%～15%。

（5）输注氨基酸有关的并发症：①肝脏毒性反应：临床上常可发现TPN疗程中病人转氨酶、碱性磷酸酶以及血清胆红素升高等，一般认为是由于病人对氨基酸的耐受性不良所致；长期应用高糖，小儿较长期应用过量脂肪乳剂亦可发生。肝毒性反应多数是可逆的。②肝功能不正常的病人，输入含色氨酸、苯丙氨酸量高的溶液，由于苯核族氨基酸量大，可以改变血浆氨基酸谱，引起脑病。这种情况下应输支链氨基酸溶液。

2. 完全胃肠内营养（total enteral nutrition，TEN）　分类有3种：①由结晶氨基酸等组成的肠内营养剂，不需经消化便可吸收，爱伦多（Elental）即属此类；②以水解蛋白等成分组成的肠内营养剂，经少量消化过程便可吸收；③以完全蛋白等组成的肠内营养剂，需经消化过程后吸收，安素（Ensure）和能全素（Nutrison）即属此类。

完全胃肠内营养的优点：肠内营养比静脉营养更符合生理要求。胃肠道吸收的营养物质经门静脉先输送到肝脏，有利于肝脏的蛋白质合成和代谢调节。食物的机械刺激及其对消化道激素分泌的刺激，是维持肠道结构和功能完整性的重要因素。手术后或创伤后早期肠内营养不仅可促进肠蠕动恢复，减轻腹胀，还可防止肠黏膜萎缩，预防创伤应激时易于发生的肠道菌群移生，降低感染率。更重要的是，置入空肠营养管有利于吻合口水肿、瘘、术后胃功能性排空延迟综合征等并发症的防治。对术后需长时期营养支持的病例（如急性胰腺炎、全胃切除术后等），可起到安全保障作用。

（苏　迅　刘继海）

第五章

灾后中长期受灾者的照顾

第一节　灾后特殊人群的护理

灾后特殊人群主要指儿童、孕产妇、老年人、残疾人和患有各种慢性疾病的居民，因其特殊的生理或病理原因，比一般人群更容易受到灾害或突发公共卫生事件的冲击，需要社会更多的关注和持续的照护，否则可能引发严重的健康问题。为此，他们是灾害护理干预的重点人群。

一、灾后对孕产妇及其家庭的护理

（一）评估孕产妇因灾害出现的反应

1. 生理反应　遭遇灾害后，孕妇容易出现的生理反应有：子宫收缩引发流产或早产，妊娠期高血压表现为蛋白尿、体重异常增加、血压增高、水肿加剧；胎动减少等。产妇经历灾害容易出现的生理反应有恶露增多、母乳分泌减少、易感冒和便秘等。

2. 心理反应

（1）对胎儿或婴儿的心理反应：包括因担心胎儿发育而变得焦躁不安；抱怨生产环境和未能得到预期的生产照护；认为自己不是一个好妈妈而感到自责；因孩子哭闹难以平静变得容易被激惹；不明原因地责骂孩子及周围的亲人；丧失养育孩子的意愿和活力。

（2）对怀孕和生产的心理反应：担心临产时不能顺利到达医院；害怕在灾害环境下妊娠或分娩自身安全难以得到保障。

（3）对生活环境改变的心理反应：因为环境的改变，家人或周围的人忙于救灾或重建，孕产妇感到被忽略，从而感觉与环境格格不入，觉得与他人包括家庭成员的关系尴尬。因担心孩子而变得紧张或觉得家人过于关注孩子，自己有被抛弃感，没有表达自己感受的机会。

（4）对应激的心理反应：不明原因的沮丧感；容易被激惹；感觉昏昏沉

沉的；易疲劳；郁闷；食欲增加或减退；睡眠障碍；对声音和震动变得过分敏感；耳朵嗡嗡响；不停地颤抖；每天都感到紧张和悲伤，甚至出现不明原因的哭泣。

（二）对孕产妇及其家庭的护理干预措施

1. 指导孕产妇调整认知　对孕产妇给予生活和健康支持，指导孕产妇明确灾后不可能再维持原有的生活程序，必须重新适应新的生活环境，处理日常生活和健康事宜，并调整自己的生活规律。

（1）营养摄入：灾害发生期因为只能进食盒饭和方便食品，饮用水短缺，使孕产妇摄入过多的盐分和碳水化合物，导致营养摄入不足和不合理。为此，需指导孕产妇适当减少高盐食物的摄入，并努力协调救灾物资，尽可能为孕妇提供适宜的营养膳食，并优先为孕产妇提供足够的饮用水。

（2）个人卫生：灾后因缺水和设施破坏，无法沐浴，孕产妇难以保持个人卫生。此种情况下，首先要引导孕产妇明白并非只有沐浴才能保证身体清洁，可指导孕产妇或家人用湿巾擦拭全身或局部，但需注意避免使用含酒精的湿巾擦拭。条件允许时可用经微波炉消毒的温热毛巾擦拭身体，用节水的干洗发剂洗头，用快速手消毒液代替用水洗手等。

（3）休息和睡眠：灾后孕产妇会出现出多种睡眠问题，如不能入睡，睡眠质量差，害怕夜晚，易惊醒或早醒等。出现此种情况应有专人陪伴孕产妇，并倾听其诉说，如仍然不能得到缓解可考虑在医师指导下适当服用药物以帮助睡眠。

（4）居住环境：灾害发生时通常伴随天气变化，加之温控设施破坏，寒冷或高温成为灾后较普遍的问题。寒冷天气可采取一切可用的措施，如报纸遮挡、纸板加厚床垫、各种毯子和各种加热器，以及相互取暖等方式保暖；高温天气需预防中暑和脱水，应适当通风和摄入足够水分。处理灾后垃圾和排泄物带来的异味，灾后禁止用抽水马桶；使用不需水冲洗的排泄物装置如塑料袋和报纸或户外的便池（应注意消毒和深掩埋），并避免异味外溢；保持通风，必要时用除臭剂。此外，指导孕产妇了解和适应居住地、邻里和医疗保健服务的变化，主动寻求家人、他人和医护人员的帮助，并与之建立密切的关系。

2. 增强孕产妇的安全感　灾后应将孕产妇安置在安全的环境中，明确疏散路线，帮助孕产妇确认自己和孩子是安全的。清除周围环境中坠落和散在的物质，减少灾害场景对孕妇的感官刺激。检查医疗设施保持完好功能状态。救护人员应关注每一个孕产妇，为其提供与孩子共处的空间。通过直接交谈了解其感受和现状，告知孩子是安全的，并介绍社区及医护人员保证其安全的各种措施，必要时安排住院，使其获得进一步专业的照护和支持。

3. 心理关怀 有报道指出，孕产妇向他人倾诉自己的灾害经历可帮助其重新建立对灾害的认识并能缓解压力。因此，心理关怀的首要措施就是倾听孕产妇的诉说，不必强求，但应让其明白如果她想说出她的经历，你可随时准备倾听；其次要肯定其在灾害过程中的表现，给予鼓励；再次，孕产妇创伤后的应激反应可能超过 1 个月，存在转为创伤后应激障碍的可能。因此在对孕产妇做健康检查时，应评估其压力反应，如有异常，尽早干预，给予关怀照护，必要时转介至专业心理咨询机构给予支持。

4. 为临产妇做好分娩准备 妊娠晚期的孕妇可能在灾害发生时或灾后不久即分娩，因此应做好分娩准备。

（1）分娩必备的设施及物品：包括一次性分娩用品、吸引管道、新生儿抢救设备、保暖设施及新生儿每日所需的用物，如衣物、尿布、奶粉等。

（2）在家中分娩所需物品：除上述必备物品外，在家中分娩还应准备可吸收血液和羊水的物品，如毛巾、报纸（铺在毛巾下面）或吸水纸巾；保暖物品，包括婴儿包布、毛巾、塑料布等；能牢固系扎脐带的线或绳；消毒液及可用于消毒的物品，如打火机。

（3）孕产妇转运准备：孕妇临产时应立即寻求专业帮助，尽可能快地转运到邻近的医疗机构；如来不及转运，生产后也应尽快转运到医疗机构。转运产妇时，应根据其出血和身体状况调整转运方式，避免产后大出血发生，并适时监测生命体征的变化。

5. 指导家人照护孕产妇 告诉家庭成员通过语言和行动表示对她的关心，但不应太过分，应尽可能经常与她谈话。当然，家庭成员不仅是孕产妇的支持者，也是受灾者，也需要获得支持和帮助。灾害使得孕产妇不可能定时就医，在安排孕产妇就医时，应通过调整就医时间使家庭成员和孕产妇均能得到专业帮助和支持。

二、灾后对儿童及其家庭的护理

灾后儿童不仅面临与成人同样的困境，而且因其自身承受和应对灾害的能力远比成人差，主动获得外界支持的能力也很薄弱，加之繁重的救援与恢复重建工作，不可避免地使儿童的生活状态被成人忽视，使儿童陷入更为糟糕的处境中，如得不到及时的干预，将影响其一生。

（一）评估灾害后儿童的反应及状况

1. 婴儿的反应 始终抓住母亲不放，不愿离开母亲的怀抱；夜间哭闹，难以入睡；对极小的声音很敏感；表情单一；出现发热或腹泻；食欲减退，不吃奶；尿布疹或皮疹。

2. 幼儿和学龄儿童（低年级）的反应　出现婴儿行为（行为退化），如吃指头、尿床、尿频、大小便失禁，哭闹、不愿下地行走，不能离开大人等；食欲减退、心神不定、没精打采、无感觉、无表情、注意力不集中；咬指甲、抽搐、自我伤害行为；易怒、黏人等与以往不一样的举动；玩地震游戏、拆积木游戏、粗暴游戏等；出现恐慌举动等。

3. 学龄儿童（高年级）的反应　学龄儿童经历灾害后易出现：食欲减退、心神不宁、没精神、没感觉、无表情、注意力不集中；咬指甲、抽搐、尿频、尿床、大便失禁；疲劳、睡眠障碍；感情失控如爱哭、易怒、易激惹、不耐烦、暴力行为；幼稚行为如吃手指、孩子气；打架、损坏物品；惊恐行为；哮喘发作、荨麻疹、圆形脱发、口吃、短暂的自主神经功能紊乱；变得安静、过分乖、过分努力或固执等。

4. 儿童安置情况　评估和掌握儿童的安置情况，包括被疏散安置的地点，是否与父母同住，安置点不同年龄阶段儿童的数量，安置点与原居住地的距离等。

5. 儿童的健康状况与行为表现　通过评估儿童健康状况，发现需要给予重点护理的儿童；儿童的灾害反应包括身心两方面，这些反应会在其日常生活和行动中以各种方式体现。为此，除成人对儿童日常行为的描述外，还需实际观察儿童的行为表现，以做出判断。

6. 儿童照护情况的评估　包括儿童白天和晚上的照顾者、父母照顾孩子的情况、儿童的照护需求是否得到满足等。

7. 评估需重点照顾的儿童　评估是否有患慢性疾病、智力和情绪障碍、生活自理困难、有特殊经历的儿童，决定是否给予特殊的关注和照护。

（二）对儿童及家庭的护理干预措施

1. 对重点照顾儿童的护理

（1）患有慢性疾病的儿童：评估患儿，视情况给予吸氧、吸痰、留置导尿管等护理，应综合儿童健康状况和灾害情况及时转诊到相应医疗机构，或联系相应的药物和设备支持，可联系长期医疗或护理机构等。

（2）有智力和情绪障碍的儿童：这些儿童如果在安置点与陌生人共同生活，可能会出现对环境中微小刺激做出过度反应的状况，如多动、发出怪声和哭闹，这通常被他人视为异常行为，而影响其与周围人相处。为此，应给予其更多的关怀与照顾，同时引导周围人接纳和照顾这类儿童。

（3）生活自理困难的儿童：这类儿童需要特殊护理，除家人外，需要协调志愿者或专业机构的照护，如康复服务等。

（4）有特殊经历的儿童：包括有亲人丧失或受伤的儿童、有被困废墟和受伤经历的儿童、目睹过死亡场面或他人受伤的儿童、家庭房屋倒塌或亲历整个城市遭破坏的儿童。这些儿童身心反应强烈，且持续时间相对较长，容易出现创伤后应激障碍综合征，需要及时给予心理疏导和干预（参见第六章灾害救援过程中的心理干预）。

2. 促进儿童适应新的生活环境　消除环境中可能引起儿童紧张不安的因素，保护儿童隐私，尽可能为儿童营造良好的睡眠环境。有被埋封闭空间经历的儿童惧怕黑暗，害怕独处，晚间应有人陪伴；新环境的诸多不便使父母和儿童容易产生精神压力，因此需提供一些缓解或消除压力的场所和机会。保持新环境卫生，如通风换气、温湿度控制、照明，消除或减轻异味和噪声污染。在供水不充足的情况下指导儿童洗手、漱口、洗澡，以保持个人卫生。

3. 提供游戏场所　游戏能帮助儿童宣泄和表达自己的情感，有利于缓解灾害给儿童带来的创伤。如果儿童在游戏中出现破坏用物或伤害他人的行为，不应强行制止，也不要责骂，应尽可能为儿童提供能宣泄压力的环境，或引导其玩积木、布娃娃或画图等不易造成破坏的游戏。但也无需强迫儿童宣泄和释放压力，年龄大的儿童可通过讲故事或聊天与他人分享自己的经历，写日记和绘画也能使情感得到表达。当父母忙于灾后重建与儿童相处时间减少时，可考虑集体游戏和活动，且最好有志愿者、保育员或专业人士参加。

4. 提供足够的儿童必需品　婴幼儿应有足够的尿布、牛奶、热（开）水、消毒用品、断奶食品、手纸等物品。幼儿和学龄儿童应有足够的纸、笔（含蜡笔、彩色铅笔、粉笔等），积木、布娃娃等玩具，有条件可提供画板和色彩颜料，以保证儿童游戏需要。

5. 对儿童家庭的支持

指导家庭应对儿童的行为表现：指导家庭尤其是父母观察和识别儿童的心理和生理反应，并给予相应的处理。对不同年龄段儿童家庭的支持方法及内容如下。

婴儿家庭：灾后生活改变和受成人不安状态的影响，婴儿易出现夜间哭闹、入睡困难、略有声音则易受惊和哭闹、表情麻木等改变。应指导父母稳定其情绪，多陪伴孩子、多与孩子讲话，多抱抱孩子，以增加孩子的亲情感和安全感。注意观察和及时发现发热、腹泻和食欲减退等表现，因这些症状易导致婴儿脱水，一旦出现应及时就医。

幼儿家庭：许多家庭对幼儿灾后与以往不同的举动，如幼稚行为、心神不定、大小便异常、自我伤害、惊慌失措等举动感到困惑，甚至大发雷霆责备孩子。此时，需教会家庭正确认识幼儿的反应，指导其以适宜的方式与幼儿接触，并观察灾害对幼儿日常生活的影响。具体措施包括：与幼儿一起做游戏，如过家家、画画、玩积木、营造适宜机会与孩子说话，多抱孩子，引导孩子与其他幼儿一同玩耍，以帮助其改善不良情绪。但不要因为与其他幼儿一起玩耍或做游戏而强迫幼儿与父母或家人分开，而是父母或家人与幼儿们共同玩耍或游戏，如不能做到这一点，应事先征求幼儿意见，否则会增加幼儿的不安。如果幼儿频繁出现上述举动且持续时间长，或情绪行为反应较以往严重，应寻求医疗、心理和教育等专业人士的帮助。

学龄期儿童家庭：对于此期儿童，指导家庭观察儿童对灾害的反应和采取相应的应对措施，如引导儿童玩不伤害他人的物品或游戏代替破坏性游戏（扔沙包打稻草人、对墙踢球等）以发泄情绪；倾诉自己的经历、写日记和绘画来调整自己的情绪。学龄期儿童看到家人忙于灾后事务自己却帮不上忙，可能会产生失落感和孤独感，因此，应指导家人给儿童安排力所能及的事务，以使其感到自己的价值。如果儿童拒绝上学，家长不应强迫，应及时联系学校等机构给予帮助。家长应明确告知孩子可以为家里做什么，以使其认识到自己是家中一员，父母深爱着他。指导家长及时发现隐藏情感的孩子，引导其表达自己的感情和感受，并明确表态会满足其要求。如果孩子的反应持续时间长并有加重的趋势，应及时寻求专业人员帮助。

为更好地承担保护儿童的重任，应指导家长在应对灾害和尽力保护儿童的同时，关注自身的健康，满足自己的生理和心理需求，调整自己的情绪，必要时咨询专业人员，因为家长自己也是受害者。

三、灾后对老年人及其家庭的护理

老年人是社会的脆弱人群，在任何情况下都应优先得到照顾和保护。灾害发生后，撤离废墟的老年人居住在临时安置点，其生活规律彻底改变，加之卫生、饮食、药物等问题，很容易出现原有疾病恶化或罹患新的疾病。家庭作为老年人生活最主要的支持和照顾场所，在对老人的护理中发挥着最主要的作用。

（一）了解灾后老年人的特点

1. 受灾人数多　由于生理、疾病、鳏/寡居等原因导致灾害信息接受障碍，老年人在灾害中的反应、逃生和自救的能力常低于其他人群，因此受灾人数多，受灾程度重。2008 年汶川地震 65 岁以上的受灾老年人超过 350 万，需要紧急安置的老年人超过 100 万。

2. 身体健康状况较差　大部分老年人同时患有多种慢性疾病，其日常生活能力远低于成年人。灾害所致的身心反应、生活规律及环境改变，或就医困难等，均会增加疾病发生率或使其健康状况恶化，如发生深静脉血栓、感染等。灾害时期的气候变化，也使老年人雪上加霜，如 2011 年日本大地震后 1 周，就有 23 名老年人死于临时安置点。

3. 家庭养老功能弱化　计划生育使单位家庭子女数减少，加之社会家庭核心化和小型化的发展，经历灾害的老年人可能失去子女、配偶，随之而来的社会问题是老年人的生活照顾和疾病护理更多地依赖于社会和社区服务。在农村和经济欠发达地区，青壮年外出就业，社会养老和保障体系不完善，老年人的照顾不能得到充分保障。

4. 老年人心理障碍频发　老年人心理障碍多是由于特殊的生活阶段和环境所造成的心理问题。由于生理原因，老年人认知能力减退，使他们无法适应高速发展的信息时代，产生无用感；丧偶、退休、经济收入的减少、子女下岗、社会支持程度下降、灾害等负性事件的增多，使得老年人易产生心理障碍，从而影响生活质量。灾害所带来的家庭环境的变化、亲人的丧失等沉重打击更加重了老年人的心理障碍。在亚美尼亚地震后 2 年，23.2% 的老年人患创伤后应激障碍（PTSD）。

（二）评估老年人因灾害出现的反应

1. 老年人的生理反应　经历灾害老年人易出现失眠、早醒、食欲不佳、腹胀、过多吸烟、饮酒，甚至酗酒，有些老年人还可能出现与年龄相关的感觉缺失，例如视力严重减退导致看不清楚周围的环境，从而引发不安全的后果；听力严重减退导致不能理解别人说的话，从而增加困惑感等。灾害还可能使老年人失去家园或丧失亲人，这在很大程度上让老年人感到悲伤和绝望，加之身体状况因灾害呈恶化态势，老年人容易出现疑病倾向，患病的老人可能出现拒绝治疗的行为。

2. 老年人的心理反应　对未来生活失去信心，不安全感加重，无法安心做事，没有生活目标和信念，甚至产生自杀的念头。由于环境的改变，家人忙于救灾和重建事宜，易忽视对老年人的关心，故老年人常常感觉自己被遗弃或成为累赘，容易患老年性抑郁、孤独症等。

3. 老年人的行为改变　灾害的毁灭性打击使老年人易丧失生活信心，出现性格和行为的改变，对声音和震动变得过分敏感，有些老年人由以前爱说话变得沉默寡言、不爱说话的变得絮絮叨叨，脾气可能变得非常暴躁，不喜欢参与集体活动，由于孤独引发各种疾病导致老年人灾害关联死亡的数量明显增多。

（三）灾后对老年人的护理

1. 临时安置点老年人的护理

（1）密切关注：积极问候，细致观察，及时发现其精神、身体上存在的问题以及生活中遇到的困难；融洽与当地医护、保健团队和家属的关系，畅通沟通渠道，发现老年人安置点生活存在的问题，共同解决；熟悉当地的物资申领以及求助途径，尽量满足老年人及其家庭的生活所需。

（2）补充足够水分，保证合理营养：多数患慢性疾病的老年人会在营养不良和脱水的状况下加重疾病的症状，因此应为其提供易消化和高营养的食物，同时补充充足水分，防止便秘的发生。

（3）确保老年人的生活场所：冬天要在暖和的地方，夏天要在凉爽的地方安排老年人的生活空间。对于不适应集体生活的老年人可用挡板将居住空间隔开；为老年人创造和提供聚集在一起休息、聊天或娱乐的场所。

（4）预防摔倒：保证充足的照明条件，保持过道上无杂物，固定好地板上的物品，可在过道及障碍物旁边做醒目的标识，方便老年人识别，预防摔倒。

（5）预防感染性疾病：由于受灾地区温度、湿度的变化，或通气状况不良，加之灾后老人身心俱疲、睡眠障碍、营养不良等原因，老年人群极易患感染性疾病。冬季易患感冒、流感及"避难型肺炎"，夏季则主要以食物中毒所致的肠道感染为主。因此需要保持空气流通，做好卫生管理，必要时接种流感疫苗。使用暖气时尽可能采用加湿器，以免空气干燥；做好通风换气；夏天可使用风扇或空调，预防中暑；注意食品的保存空间和期限。

2. 社区老年人护理 当灾害事件过去或灾后重建完成后，老年人会重新回归到正常的家庭生活中。怎样帮助老年人以及家庭适应新的居住环境和重建规律的生活，做好各方面的护理，是社区医护人员的工作重点之一。

（1）生活环境：老年人的生活环境应满足以下要求：

适宜的温湿度：适宜的室内温度可使老年人感到舒适、安静且有利于机体新陈代谢，预防疾病发生。一般室内温度保持在 18～24℃。避免过低引起感冒，过高使人感到疲劳、精神不振或闷热、呼吸不畅。家庭环境中最佳湿度应是 50%～60%，建议备一支温湿度计。适宜的湿度会使人感到清爽、舒适。湿度过大会使人感到气闷，对心功能不全、肾脏疾病病人尤其不利；空气太过干燥可致人体水分大量蒸发，引起皮肤干燥、咽痛等不适，对于呼吸系统疾病病人尤为不利。家庭中可采用空调、暖气系统、空气加湿器、地上洒水等方法调节室内温湿度。

良好的通风和光线：新鲜的空气对老年人健康极为重要。早上 9 点到 10 点开窗通风至少半小时，可使室内空气更新。寒冷天气通风时，室内房间轮流通风，老人可暂避到其他房间，避免冷空气刺激或引起感冒。老年人居住的房间，要有充足的光线，保证老年人良好的视线，确保安全；此外，日光中的红外线被皮肤吸收后，深部组织受到温热作用，血管扩张，血流加快，可改善皮肤组织的营养状况，给人以舒适感。如果打开玻璃窗让阳光直接照射到室内，阳光中的紫外线还有消毒、杀菌的作用。

降低噪声：老年人喜静，尤其对有心脏病或其他慢性疾病的老年人，安静的环境有助于疾病的恢复，因此应创造一个宁静、幽雅的家庭环境，以利于老年人休养。可通过降低家人说话的声音，装隔音玻璃等措施达到。

无障碍设施与环境：老年人可能因灾害导致残疾，需要坐轮椅或借助拐杖等出入。护理工作者应配合社区居委会等对社区及老年人家庭环境进行改造，方便轮椅出入，为老年人生活和活动提供方便，改善生活质量。

（2）饮食和排泄的护理：合理饮食，多吃富含纤维的食物（如水果、蔬菜等），一则加强牙齿的咀嚼能力，二则可减少便秘。食物烹调尽可能做到色香味俱全，并保持一定水分。避免单独进食，和子女一起进餐可增进食欲。注意按时进餐，晚饭不宜过饱。适当运动以增加全身血液循环和促进胃肠蠕动，从而增进食欲。一旦出现胃肠功能紊乱，如腹泻、便秘、疼痛、呕吐、黑便、体重减轻等症状，特别是持续 2 周以上时，应及时就医。养成定时排便的习惯，观察大便的颜色、性状，忌乱用泻药，宜戒烟、戒酒或少量饮酒。

（3）建立健康档案：建立健康登记卡，便于医护人员了解管辖区内老年人的健康状况。对曾患过慢性疾病者建立病历，并根据具体情况采取定期电话或上门随访的方式了解病情和追踪，特别是对因灾致伤致残的老年人应给予持续的追踪，做好健康管理。

（4）建立家庭病房：医护人员定期上门服务，进行体格检查，可避免老年病人频繁往返医院。家庭病房吃、住都在家中，饮食可尽量照顾病人平时喜好，且休息不受他人干扰。适宜家庭病房的疾病种类包括慢性心、肺、肝、肾疾病的稳定期，骨伤固定稳定后、椎间盘突出、骨关节炎，神经系统疾病，如脑卒中后偏瘫、阿尔茨海默病、恶性肿瘤放化疗期间或晚期等。家庭病床要注意保持清洁卫生，每天定时打扫、整理。

（5）心理护理：老年人尤其是独居或慢性病病人，当经历灾害等负性事件后常易出现焦虑、内疚、自责、消极悲观、自暴自弃，甚至绝望的心理，表现为抑郁少言、易怒或暴躁等。家属和医护人员应给予理解、关心、耐心引导，帮助老年病人树立战胜疾病的信心，与病人促膝谈心，增强其心理承受能力，充分调动积极因素，使其主动配合治疗。

（6）健康教育：针对灾后老年人的健康问题，深入社区加强老年人的健康教育，包括灾害自救、自我调节和适应、如何寻求帮助、疾病诊疗的维持等，增强老年人的自我保护意识。健康教育形式主要有专场讲座、随机性教育、示范性教育等。

（7）长期卧床老年人的护理：对于年老体弱、瘫痪、下肢骨折石膏固定、无法下床活动者，应由家属或医护人员帮助其在床上进行主被动活动，以预防肌肉萎缩、废用综合征、下肢深静脉血栓形成等并发症；对不能自行翻身者，每 2 小时变换体位 1 次，并用湿热毛巾擦洗皮肤；协助排痰，减少肺部感染与压疮的发生；对骨骼隆起受压部位皮肤要重点保护，可使用气垫或棉制垫圈；

保持口腔清洁，定时清洗外阴部，特别是有大小便失禁者，要保持肛周及外阴清洁干燥，避免尿路感染。

3. 对老年人家庭的支持和护理　以前的研究多注重如何对居家的老年人实施护理，对其家庭成员如何护理鲜有报道。灾害发生后，老年人整个家庭都是受灾的对象，家人在照护老人的同时还要积极调整自我、重建家园，因此在生理、心理上都承受了较大的压力。

（1）知识支持：针对不同疾病和表现，告知家属相关的注意事项，通过询问了解家属存在的疑问，指导家属多与老年人沟通，理解他们的想法和感受，满足家属对知识的需求。可采用讲座、视频、个别咨询、宣传手册等方式进行。

（2）心理支持：鼓励家属表达和倾诉自己的感受，采取正确的方式进行排解，如有必要，寻求专业心理咨询师的帮助。

（3）社会支持：通过调查了解老年人家庭可用的社会资源，医护人员、社区应尽可能为其家庭提供力所能及的支持和帮助，在救灾物资的分配、协助重建等方面给予尽可能的照顾。

四、灾后对慢性病病人及其家庭的护理

慢性病病人除了遭受一般人经历的灾害损伤外，还同时遭受着灾害对慢性病的改变所造成的伤害。因此，灾后慢性病病人与老人、孩子和孕妇等特殊人群一样脆弱，同样需要特别的照护。

（一）灾害对慢性病病人的影响

即使不受伤，灾害也可能给慢性病病人造成严重的后果，甚至死亡。1987年希腊塞萨洛尼基地震后，心脏病成为灾民除外伤外的第二大死因。1994年美国洛杉矶地震后，动脉粥样硬化性心脏病成为灾民第一大死因。1995年日本阪神大地震3个月后，糖尿病病人糖化血红蛋白检测值比地震前显著增高，呼吸系统疾病肺部感染率显著增加，地震后的前3个月，间接死于地震的老年人是前一年同期自然死亡的25%，其主要死亡原因为心脑血管疾病、以肺炎为主的呼吸系统疾病、原有疾病恶化等。2011年日本东北部海域地震引发海啸后的1个月，至少有282人原有疾病复发或患上新的疾病而间接死于这场灾害。

1. 慢性病恶化的主要原因　灾后慢性病病人病情恶化、出现新的并发症甚至死亡，不仅是由于灾害本身对病人生理和心理冲击的影响，还包括灾后不良的生活条件。灾后尤其是早期多为方便或快餐食品，病人摄入过多的碳水化合物、脂肪、盐，同时缺少蔬菜和水果；病人活动状况改变；因厕所较远和饮用水缺乏等问题，病人会减少饮水而致机体脱水；睡眠减少；因忙于灾后事务

而疏于慢性病的诊治，或因医疗、道路等公共设施破坏无法满足慢性病连续诊治的需要等。对这些不良的外界条件，只要能合理、及时地采取相应的措施，在一定程度上可以预防和缓解慢性病的恶化。

2. 评估灾后慢性病病人的反应

（1）一般生理反应：主要包括胃痛、肩部关节僵硬、头痛或头重感、食欲差、易疲倦、心悸、腹泻或便秘、气促或呼吸困难、易感冒、发热、恶心呕吐、关节痛、下腰背痛、手足颤抖或麻木、头昏、面部潮红或耳鸣、手足水肿、溃疡。出现上述症状，表明病人正经受巨大的生理和心理压力。如果病人胃痛加剧，呕血或解黑色大便，可能出现了应激性胃溃疡；如果病人仅有头痛或头沉重感、头昏、面部潮红或耳鸣，可能为血压增高；如果病人出现关节僵硬、易疲倦、关节疼痛、下腰背疼痛，表明病人劳动负荷过重；如果病人出现食欲差、易疲倦、心悸、气促或呼吸困难、常感冒和发热，可能发生了呼吸道感染。

（2）慢性病病情恶化的表现：除一般生理症状表现外，慢性病病情恶化还可能同时出现相应的特征性表现。如慢性呼吸系统疾病恶化时病人出现咳黄色或棕色痰、意识模糊、手脚发烫等，多为肺炎或支气管炎，且最容易发生在灾后 2 周内；其次是缺氧加重或二氧化碳潴留；糖尿病病人出现口干、尿量增加或减少、体重快速增加或减少、出冷汗和意识模糊，提示疾病可能恶化，常见并发症有低血糖、昏迷、糖尿病肾病、糖尿病神经病变等；风湿病病人病情加重可出现关节疼痛、疼痛的关节数量增多、关节僵硬、行走困难以致日常生活自理困难等；肾功能衰退接受透析的病人如出现体重增加、意识模糊、口周发麻等提示病情加重，可为高钾血症、水肿等。

（3）心理反应：生存环境改变、受伤、所患疾病和居住地的变化给慢性病病人带来的压力远比非慢性病病人大，因为压力使病人容易出现入睡困难和易醒、做灾难相关的噩梦、抑郁、对声音和振动过度敏感、不愿与他人交流、易激惹、易伤心、拒绝唤起灾害回忆的地点和人、全身紧张、总是责备自己等。如果慢性病病人出现上述症状中的 6 项或更多，表明其发生创伤后应激综合征的危险性较大。

（二）慢性病病人及家人的护理干预措施

1. 调整并适应生存环境的变化

（1）防寒或降暑：慢性病病人灾后应尽可能采取措施保暖防冻或降温防暑。与老人及孩子一样，慢性病病人的衣物棉被应首先得到满足，并应根据气温条件将其安置到保温性能良好或通风透气的处所避灾，适时提供保温或降温设施，如暖袋、取暖器、风扇等。寒冷天气尽可能避免外出，高温天气白天减少外出或使用遮阳设施，避免直接暴晒。

（2）预防感冒：灾后集体安置易使感冒在人群中传播，慢性病病人是首要的易感人群。因此应主动采取措施预防和控制感冒，如戴口罩、勤洗手和漱口，冬季可注射流感疫苗，必要时监测体温以尽早发现，及时处理。

（3）保持生活规律：尽管生活环境巨变，也应根据灾后条件尽可能做到规律生活，如足够睡眠、劳逸结合、进行适度的运动等。

（4）避免身体长时间处于同一姿势：灾后在汽车或较狭窄拥挤的空间安置，常使身体长期处于同一姿势，阻碍下肢静脉血液回流，易导致血栓形成，灾后如饮水量不足更容易发生。因此，应每 1 ~ 2 小时活动下肢，包括屈伸或站起来走动。如果没有因疾病限制饮水的情况，应饮足量的水，出汗后或干燥的冬季应比平时适当多饮水。

（5）指导病人寻求日常生活帮助：灾后慢性病病人会遇到很多生活或工作问题，如行走困难、搬运日常生活物资困难等。此时应量力而行，借助辅助工具，如手杖或轮椅，寻求包括家人、志愿者、邻居等人员的帮助。

2. 合理膳食 灾后早期多以快餐或方便食品为主，因含较高的热量、脂肪和盐，是慢性病恶化的重要原因，特别是糖尿病、高血压、肾衰竭等慢性病。因此，应指导病人根据疾病情况尽可能调整饮食，以摄入均衡营养和水分，必要时做饮食日记并监测体重。

3. 心理支持 灾后为慢性病病人提供适宜的生活和工作上的帮助，以及疾病治疗护理指导，提供帮助和支持本身就是对病人极大的心理支持。此外，鼓励病人向他人倾诉自己的感受、参与社区活动、阅读、做放松运动、咨询医务人员、避免接触或回忆自己不愿意面对的人或事等，均能帮助病人缓解压力。

4. 维持疾病治疗 灾后因药物损坏、停电、医疗服务设施破坏、道路不通或忙于恢复重建等原因，慢性病的治疗常被迫中断，从而使疾病恶化。因此，指导病人平时应对紧急情况至少准备可维持 1 周的药物，灾后特别强调规律服药，如果缺药应及时寻求医护人员帮助或请他人帮助购买药物。为应对紧急情况，指导病人平时养成记录药物名称和用药方法的习惯。

5. 疾病检查 定期复诊和检查是预防慢性病恶化的重要措施，定期检查能及时发现疾病恶化的征象或早期并发症，尽早采取处理措施。

6. 危象和紧急情况的急诊指导 灾后慢性病病人出现危象或急性并发症的几率较平时高，如糖尿病病人易出现低血糖、酮症酸中毒；高血压病人易出现高血压危象、脑卒中；冠心病病人易出现心绞痛、心肌梗死；COPD 病人易出现急性感染、心力衰竭等，如不及时处理可能危及生命。因此，除维持疾病治疗外，应指导病人或家人学会应对紧急情况，包括：①随身携带病人信息卡，卡上注明病人的姓名、联系人姓名和电话、疾病名称、治疗药物和诊治医院等；②危象和紧急情况的识别、判断和处理方法；③家庭自我急救的方法和药品配备、保管和使用；④医院急诊或120等专业救护的利用；⑤他人可提供的帮助或急救方法等。

此外，还应指导病人和家庭做好再次应对灾害包括次生灾害的准备，包括治疗用相关物品，如药物、饮用水、应急食品、食物清单、消毒剂、医疗器械等，以及根据慢性病类型准备相应用品，如糖尿病病人准备胰岛素注射器、血糖仪，COPD病人准备氧气装置，高血压病人准备血压计等；一般备灾物品如手电筒和电池、便携式收音机、衣物和毛巾、雨靴、记录本和笔、卫生用品、雨具、联系电话、现金等。

五、灾后对残疾人及其家庭的护理

灾害往往导致一大批人残疾，而灾前就有残疾的人其疾病或残障程度可能因灾害而进一步加重，因此灾前原本就残疾的人或因灾致残的人及其家庭也成为护理的重点对象。

（一）评估残疾人对灾害的反应

1. 生理反应　出现躯体症状或躯体症状进一步加重，如血压升高、心跳加速、恶心、呕吐、食欲减退、消化不良、皮肤湿冷、失眠等。身体更加虚弱，跌倒、受伤的可能性增加，易怒，甚至出现伤人或家庭暴力倾向，慢性病急性发作等。

2. 心理反应

（1）情绪反应：常出现恐惧、无助、绝望、焦虑、抑郁、紧张、罪恶感、内疚、自责、怀疑、缺乏安全感、易怒等情绪。

（2）认知反应：常出现注意力集中困难、认知障碍、幻听、幻视、记忆力减退、沟通困难、情感淡漠等反应。

3. 行为反应　残疾人行动不便、反应不及时等导致自救和逃生能力降低，表现出更大的脆弱性。经历灾害往往使疾病或残疾程度加重，活动和自理能力进一步丧失。灾后居住在避难所或临时安置点时，卫生间、就餐区域等相对较远，残疾人会为了少上厕所减少饮水量，导致脱水或便秘，或为了不麻烦家人或其他人而减少活动量，引起深静脉血栓等并发症。

4. 对残疾人社会化的影响　中国是一个自然灾害频发的国家，每一次灾害都不可避免会造成一批永久的伤残人口。1976年唐山大地震后有3817人因脊髓损伤截瘫，有1.2万余人截肢。2008年汶川地震造成37万多人受伤，据有关部门估计及WHO以往研究表明，地震伤后的致残率在20%左右，由此估计汶川地震所造成的残疾人数有7万之多。残疾人的就业和生活是一个特殊的社会问题，因此对社会和政府的残疾人政策提出了更高的要求。

（二）对残疾人及其家庭的护理

受多种因素的限制，灾后对残疾人提供的护理服务应以家庭为主要场所和支持环境，因此要充分利用家庭及社区资源，最大限度地恢复残疾者的生活自理能力，鼓励参与社会活动，重返社会。

1. 残疾人的社区护理　灾后社区护理是延续医疗机构治疗、康复的护理，可以让残疾人在熟悉的社区环境中，在亲人的关怀下获得便利、高质量的护理服务，并可大大降低医疗费用的支出。

（1）家庭访视：医护人员、营养师、康复师等组成的康复团队以入户形式进行保健指导，及时发现残疾人现存和潜在的健康需求并进行动态评估。指导其对家庭环境进行适宜改造，为残障者安装紧急报警装置以备意外发生时及时施救，从而方便残疾人的日常生活。

（2）康复锻炼：早期的功能训练可以预防残疾的发生、发展及继发性残疾，后期的功能训练可最大程度保存和恢复机体的功能。护理工作者应了解残疾人残存功能的性质、程度、范围，在总体康复治疗计划下开展功能训练，促进早日康复，并在实施过程中动态调整康复计划。

（3）鼓励参与社会活动：志愿者、社会工作者或居委会可以帮助残疾人士组成一些团体，营造他们与整个社会联结的"亚文化圈"，彼此交流内心的情感与需要，树立生活目标和理想信念，让他们体会到归属社会的快乐。

（4）建立残疾人关爱机构：在民政部门和残疾人联合会等部门的指导下，建立社区残疾人关爱机构处理相关事宜，使残疾人能够向一个特定的部门寻求帮助。社区医护人员可与此机构联合开展相关工作，包括：①统计残疾人人口学资料：统计社区因灾致残及原有残疾人口的准确数据；②了解残疾人生活状况：了解残疾人的生活现状、面临的困难及需要的帮助；③政策咨询服务：接待灾后前来咨询的残疾人，包括灾后残疾人相关政策和救助信息等；④设立志愿者工作中心：建立志愿者工作中心，招募志愿者，帮助残疾人或其家庭。

（5）健康宣教：发放康复的宣传资料，播放康复相关视频，为残疾人提供相关咨询服务。同时在社区中针对残疾人的特点进行防灾备灾的相关探索，如灾害预警信息如何在第一时间内让聋哑人知晓，行动不便的人如何在灾害来临时迅速逃生或避难等。

（6）充分发挥相关组织在社区护理中的作用：社区康复的实施需要残疾人及家人共同参与，充分发挥受灾地区的社区委员会，以及卫生、教育、劳动就业、社会保障、残疾人联合会、民间组织等相关部门在社区康复中的协调作用，以便为残疾人创造更好的生活和就业环境。

（7）完善和落实灾区城乡社会保障制度：为保障残疾人的生活，需要根据灾情和伤残情况完善原有的社会保障政策或措施，并充分落实相关政策，使新老残疾人的基本生活、养老、医疗、康复、教育、就业、社会参与等都能得到保障，减少他们被边缘化的可能。

2. 职业康复　开展职业康复是促进残疾人重返社会的有效途径，也是提高残疾人生存质量不可或缺的重要手段。二战后前苏联对伤残军人和我国唐山大地震后对伤残者的康复均侧重于疗养型康复，而美国等发达国家则大力推行包括职业康复在内的全面康复的理念，实践证明后者更有利于伤残者获得劳动能力，重返社会，为社会创造财富。

（1）政策支持：包括政策扶持、开展特殊职业技能培训、提供生活支援管理三方面。

政策扶持：政府要加大对残疾人事业的投入，通过补贴、优惠政策等措施，改善残疾人在政治、经济、劳动、生活等方面的条件。政府可通过发展特殊教育、重视职业康复、创造合适岗位、给予特殊扶持等手段帮助灾后伤残人员获得教育和就业的权利，减轻家庭和社会的负担。

开展特殊职业技能培训：相关部门应协助居委会解决临时安置点或社区中的人际关系、工作安置等，针对残疾人特点进行个性化职业培训；开展职业咨询与职业介绍，支持残疾人员寻找自己喜欢的工作；鼓励企业接纳残疾人就业并提供相应的优惠政策。

提供生活支援管理：针对个别难以就业和生活困难的受灾残疾人进行综合性探讨和研究，开展政府与民间的互动，共同参与扶持工作。

（2）媒体支持：媒体基于其特殊的优势，在为残疾人提供生存与发展帮助方面扮演着重要的角色。在灾害中以及灾害后，媒体可通过声音、文字、画面传播信息，其覆盖面广（影响性）、传播迅速（及时性），可让社会了解和帮助残疾人。在相关政策的支持下，可开设专门为残疾人服务的网络，随时关注和提供灾后残疾人的就业需求和信息，并引导社会关注残疾人灾后的生存状况以便提供帮助。

3. 心理护理　当残疾人面对突发性灾害致残所造成的生活、学习、工作能力缺陷或丧失时，容易产生悲观失望、气馁甚至绝望等负面情绪。心理护理的目的是帮助残疾人正视现实，科学地对待治疗，重新树立生活的信心，从而有效地接受各种功能训练和治疗，促进全面康复。

4. 环境改造

（1）家庭和社区环境的评估和改造：充分评估家庭和社区环境，对妨碍残疾人生活、学习和工作的设施进行无障碍化改造，如台阶坡道化改造、增加扶手、设置盲道、紧急报警装置等。

（2）公共场所无障碍设施的规范建设：公共场所的所有设施不仅要实现无障碍化，还要严格遵照相关规定做到无障碍设施的标准化建设。这不仅可为残疾人的生活、学习和工作带来方便，还充分体现了社会对残疾人的关心和体贴。在信息传播领域，特别是灾民都需获取的信息，应尽可能用不同类型文字、声音、图像、手语等形式，使各类残疾人特别是聋哑人能够获悉相关信息，而且这样的要求应作为信息传播的标准得以确立和实施。

5. 满足残疾人利用媒介的需求，促进信息沟通　实践表明公众都有"媒介依赖"心理，因此德弗勒等人于1976年提出了"媒介依赖模型"。残疾人因为生理或心理缺陷会对媒介的使用有更强的依赖性，尤其是灾害发生时。为了让残疾人充分获取各种信息，国家多部门已经开始推行"中国信息无障碍事业"活动，并取得了显著成效。目前也开始了有关灾害发生前后作为信息接受者的残疾人与信息源之间互动的研究，包括对信息手段和内容的需求做出分析，以期进一步完善残疾人应对灾害的手段和应急机制，完善风险防范与备灾机制。

6. 并发症的预防　残疾人因为行动不便，活动量减少或营养摄入不足等，容易并发压疮、尿路感染、肺部感染、深静脉血栓等，社区护士和家属需做好观察和健康指导工作，积极预防和治疗并发症。

7. 对残疾人家庭的护理指导　残疾人被视为社会的弱势群体，在就业与生活方面缺乏竞争力，因此他们多数都生活困难，需要社会和政府的救助和关心。家庭因残疾人经济收入减少，还要专门为治疗残疾或疾病支付相关费用，因此家属在经济、心理等方面均承受了很大压力。

（1）家属的反应：包括生理性反应，如易疲劳、睡眠障碍、注意力差、体重减轻等；认知反应如知识缺乏、沮丧、埋怨、绝望、焦虑等；行为反应如发牢骚、封闭自我、向外界发泄愤怒等。

（2）对家属的护理措施包括知识支持、心理支持、社会支持三方面。

知识支持：正确的生活和锻炼方式可以促进残疾康复或减轻残疾程度，因此护理工作者要给予残疾者及家属相关的健康教育，教会其正确实施护理，可通过健康教育讲座、个别指导、电话随访等形式满足家属对知识的需求。

心理支持：鼓励家属倾诉内心的感受，允许发泄其在照顾残疾人过程中的抱怨等，并与其一起分析，设身处地为其着想，针对性地给予疏导，并告知其一些情绪缓解和疏导的技巧。

社会支持：压力的产生很大程度上来源于社会的偏见以及家庭的经济压力，护理工作者要做残疾人的"代言人"，通过与相关的组织沟通，尽量为残疾人创造就业机会，或通过为残疾人申请困难补助、医疗救助或慈善组织的帮助，缓解家庭的经济压力。社区在灾害救助时要给予特殊的照顾，在平时的救助中也要特别关注。

六、灾后对精神病病人及其家庭的护理

灾害事件的刺激可导致精神病病人病情复发或加重，也可促使新病例的出现，给家庭及灾后重建带来一定影响。作为社会的弱势群体，精神病病人是灾后灾民健康管理的重点人群，需要给予特别的照护。

（一）了解灾后精神病病人的特点

（1）新发病例增多：重大的灾害事件由于其突发性和紧急性，会使人出现心理失衡，从而产生思维不清、意志失控、情感紊乱等心理危机。大多数人的这种反应会随着时间的推移而自行缓解，少部分则无法缓解，或潜在的精神病发作而发展成为灾害诱发的精神病病人。据文献报道汶川地震后（2009年1~2月）青川县城乡16岁以上精神疾病的平均时点患病率为69.96‰，明显高于1993年中国7个地区精神疾病流行病学调查结果11.18‰。

（2）疾病程度加重：对于原有精神病病人或处于治疗阶段可正常生活的稳定期精神病病人来说，灾害对他们是一个负性事件，会使他们的认知再次发生改变或混乱，加之灾后救治可能不及时、重建任务繁重、药物缺乏，如若对精神疾病病人关注和干预不足，可能导致疾病加重，给后期的治疗带来一定的困难。

（3）相关知识缺乏：表现在社会对精神疾病认识不足，对精神疾病病人理解、关心不够，甚至有歧视的倾向。精神病病人服药依从性差，家属的用药管理意识不强。有研究显示认为自己精神疾病知识不足、希望得到健康教育的家属比例为89.6%。

（4）自我照顾能力缺乏：灾害可导致精神病病人失去家人或与家人暂时分离，且由于疾病本身或因灾害刺激使得病情加重，病人本人往往缺乏自我照顾的能力。而在灾后很长一段时间里，由于家属、社区致力于重建，加之一些卫生设施被破坏，因此，精神病病人缺乏照顾者及相应的卫生资源。

（二）评估精神病病人因灾害出现的反应

1. 生理反应　灾害可导致精神病病人出现肠胃不适、腹泻、食欲下降、头痛、疲乏、失眠、做噩梦、容易惊吓、感觉呼吸困难或窒息、哽塞感、肌肉紧张等症状。

2. 心理反应　突发的灾害事件往往给精神病病人造成难以承受的心理压力，从而在情绪、认知等方面表现出异常。

（1）情绪反应：常出现害怕、焦虑、恐惧、怀疑、沮丧、忧郁、易怒、无助、麻木、否认、孤独、紧张、不安、烦躁、自责、过分敏感或警觉、无法放松、持续担忧、缺乏安全感等。

（2）认知反应：常出现注意力不集中、缺乏自信、无法做决定、健忘、

效能降低、不能把思想从危机事件上转移等。

3. 行为反应 常重复某一动作或说同样的话、社交退缩、逃避与疏离周围的人和环境，不敢出门，害怕见人，暴饮暴食，容易自责或怪罪他人，不易信任他人等。

4. 安置和照护情况 灾后一段时间内，由于家园或原有的精神病院被毁坏，因此需要评估精神病病人的安置情况。对于一个安置点，要准确了解精神病病人的数量、安置情况，是否与家属同住或是否有专人进行照顾。评估精神病病人照顾者的能力，包括自我照护能力，家属、专门机构或志愿者提供的照护是否能满足需要等。

5. 健康状况 通过体检、问诊等评估精神病病人的健康状况，根据其以往就医经历、行为表现等，和专业人士一起评估患病种类、严重程度、是否需要送专门机构进行治疗等。

（三）灾后对精神病病人及其家庭的护理措施

1. 掌握精神疾病的基本知识 护理工作者首先要了解精神疾病的一般规律和常见症状，并对家属、病人本人或其他照护者进行相关知识的健康教育。国内外做过大量调查，家庭成员对精神疾病知识的了解和掌握程度与精神病病人病情复发率直接相关。且因各个病人所患疾病种类不一样，其表现和护理方式也不一样，医护人员应定期访视并对家庭开展指导，才能共同做好精神病病人的家庭护理。

2. 提供良好的社会支持系统 生活中的负性事件，包括灾害事件、周围人的偏见和误解等会极大影响和加重病人病情。灾害事件对精神病病人来说是一种特殊的未曾经历过的不良刺激，又因他们自身的应对能力缺陷，更加需要家庭和社会的帮助和疏导。精神病病人通常有不同程度的情感淡漠、行为退缩、依赖性增强等有碍于人际关系恢复的表现，加之灾害负性事件的打击、居住环境和邻居的改变以及灾后忙于救灾和恢复重建被疏于管理和治疗等，病人很难融入灾后特殊的环境中。医护人员、病人的亲属、邻居、同事等一定要正确对待病人，协助建立良好的社会支持系统。对于灾害发生时和发生后的场景要采用正确的方式进行讲解，以免加重心理压力。家属对精神病病人的婚姻问题一定要合理、慎重地对待，并及时咨询精神科医生，尽量做到对病人及其病情有利。

3. 重视心理支持 精神病病人常因社会的偏见和歧视而倍感压力，多表现为自卑、抑郁、绝望等，部分病人会因无法承受压力而自杀，因此注重心理支持是家庭护理的重要内容。社会和家属应多给予爱心和理解，满足其心理需求，尽力消除其悲观情绪。病人生活在家庭中，与亲人朝夕相处，接触密切，家属便于细致观察其情感、行为。家属应掌握适当的心理护理方法，启发病人对病情的认识，帮助他们树立自信，以积极的心态回归社会，做对社会有用的人。医护人员除了要对病人进行指导外，还必须关注家属的心理状态，给予精神上的支持。对于灾害诱发的精神症状要及时给予干预和疏导，防止发展成难治性的精神疾病。

4. 生活和职业技能训练　灾后精神病病人家庭护理的最终目标是使其能够重返工作和学习岗位，适应新的生活。开展训练前要确认病人的能力、技巧和兴趣，针对性地给予训练和有效的指导，发展个人喜好。医护人员及家人应鼓励病人加强生活技能的训练，逐步开始有规律的生活，做到生活自理，能够承担力所能及的家务；鼓励和协助整饰仪容，增进自尊及自我价值感，如沐浴、洗衣、理发等，切忌整日卧床；鼓励接触社会，减少对家属的依赖，增强社会适应能力，帮助其重返工作岗位，使其能在家庭和社会中发挥作用；有条件的社区应当组织病人进行相关的作业治疗，教会和维持其工作和谋生的能力，鼓励回归社会；医护人员和家属应协助病人重新建立或发展有效解决问题的能力，无论是家务劳动还是走向工作岗位，原则上必须是逐步和量力而行。

5. 合理用药、预防复发　导致精神病复发的因素是综合的，除了与疾病自身有关外，环境刺激，如灾害事件、亲人丧失等也可诱发。通常病人在医院经过系统治疗回归家庭后，需要维持 2～3 年的药物治疗，甚至终生服药。而精神病病人对长期吃药有抗拒心理，加之灾害事件可能损毁其药物，或因医疗设施破坏及医疗点路途遥远等，导致病人服药中断。因此，家属和基层卫生人员应重点关注病人的服药情况，加强用药指导和督促，并设法解决缺药的问题。严格按医嘱用药，尽可能克服就医困难，坚持定期复诊，切忌任意更改药物种类或用量。灾后由于居住环境的改变，最好由家属保管药物，避免药物因保管不妥而变质。病人出现下列情况提示有复发的危险，应及时复诊。

（1）病人自知力动摇或缺乏，如不能自觉服药、陈述自己无病等；

（2）睡眠时间减少或过多，睡眠质量差；

（3）生活能力减退，工作效率下降，生活变得被动、懒散、个人卫生差，不遵守作息时间，疏远亲朋好友，兴趣减少；

（4）出现片段的精神症状，如一过性的幻觉、妄想、言谈举止异常，情绪波动等。若发现病人有任何异常表现，应及时就医，防止病情加重。

6. 精神病病人的日常生活护理

（1）个人卫生：医护人员或家属要和病人一同制定合理的生活作息制度，鼓励其料理自己的生活，家属可给予提醒或督促实施，如整理被褥、床铺和打扫卫生，培养良好的洗漱习惯，饭前便后洗手，梳理头发，睡前洗脚，不随地吐痰，保持衣着整洁，督促其按时洗澡，更换衣服、床单、被套，理发及修剪指甲等。

（2）饮食护理：精神病病人的饮食原则是保证摄入足够的营养素和能量。暴饮暴食者应控制进食量，定量供给食品，督促其细嚼慢咽；拒绝进食者应积极鼓励进食，必要时可给予鼻饲；兴奋躁动者应诱导其在安静时单独进食；老年病人应在家属或护理工作者照料下进食。灾后初期食物缺乏，更要对精神病病人的饮食做好安排，尽量满足其需求。

（3）睡眠护理：精神病病人睡眠正常与否与病情发展有密切关系，医护人员及家属应向病人讲解有关睡眠的知识，帮助其了解睡眠的生理功能和意义，教育和督促养成良好的睡眠习惯。灾后初期精神病病人会在帐篷或临时安置点过群居生活，可能会影响到睡眠，应根据实际情况尽量创造良好的睡眠环境，同时观察和记录病人的睡眠情况，观察有无催眠药物或抗精神病药物的反应及其他副作用的产生，如皮疹、鼻塞、窒息等，发生异常及时就诊。

7. 对精神病病人家属的护理　由于经济发展水平和社会保障体系不健全，我国大部分的精神病病人由家人照顾（有调查研究显示为 86.5%）。在灾害发生后，精神病病人疾病复发或加重的可能性大，家属除经历灾害的刺激、面临灾后重建的繁重任务外，还同时面临照顾精神病病人的压力，可出现不适反应，需要特别的支持和照护。

（1）家属的反应：包括生理性反应如睡眠障碍、体重减轻、注意力不集中等，认知反应如知识缺乏、失望、无助、愧疚等，行为反应如自怨自艾、发牢骚等。

（2）对家属的护理措施：对精神病病人的家属应提供以下三方面支持。

知识支持：家属精神病知识缺乏可影响到精神病病人的康复，因此应通过各种途径对家属进行宣教，包括健康教育讲座、个别指导、电话随访等形式，满足家属对知识的需求。

心理支持：医护人员或心理咨询人员应通过与家属交流了解其存在的心理问题，并分析产生的原因，针对性地讲解相关的疾病知识、应对技能等，使病人家属认识疾病，在理解病人的同时，正确处理自身的心理问题。

社会支持：社会对精神疾病知识的缺乏和对精神病病人的偏见也会带给家属极大的压力。通过宣讲精神病的相关知识，告知民众精神病病人并不可怕，社会应给予他们关心和温暖，让其有一个良好的生活环境。了解精神病病人家庭可用的社会资源，调动起来帮助病人。社区在灾害救助时应给予一定的特别照顾，并针对病人及家庭制定一些利于就业和回归社会的措施。

（刘素珍）

第二节　灾后的长期应对

一、帮助受灾者恢复健康生活的援助

（一）临时安置点受灾者健康生活援助

临时安置点是受灾者临时进行避难的场所。如我国民政部规定将学校、公园等作为避难场所，日本将大型会场、学校、政府大楼、综合体育馆以及新建的临时住宅等作为临时安置点。灾民在临时安置点可获得基本的安全保障和生活需求，但灾难发生后临时安置点聚居人群多、空间狭小、设施简单等，常会导致较多的生活和健康问题。

1. 临时安置点受灾者的生活问题　临时安置点完全打破了居民原先的生活共同体，由于建设时间紧张、人群众多等因素，受灾者会遇到很多生活问题。如环境较差，居住空间狭小，通风条件差，缺乏空调设施，居住环境温度过高或过低等；人均居住空间小，隐私不能有效保护，生活习惯不同；日常生活设施有限，用品不能满足日常所需；难于保持良好的环境卫生，由于用水紧缺，洗手、洗澡、厕所冲洗等均不能较好完成，排泄物及垃圾的处理不当可能造成难闻的气味及相关传染疾病的发生；饮食结构变化，食物短缺，受灾者饮食品种单一，多以方便食品为主。

2. 临时安置点受灾者的健康问题　临时安置点居住的人群包括不需要紧急医疗救治者和正常的避难人群，由于生活环境的改变以及灾害对心理的创伤等，可能发生以下健康问题：外伤病员伤口需要日常消毒和换药，因灾害所致残疾人群需要早期的功能康复；灾害恢复期各种慢性疾病如呼吸道感染性疾病、皮肤疾病等发生率增加；生活习惯及饮食结构的改变可能引起便秘、食欲减退、腹泻等健康问题；临时安置点的环境卫生可能引起传染性疾病的流行；灾害经历及对未来的担忧可能引起心理相关疾病，如创伤后应激障碍、焦虑、睡眠障碍等。

3. 临时安置点的援助活动　临时安置点的援助活动主要包括三方面的内容：照护、福利和健康。其中照护指为急性病病人及慢性病病人提供药物及健康指导等医疗护理服务；福利方面包括协调救援物资的发放并给予相应的生活支持；健康方面则包括预防相关疾病和传染病，改善生活环境，保持环境卫生，开展心理干预及健康教育，维持和促进健康。

（1）确认安置点居民的人数及分布：进入灾后恢复期，临时安置点的居民逐渐固定，护士需协助相关部门进行安置点人数的统计，了解人群的来源、民族及分布，尤其是需要医疗和护理介入的人群。

（2）了解居民的健康状况，早期识别重点人群：护士可采取健康普查的评估方式，进入社区家庭了解并掌握临时安置点居民的健康状况，筛查重点人群，如因灾害受创伤的人群、慢性疾病人群、老年人、儿童等，及时全面了解社区居民的医疗护理需求，并给予相应的干预及支持。美国的一项研究报道，在安置点内有29.2%的家庭需要不同程度的护理帮助，但其中8.1%的家庭护理需求并没有得到满足，这源于护士并未真正深入每一个家庭了解灾民所需。因而护士在健康评估中可以通过沟通、体检、观察等方式早期识别需要治疗、护理支持的群体，在力所能及的范围内为他们协调相应的资源，并给予对应的支持和护理。

（3）预防传染病的发生及流行：临时安置点由于人群聚居，环境及通风条件较差，呼吸道疾病如感冒、肺炎等发病率较高，护士应对居民加强疾病预防知识健康宣教，教导居民手卫生相关知识、使用口罩等措施，预防相关流行性疾病。此外，护士应协助相关部门进行临时安置点的环境卫生评估，如水源卫生的评估、排泄物及垃圾是否处理得当的评估、消毒措施是否有效的评估等，确保临时安置点传染病的预防措施实施有效。其次，应加强对社区居民卫生防疫相关知识的宣传，如消毒的方法、保持厕所清洁卫生、灾区常见传染病的相关知识等，将社区居民作为主体，预防传染病的发生及流行。

（4）加强心理干预及心理健康知识宣传：灾害的发生对受灾地居民的心理产生巨大的冲击，部分人群可能出现应激障碍、焦虑、失眠等精神症状，护士应采用相关筛查工具及时发现并实施干预，必要时应转介至专业的心理卫生机构进行治疗。此外，临时安置点大部分人对群体生活的不适应及灾害本身的影响，可能会产生较多心理压力，如果得不到及时、有效的疏导，可能会影响其正常生活。护士可通过手册、健康讲座等方式宣传心理健康知识，提高居民的适应能力及心理素质。还可以与社区协调，建立社区活动站，如体育活动室、棋牌室等，组织社区娱乐活动等，逐渐恢复社区的功能，促进社区居民的心理重建。

（二）临时住宅受灾者健康生活援助

临时住宅是从临时安置点搬入永久性住宅之前的一段时间内临时居住的场所。临时住宅有多种类型，包括在原有住宅重建或其他地方重建新的居住点等。对临时住宅受灾者的健康生活援助主要是帮助其重建社区，维持和促进健康。

1. 临时住宅受灾者的生活问题　临时住宅基本是以家庭为单位，在一定程度上保护居民的隐私，但人均居住空间依然较小；日常生活设施较前有所改善，但此时因社会对灾区的关注度降低，捐赠物资减少，物资相对缺乏；临时住宅点的厨房、厕所等常为公共设施，居民使用时会感觉不方便，尤其是老年人和残疾人；临时住宅多为板房，隔热、隔音、保温等效果较差，冬天难以抵御严寒，夏天则酷暑难耐，且通常排水较差，地面湿度大，易导致疾病或使原有疾病加重。

2. 临时住宅受灾者的健康问题　居民搬入临时住宅后，灾害进入恢复期，除了因灾害受创伤的人群需要继续护理和康复外，各种慢性疾病逐渐发生，主要疾病包括高血压、糖尿病、慢性支气管炎、肺气肿、心脏病等。此外，社区的恢复及重建逐渐开始，各种商业活动、社会活动恢复，社区居民多对未来抱有不安和不确定感，尤其是那些在灾害中失去亲人、财产的人群，容易产生与灾害相关的心理问题。

3. 临时住宅的援助活动

（1）识别需要持续关注的人群，提供连续护理服务：护士需识别那些需要持续关注的人群，包括因灾害受伤的人群、慢性疾病人群、老年人等，为其提供连续的护理服务，以提高其生活的信心及质量。其中，针对孤独的老年人和单身中年男性，因其不善于发展邻里关系，在新的环境下通常难于接受信息，可能成为孤独死亡、自杀、酒精或药物成瘾的高危人群，护理人员应加强干预，及时发现现存和潜在的健康问题，给予护理干预和帮助，并及时和社区管理者进行沟通，共同采取措施进行预防。

（2）注重"人"和"生活"的重要性：护理人员可以采取的援助活动包括：协助居民恢复及维持安全的生活环境；持续照顾存在健康问题的人群，开展社区健康教育，及时发现人群新的健康问题，维持及促进健康；促进社区功能的恢复及维持，在社区内建立和协调良好的人际关系，促进社区文化建设；建立社区网络，加强联系，为居民提供咨询和交流的平台；对残疾者或生活难以自理者，注重培养其独立生活的能力，鼓励参与社会交往。

（3）促进社区的恢复：临时住宅中邻居可能互不认识，相互之间交流少，容易能出现"自闭"等现象。护士可协同社区管理者在临时住宅中提供一些可供大家聚会、交流的公共场所，如咖啡厅、棋牌室等，通过这些活动方式，使社区居民进行相互的分享，互相支持与帮助，改善人际关系，促进社区文化的建设。

（三）永久性住宅受灾者健康生活援助

永久性住宅是受灾人群的最终住所。社区环境的再次变化使居民必须重新适应新的环境、新的邻居，这些变化对老年人或行动不便者来说尤其敏感。永久性住宅更易产生隔离感，人们更容易陷入孤独，出现各种心理问题。

1. 永久性住宅受灾者的生活问题　永久性住宅在一定程度上满足了受灾人群需要"稳定"下来的心理，保护了隐私，但永久性住宅缺少临时住宅中和谐的邻里氛围，因为永久性住宅大多为新建社区。此外，永久性住宅的分配措施可能会使一部分人产生不公平感。

2. 永久性住宅受灾者的健康问题 永久性住宅大部分为高楼层建筑，行动不便的老年人和残疾人就会减少参与社会活动，隔离自我，容易导致一些心理问题，如抑郁、高楼综合征等；某些居民因亲人在灾害中死去，搬入永久性住宅后，家庭的缺失可能进一步加重其孤独的情绪，产生心理不适应；许多居民因离开自己熟悉的人和环境，开始面临新的问题，如适应不良等，难以融入新的社区，同时也有许多慢性疾病病人需要给予医疗和护理支持。

3. 永久性住宅的援助活动

（1）社区的恢复和重建：永久性住宅社区人群之间可能互相熟悉，也有可能是完全陌生的，构建社区是为了健全陌生环境中的生活动机，使邻里之间相互认识，活跃社区生活。除此之外，护理人员可和各级人员一起规划社区的卫生服务站，建立完善的接诊和转诊机制。

（2）持续性开展护理服务：不断的搬迁和适应新的环境使得居民产生很大的压力，易出现失眠、食欲减退、便秘、高血压、酒精依赖症、抑郁症、易疲劳等各种症状，而社区中原有的灾害受伤人群、慢性疾病人群等也需要持续性的追踪服务，护理人员应清楚掌握社区中重点人群的动向，有效开展持续性地护理服务，确保重点人群的有效干预。

（3）社区环境改造：社区人群中包括因灾害而残疾的人群和老年人群等，因而需要对社区公共设施进行改造，以满足特殊人群的需求。护理人员可与社区管理者以及当地的残疾人组织一起对社区设施进行规划，进行无障碍化改造，如台阶改坡道式连接，楼梯、过道加扶手，地面平整硬化，铺设盲道等，以方便残疾人及老年人出行，鼓励他们参与社会活动，提高其生活质量，避免长期足不出户所导致的各种并发症。此外，也可指导特殊人群家庭进行环境改造，如门口加宽、加扶手、地面行防滑改造等，方便特殊人群的家庭生活，提高其生活质量。

（4）持续性的心理干预及健康教育：针对灾害发生后社区居民的心理问题，护理人员应通过访视等措施动态评估了解居民现存的和潜在的心理问题，并提供相应的心理辅导措施，可调动家属以及其他社会支持系统共同参与，尽可能缓解症状，力争治愈。在社区开展此项工作，护士最好和专业人员一起实施，病情严重者应转介至专业机构进行治疗。

二、社区重建的援助

灾后重建应从受灾地区最基层的社区做起，因为只有社区居民才最知道他们本身的状况以及需要什么。社区重建阶段可能面临的问题包括：经济援助、住所修缮、当地服务恢复、沟通、公正公平待遇、捐赠及志愿者的管理等，而社区重建的管理需要长期的综合规划，建立正式的重建计划，并寻求必要的法律法规以确保有力支持重建的管理。

（一）建立灾后社区重建援助中心

灾后社区重建需要涉及的内容很多，主要包括物质空间的重建及社会系统的恢复两方面。对于灾后社区重建来说，合理组织及调配灾后重建资源，建立灾后社区重建援助中心，加强多领域之间的互动联系非常重要。

1. 灾后社区重建援助中心的组成　灾后社区重建援助中心的类型包括很多，如政府援助中心、社会工作服务中心、志愿者中心等。政府援助中心，即由政府建立的执行灾后重建的相关政策、规划，为灾民进行服务的正式组织；而社会工作服务中心和志愿者中心大都是由非政府组织、非营利组织或居民自发形成的服务中心。如 2007 年日本新潟县地震灾害后，位于灾区的援助系统就包括两个中心：行政对策本部和灾害志愿者中心，行政对策本部是政府主办的以行政为中心的公共援助体系，而灾害志愿者中心则是由新潟县灾害救援志愿者本部在灾区以地方社会福祉协议会为主成立，协调个人志愿者、志愿者团体与受灾者之间的供需关系，对灾害志愿者提供支持，两个中心在灾区的"共助"援助体系中是互动的关系。我国 2008 年汶川地震灾害中，中国社工协会和都江堰社工协会共同成立了一个本土社会工作服务组织，即"都江堰市上善社会工作服务中心"，以城乡社区社会工作、福利院老年社会工作和学校青少年社会工作三大板块为实践基础，努力探索了具有都江堰特色的灾害社会工作发展模式。

2. 护士在灾后社区重建援助中心的作用　在灾后社区重建援助中心，护士的作用包括协调者、沟通者、教育者及引导者等。在政府援助中心，护士一方面可以利用自己的专业知识，协助进行相关援助活动，也可以协助宣传政府相关的支持政策，另一方面可以加强与政府部门的协作，通过反馈灾区的现状信息，对相关政策特别是健康援助方面提出建议；而在其他社会服务中心及志愿者中心，护士可以利用自身的知识技能，教育及培训社会服务者及志愿者人群如何去帮助受灾地居民、如何进行心理支持等，以促进社区的重建。此外，护士也可以促进政府援助中心、其他援助中心与社区居民的互动，以建立"共助"的灾后社区援助体系，促进灾后社区重建。

（二）寻求各种资源及财政支持

1. 可以寻求的资源　灾后社区重建可以寻找的资源很多，首先须明确灾民是灾区重建的主体，但灾区重建多元主体的存在也是事实，包括中央政府、地方政府、对口支持政府和单位、企业、非政府组织、志愿者等。因此灾后社区重建可以寻求的资源包括三大部分，即政府资源、社会资本、居民及社区组织，也可以分为公助、共助和自助。公助是指国家和地方行政等公共机关的援助、救援活动；共助是指借助邻居、民间组织、志愿者团体等力量，互相帮助从事救助和救援活动；自助则是指灾民依靠自己和家人的力量，进行灾害中的自救及灾害后的重建。

首先，利用政府资源的"公助"即政府通过行使权力，通过公共应急资源，调动公安武警部门、医疗卫生服务机构、消防、通信、交通等各部门，综合所有的公共服务机构为社区提供防灾救灾服务，各个部门之间的信息协调、共享，相互配合。

其次，"共助"主要指社会资本，包括非政府组织、志愿者团体、社会工作者等主要资源。如美国旧金山地震后的社区重建在美国社区内部由社区开发法人负责，此团体属于民间独立非营利法人组织，其以住宅供给为主轴，进行多元化活动，构筑一个联系公部门、私部门与社区三方的伙伴关系；我国汶川地震后不仅包括国内的志愿者团体，也包括国外的志愿者团体，均希望到灾区进行援助，这些都属于可以寻求的社会资源。

最后，"自助"即居民及社区组织也是灾后恢复的一个积极因素，也可称为社区社会资本。其包括三个层次：以血缘为基础的社会网络、微邻里网络及大邻里网络，各层次网络均对社区的修复有不同方面和不同程度的影响，且社会网络越丰富，其有效性也越高，能更好地应对灾后的破坏。以血缘为基础的社会网络主要指家人；微邻里网络主要指平常联系较多、较亲密的朋友；而大邻里网络则指平常联系较少的朋友。其中，微邻里网络和大邻里网络在灾后社区恢复中的影响更为直接也更为有效。大邻里网络中社区居民虽然平常联系较少，但能在灾后恢复特别是信息和资金支持方面发挥最重要的作用。特别是同时处在正式和非正式社区网络中节点位置的关键人物，能够扩大其网络的影响。如日本阪神大地震中 Mano 社区重建，其没有得到政府的公共支持却依靠社区中原有或新建的一些组织如邻里协会、妇女协会、老年协会、青年俱乐部、志愿者团体等自身努力，成功发展为高速修复的社区。

2. 护士如何帮助社区重建寻找资源　护士在帮助灾后社区重建时，首先要清楚了解灾后社区重建可能包括的资源有哪些，包括政府部门、社会组织、居民及社区组织。在政府部门方面，灾后社区重建阶段政府部门会出台相关的政策及援助计划，护士应加强与政府部门的协作，及时了解相关的政策信息，在灾后援助过程中，居民对政府援助的信息非常重视，护士可以通过向社区居民讲解政府的重建政策及援助计划、措施等，提高社区居民对政策的知晓度，及时得到政府资助，促进灾民与护士之间信任关系的建立；而社会组织包括非政府组织、志愿者团体等，作为灾后重建主要的第三方力量，护士可以通过加强与这些组织的联系与沟通，为社区取得相应的资源援助，包括社区情况及需求的反馈、调查报告、护理指导等；最后，护士应特别注意加强对社区当地居民的教育及引导，充分利用居民自助的优势，鼓励社区居民利用发展社区组织及网络，促进灾后社区重建。

（三）社区公共基础设施的恢复

1. 社区公共基础设施的重要内容 社区公共设施主要包括水源、住宿、饮食及卫生、交通、通信等，其恢复主要由政府部门组织完成。社区公共基础设施重建中，首先须进行灾后社区环境调查，包括水源调查、食宿实况调查、交通及通信情况调查等，以了解居民的需求，再根据社区需求建立相应的社区公共基础设施。如美国联邦灾害援助计划向州和地方政府提供的公共援助主要用于基础结构、公共设施的修复和公共废墟的处置，包括：①为公共利益清除公共和私人土地或水域的灾害垃圾；②为保护人民生命和财产而采取的紧急保护措施；③公路、街道和桥梁的修复；④堤堰、码头、水渠和灌溉等水利设施的修复；⑤公共建筑及其有关设备的修复；⑥电气、通信、排污等公用设施的修复；⑦公共娱乐设施和公园的修复。

2. 护士在恢复社区公共基础设施中的作用 社区公共设施主要由政府部门统一规划及建设，护士在恢复社区公共基础设施中的作用主要包括信息的宣传、健康宣教等。首先，护士参与社区援助活动中，通过与政府部门的沟通协调获得相关信息，在家访过程中能够将有用的信息传达给还未得到相关信息的人群，加强公共基础设施相关信息的宣传，并可收集现况信息及问题反馈至相关部门，促进社区公用基础设施的恢复；其次，在环境、饮食、卫生及水源方面，灾后传染疾病的防护非常重要，护士可以通过健康宣教、讲座、宣传资料、家访等方式对灾区居民开展健康生活、环境卫生、防止传染疾病方面的宣传，促进灾区居民健康恢复。

（四）社区功能的恢复

1. 必要的法律法规支持 社区功能的恢复需要政府部门相关的法律法规支持，才能保证重建部门拥有相应的权力，促进社区重建的顺利进行及功能的恢复。国外如美国灾害援助政策建立在法律基础之上，2005年12月16日美国国会颁布灾害救济法，该法案指定联邦紧急事务管理局作为援助主要负责机构的管理机构，并对与州地方政府之间以及某些非营利的私人组织之间合作提供指导与服务。日本在灾害救助和灾后重建方面有灾害救助法、受灾者生活支援法、严重灾害特别财政援助法、公共土木设施和农林水产设施重建国库补助法、灾民搬迁财政特别措施法等。新西兰2004年国会通过了《2004年减灾法案》，并修订1994年新西兰所得税法和税收征管法，以完善灾区税收优惠政策。

我国在2008年汶川特大地震发生后，也颁布了相关的办法确保及促进灾后重建。如财税部门及时梳理我国现行税收制度中关于各种自然灾害的税收优惠政策，整理汇总了可以适用于抗震救灾及灾后重建的自然灾害税收优惠政策，并于2008年5月19日印发了《关于认真落实抗震救灾及灾后重建税收政策问题的通知》（财税〔2008〕62号），明确重申了各税种相关法律法规中的税收优惠措施。2008 年 7 月 30 日，财政部、海关总署、国家税务总局联合发布了《关于支持汶川地震灾后恢复重建有关税收政策问题的通知》（财税[2008] 104 号），在现有政策基础上，进一步加大税收政策的扶持力度。

2. 明确组织的角色与责任　灾后社区功能的恢复涉及各种各样的组织，各个组织在社区功能恢复的过程中所承担的角色及责任需要明确，以避免不必要的重复及交叉，促进有效协作。如政府部门负责社区重建的整体规划、公共设施的建设以及与其他组织的有效协调及合作等；社会组织如非政府组织则主要是提供社会服务，包括志愿者服务、社会工作、相关物资的协调发放、各种资源的寻求及支持等，其一方面须与政府部门进行有效的合作，另一方面与非灾区、甚至国际组织进行协调，寻求帮助支持灾区社区功能的恢复。最后，社区本身作为组织应加强与政府部门、社会组织等进行联系及合作，其主要的责任是利用与其他部门及组织的协作促进社区功能的恢复。

（五）健康服务系统的重建援助

健康服务系统的重建是社区重建的重要组成部分，重建被损害的或功能丧失的健康服务系统可能涉及重建社区的基础设施，这些设施的重建对社区人口的生理和心理健康恢复都至关重要，也是社区恢复运行的必要组成部分。在许多地区，健康服务系统是重建过程中最困难的，会面临各种各样的问题。

1. 健康服务系统的恢复与保持　健康服务系统的重建，首先需恢复当地的健康服务系统。但健康服务系统的恢复及有效运作需要耗材和设备供应链的恢复，也需要快速重建一个运转良好的卫生系统，以减少持续的伤害。此外，外部卫生服务对当地已损坏的健康服务系统的支持可以促进健康服务的恢复。健康服务恢复及维持过程中，可以通过当地员工、当地人员及相关人员参与对医疗保健设施的重建，使健康服务系统提供可持续性服务，并且可以加强社区凝聚力。但同时也需控制外来卫生资源，不能依赖外来资源的支持，应利用其支持，促使外来卫生资源成为恢复与保持当地健康服务系统的重要部分，以确保对当地健康服务的补充，而并非替代当地的健康服务系统。此外，健康服务系统恢复过程中，所建立的临床标准以及指南必须清晰并确保其与当地社区的期望和能力相匹配。

2. 疾病的预防与控制　在健康服务系统恢复及重建过程中，为灾区居民提供持续的、针对性的健康服务非常重要，在灾害发生后的不同阶段，健康服务应包括不同的内容。

（1）在避难所的健康服务包括：①提供一个更舒适的生活环境；②缓解集体生活时的生理和心理压力，必要时提供一些心理咨询；③防止大规模感染；④防止避难所里的老年人跌倒。

（2）在临时住所的健康服务内容包括：①识别需持续关注的老年人及弱

势群体，并提供持续的健康服务；②关注人性的重要性以及弱势群体的生活；③形成适合居民生活的社区。

（3）在灾害预防再发阶段的照顾包括：①掌握突发地震时的逃生方法；②预防二次灾害；③应对灾害的物资准备；④对社区居民进行急救技能培训。

对于灾后疾病的预防与控制，防止大规模感染及心理干预非常重要。首先，因灾后灾民居于避难所或临时安置点，生活环境卫生条件较差，使灾区传染病随时可能暴发，因此宣传卫生防疫知识、监控传染病疫情非常重要，应大力宣传卫生防疫知识，教育灾民注意饮水、饮食卫生，按规定处理生活垃圾和排泄物，出现病情及时就医，主动配合相关卫生防疫工作，而灾区医疗点也须对可疑传染病病人及时上报、隔离。此外，在心理卫生方面，须强调关注人性的重要性，灾后灾民可能出现恐惧、烦躁、失眠、自闭、精神恍惚等各种心理创伤症状，健康提供者应积极进行心理疏导及治疗，重树其生活的信心，协助其重建适合居民生活的社区，帮助灾民身心恢复。

3. 风险评估及公众健康教育　在健康服务系统重建过程中，应对其不同阶段灾区居民的健康问题风险进行评估，并开展相应的健康教育。依照地震灾害伤员的疾病特点，不同阶段居民的主要健康问题不同。

第1阶段为早期或应急期，以外伤类疾病为主，包括骨折、开放性伤、颅脑损伤、挤压伤、多发性损伤等，这一时期的医疗救助特点是"救命"。

第2阶段为中期或亚急期，由地震灾害直接造成的外伤类疾病明显减少，内科类疾病发病率明显上升，并应及时开展防疫工作，防止传染病暴发流行。

第3阶段为晚期或恢复期，疾病谱接近或略高于当地常见病、多发病，精神疾患比较突出，防疫是重点，主要表现为疲劳、淡漠、失眠、迟钝、易怒、焦虑、不安等。

在灾后早期，躯体疾病是居民主要的健康问题，二次灾害也是居民健康面临的主要风险，公众健康教育的重点应是相关疾病知识的教育、急救技能及相关知识培训等。在中晚期，传染病的暴发及心理问题是主要的健康风险，这时，公众健康教育的重点为卫生防疫知识的宣传、心理健康相关知识的宣传及教育，特别是心理健康方面，因地震造成人们心理的损害和被动依赖的不利倾向，应强调个人心理生活的重建。

4. 家园重建活动　家园重建活动主要包括：亲友系统的恢复及维持、邻里关系及网络的重新建立、民间非政府组织的支持以及社区功能的恢复。一些灾害社会学者研究发现，家庭、邻里、社区中经过数代人建立起来的人际关系，对减少幸存者心理创伤、恢复家园、重新生活有着积极的作用。家庭灾后的社会支持来源于四个系统：亲友网络系统、邻里系统、民间社会系统和社区系统，包括非灾区支持，四个系统所支持的内容既有物质性的，比如提供临时住处、部分应急资金、治病服务等，也有精神方面的支持。四个支持系统所提供的支持和帮助的内容各有侧重，如亲友和邻里的物质与精神方面的支持更及时和直接。

亲友系统的支持方式包括实物支持、资金支持、人力支持及精神支持，其具有自愿性、非回报性、灵活性及关系性等特点。灾害的发生使人们经历极度的恐慌、不安和绝望，严重者还会出现各种各样的精神疾病和行为异常，甚至巨大的心理创伤可导致自杀行为。例如在对唐山的 1120 名被调查对象中，有 167 人（14.9%）在唐山大地震后因看到惨状曾产生不想活下去的念头；另据调查，在回收的 1625 份有效问卷中，有 78 人（4.8%）难以承受唐山大地震造成的巨大心理创伤而采取自杀行为或自杀未遂。灾害给家庭及家庭成员带来的严重精神创伤可以通过亲友的情感与精神支持在很大程度上得以减轻。邻里是指若干家庭的综合体，是由一定区域上的家庭及其成员所组成的在关系状态上仅次于家庭的社会首属群体，能为受灾家庭提供暂时的和必要的社会支持。

民间社会系统主要指非政府组织，包括非营利组织，如各类慈善组织、红十字会等群体，以及企业组织。

社区系统主要指社区对家庭重建的支持，一个社区是否完好无损决定着受灾者心理健康受影响的程度，其对家庭脱灾和恢复至关重要。因此，家园重建活动中，除了公共设施的重建外，各种社会支持网络的建立、恢复及维持也非常重要。

5. 信息沟通策略的建设 在健康服务系统重建过程中，信息沟通策略建设的主要目的是让灾区居民能够更快速地得到更全面、准确的信息，满足居民的需求，并加强宣传教育。首先需完善社区的信息机制，包括：①对内积极沟通信息，开展健康讲座、健康教育、社区活动等，培养和增强灾区居民的健康意识，使社区成员共同参与健康管理工作，将健康服务深入到居民日常生活中；②对外进行信息交流，将社区健康整体水平作为一个整体，通过对社区外的企业、非政府机构、公益组织等进行宣传，让社会了解社区在健康恢复及促进方面所做的努力，有助于获得外界的支持和物资支援，从而加快社区健康服务系统的恢复及建设，提高社区整体的健康水平；③建立社区整体的健康信息管理系统，其信息传递的速率及覆盖的全面性等将直接影响健康服务的效率，因而可借助国家现有的社区健康信息系统，恢复必要项目，增加适合项目，促进社区健康信息管理系统的恢复及维持，可包括疾病信息、健康信息、心理干预信息、卫生防疫信息等。

此外，也可借鉴并建立社区反应网络（community response grids，CRGs），即在突发大型社区灾难时，积极利用国际互联网和新式移动式通信设备，让灾民迅速获知并传达相关救援信息、协调集体活动以减轻灾害后果的方法。社区反应网络主要指现代社会中手机、便携式计算机等具有便携普及等特性、被公认更具实用性的工具，能通过互联网与移动式通信技术使信息迅速传播并达到迅速沟通。在灾害发生时，社区反应网络可积极响应，宣传相关健康信息，减少灾区居民的健康损害，加强灾害救援；在非紧急情况下，CRGs 也能成为健康服务部门或组织与居民之间联系的纽带，促进居民健康。

6. 协助商业活动的恢复　在健康服务系统的重建方面，既包括基础设施的恢复重建，也包括人员管理系统的恢复，只有两者的共同恢复，健康服务系统才能有效运作。因而，健康服务系统重建在协助商业活动的恢复方面具有促进作用。其一，基础设施的重建需要耗材和设备供应链的恢复，其健康服务相关材料、设施及资料的有效供应，需要商业活动的有效运作；其二，在许多地区，健康服务系统是社区最大的雇主之一，其恢复为社会提供了很多就业岗位，包括健康服务行业本身以及相关的产业，促进了社区居民就业，间接促进了商业及社会活动的恢复。

三、受灾地医院的重建及医疗培训工作

（一）受灾地医院的重建工作

1. 基本医疗卫生服务设施的恢复及重建　受灾地医院恢复医疗服务的首要任务是恢复及重建基本医疗卫生服务设施，以确保灾害后医疗卫生服务的持续有效提供。基本医疗卫生服务设施包括：医院的建筑、药品、医院耗材、设备等。在受灾不严重的地区，经评估医院建筑可继续使用的，可利用原建筑提供医疗服务，建筑破坏较大的医院在灾害早期可使用帐篷、灾害中期可使用板房等临时建筑继续提供医疗服务。首先，在重建过程中，新建医疗机构，包括毁坏卫生机构的重建和原有机构的规模扩大等，应充分考虑到当地社区居民的卫生需求、工作人员的数量、素质及利益需求，同时结合卫生防疫工作的需求，按规划同步推进卫生医疗机构的设置和调整。其次，受灾地医院的药品来源主要包括三部分：医药储备、社会捐赠和临时紧急采购。国家医药储备由中央和地方两级医药储备组成，通常情况下，在发生一般性灾情和疫情时，由地方储备负责供应，中央医药储备则主要负责重大及特别重大自然灾害等所需的医药用品供应，侧重于特种药品、专项药品及医疗器械。最后，受灾地医院设备一方面主要通过政府相关部门的筹集，另一方面则可以通过对口支援及外来捐助等促进医疗设备的完善。

2. 恢复及完善医疗卫生服务体系　医疗卫生服务体系是由医疗服务的提供者和医疗机构组成的，向特定的人群提供或安排医疗服务的一种组织网络。恢复及重建受灾地医院的医疗卫生服务体系的重点在于，应结合当地社区居民的需求，并对医疗服务的人员、设施和分布进行有效评估，根据灾害发生后医疗服务所遇到的问题进一步完善。首先，应进行受灾地医疗机构的恢复及重

建，实现对受灾地居民医疗卫生服务的全覆盖，针对居民需求持续提供医疗卫生服务。医疗卫生服务体系所提供的医疗服务应包括：疾病治疗、康复、预防保健、健康教育、社会服务，尤其是灾害所致疾病的康复服务、心理健康服务等，应作为医疗卫生服务的重点。其次，应加强受灾地医疗机构卫生人才队伍的建设，提高医疗机构的服务水平和质量，使受灾地居民能得到便捷有效的医疗卫生服务。最后，应根据受灾地医院的现状，完善医疗卫生机构的运行机制和服务模式，使居民能有效地利用医疗卫生服务。此外，应加强对灾难医学体系、应急指挥体系、心理干预体系三个体系的研究，确保灾难发生时能提供综合性的医疗卫生服务。

3. 受灾地医院人力资源利用 受灾地医院的人力资源除了充分发挥当地医院自身人力资源作用外，还应积极利用包括来自非受灾区的医疗救助队伍、灾民自身及志愿者队伍等的援助，确保受灾地医院人力资源的充足。

专业医疗救助队伍是灾害和突发事件发生时各医院院前急救队伍，其根据国家灾后救援及重建的相关规划及安排，进驻受灾地及医院提供医疗援助。但在重大灾难发生时，医院局部或全部丧失医疗运作功能，一旦灾害的强度超过医疗系统所能承受的最大负荷，医疗卫生系统的效率将会急剧下降。因此，除了医院的专业医疗救助队伍外，还需要扩大医疗救助队伍。社区普通居民是可以利用的巨大人力资源，特别是在灾害发生时，普通居民是最直接、快速的救助人群。因而普通居民也应该掌握最基本的紧急救助措施，并进行经常性的培训和演练，这能在很大程度上缓解医疗系统的救助压力。此外，志愿者组织也是受灾地医院人力资源的重要组成部分。志愿者组织大都是经过专业训练的，具有紧急救护知识的队伍，在灾害中能够第一时间出现在现场并发挥作用。且灾害发生后，政府部门的救援活动往往滞后于居民的自救和互救，社区服务组织和志愿者队伍在灾后较短时间内即可参与救助活动。为此，可建立一套完整的应急志愿者队伍的培养训练方案，引导志愿者组织的良性发展；建立完整的社区志愿者资源管理系统，作为受灾地医院人力资源的确保措施。最后，社区心理咨询小组也是受灾地医院必不可少的人力资源，灾害不仅给社区居民带来严重的精神伤害，抢险救援人员、医疗人员处在恶劣、混乱的灾后环境中，也会面临各种冲击，因而社区心理咨询小组的心理干预非常必要，它可以帮助灾区人群包括居民、医务人员及救援人员应对心理压力。社区心理咨询小组大都来自非灾区的心理工作者及志愿者组织，因此，建设和完善社区心理咨询小组机制是社区灾害管理的一项必要保障。

在灾害恢复期，针对灾区严重的医务人员匮乏和灾后部分减员的问题，应加强受灾地医院医务人员的补充和培养，确保受灾地医院的人力资源充足。汶川地震后受灾地医院人力资源培养的相关建议措施值得参考：第一，可利用目前仍然在灾区工作的卫生援助人员，对灾区卫生工作者开展有计划的培训，提高当地医务人员诊治疾病的水平；第二，尽快补充医务人员，可采取特殊政策，吸引非灾区有一定医疗经验的、有资质的医务人员来灾区代职，也可以根据对口支援的原则和灾区的实际需要，由援助地区派出各类医务人员充实到灾区卫生队伍中；第三，除了一线医务人员外，还应该向灾区派送有管理背景的卫生干部和较高层次的医学专家，把这些卫生干部分别充实到县医院和镇卫生院，担负指导卫生重建和诊治疑难杂症的职能；第四，根据对口支援的原则，选派灾区医务人员到对口支援地区的医院进修学习；第五，对口援助地区的高级专家定期或不定期地到灾区会诊或指导医疗卫生工作等。

4. 医疗资源的重新整合及配置　在灾害发生后的不同阶段，应根据其特点对医疗资源进行整合及配置。第一，由于不同地区的受灾程度、交通恢复程度、原有医疗资源力量的配置和损害程度等不尽相同，因此对外援的需求也有差别，国家相关部门应对受灾地进行实地评估后，再做出医疗资源整合及配置的决策。第二，应统一部署医疗资源，对散在的医疗队进行整合，根据相关支援政策进行重新组合并分配到各地区，这样不仅有助于统一管理，也有助于提高服务效率，避免重复。第三，应统筹兼顾医疗和卫生防疫工作，应急医疗和卫生防疫工作都应该进入长效常态管理阶段。常态应是以非灾害时期疾病预防和控制制度为基础，制定一个更高的、适合重建要求的标准。长效是以灾区群众进入临时板房为起始，到入住久住房屋的这个时间段。此外，在逐步提高医务人员水平的同时还应该补充必要的医疗设备。第四，由于灾后的特殊性，比如较大余震或新发地震、暴雨导致的大面积多地区泥石流掩埋事件、突发的与震灾有关或无关的公共卫生事件等，灾区仍然存在潜在应急需要，应保留一定数量的医疗卫生应急分队。

（二）受灾地医院医疗培训工作

1. 受灾地医院医疗培训需求　灾害对受灾地医院的医务工作者是极大的考验，也能暴露出受灾地医院的医疗薄弱环节。例如我国近几年的地震灾害就显示出医务人员灾害相关知识及技能缺乏、基层医疗卫生力量薄弱的问题。汶川地震后绵阳市极重灾区基层护理人员 100% 赞同对口帮扶或对口支援受灾医院，帮扶途径主要为技术、培训方面（88.6%），对口帮扶形式主要是希望提供免费进修（79.4%），96.1% 的护理人员希望到上级医院进修深造，93.2% 希望能通过外出参加业务培训或学术交流学习来提升自身专业水平。汶川地震后四川省对护理人员进行灾害护理培训，其结果显示，护理人员对培训内容包括地震伤员急救护理、地震伤员骨科护理、灾民和救护人员心理护理、地震伤员康复护理和灾后灾民健康管理 5 个维度均有较高的认同度。对汶川地震后四川部分极重及重灾区的精神病院及乡镇卫生院、村卫生室医疗机构提供灾后精神卫生和心理社会支持能力的调查发现，精神科医师震前没有受过心理危机干预培训，没有治疗、诊治创伤后应激障碍的经验，基层非精神科医生觉得自己的能力有限，无法给受灾群众提供到位的服务，四川地震后县级及以下医疗机构提供精神卫生和心理社会支持的能力极为有限。

由此可见，受灾地医院的医疗培训需求很多，主要包括专业技术、灾害相关知识、康复知识及技能、心理健康等方面，特别是卫生适宜技术的推广是灾区医疗卫生系统重建工作的重要组成部分，是提高灾区医疗服务水平的有效途径之一。卫生适宜技术培训的核心是对医疗卫生人员进行高质量的适宜技术培训，包括慢性疾病的管理、康复及特殊技术的培训等。进入灾后重建阶段之后，医疗工作重心逐步转向重建当地医疗机构、恢复正常的就医通道，医疗队可利用具有高学历、临床经验丰富的人才优势，对基层医疗机构中的卫生人员进行急救等技术培训，对高等级医院的医护人员进行手术指导和疑难危重病例指导，开展规范的医疗、护理技能培训。

2. 受灾地医院医疗培训模式 受灾地医疗培训模式的构建包括培训内容及培训方式两部分。首先，培训内容应针对受灾地医院的需求进行选择，主要包括理论培训与技能培训两部分。如何结合受灾地医院的具体情况，开展系统的、分层次、分阶段的教育和培训，全面提升受灾地医院的医疗水平和服务能力是需进一步探索的问题。经过实践，在培训内容和培训方式方面学者们总结了一些经验，如针对灾害方面的培训，理论培训主要包括以下内容：灾害一般知识、次生灾害知识、法律法规知识、现场救治知识、急症治疗知识、心理卫生知识及疏导能力、成批抢救知识、自我防护知识及卫生防疫知识等。技能培训主要包括基础生命支持技能、外伤处理技能及相关抢救仪器设备的使用技能等。在培训方式方面，第一，可以通过扩大继续教育内涵将相关知识及技能纳入继续教育体系，制定具体培训计划和评估标准；第二，可采取邀请专家讲授的形式，进行集中培训或分专业进行培训；第三，培训的教育手段可采用专家现场授课结合网络、远程等现代教学方法，对有条件的地区增加远程技术指导板块，扩大培训对象及范围；第四，可建立多种学习途径，可研制有关学习软件，建立教育信息网络系统，进行网络化教学，使医务人员可以通过计算机进行理论知识学习；第五，医院也可定期组织相关技能的训练，以提高医务人员的专业能力。

3. 受灾地医院医疗培训体系 医疗培训体系包括：培训目标、培训对象、培训内容及培训模式等。因不同地区的培训需求及培训对象不同，医疗培训体系的内容有一定的差别，但最终需根据受灾地医院的实际情况建立相应的适合的培训体系。如四川地震重灾县基层医疗机构在心理咨询培训实践中，主要采取脱产集中学习的培训方式，以参与式学习与行动研究作为主要教学方式，采取小组讨论、案例分析、情景模拟、角色扮演、心理影片观摩以及心理拓展训练等教学方法，把理论学习、能力培养、素质提升和研究解决实际问题结合起来，其培训模式在一定程度上满足了四川地震重灾县基层卫生人员的需求，适应了成人教育的特点。由此可见，受灾地医院培训体系的建立需完善培训目标、培训方式及模式，针对受灾地医院的需求规范培训内容，建立适合受灾地医院本身实际的医疗培训体系。

<h2>四、临时社区的建设及社区护理的落实</h2>

重大灾害导致建筑坍塌、社区瘫痪，人们在大型会场、学校、政府大楼、综合体育馆以及新建的临时住宅等各种避难场所进行避难，而后转入临时安置房。这些应急避难场所和临时安置房，打破了居民原先的生活共同体，成为人们在相当长一段时间生活的聚居区，因此在客观上形成了临时社区。"临时社区"是作为灾后民众聚居的特殊形式，除了承担着普通社区对居民的服务功能，临时社区也面临着各种问题，如灾后恶劣的生态及居住环境、次生灾害的潜在危险、物资能源的短缺及居民可能的心理创伤等。因此临时社区建设应尽量消除不安全因素，以保障社区环境的安全和社区功能的持续。

（一）临时社区建设的主要内容

灾后临时社区建设首先需要重视基础设施的建设，其次要重视社区功能的恢复，确保社区的环境安全及持续的社区功能。

1. 临时住宅区的规划及建设　灾害发生后，临时社区的规划及建设应在对建设情况评估量化的基础上进行，需考虑四方面的内容：①人员安置情况，包括安置人数、板房数量和民族比例等；②基础设施设置，包括人均公共卫生间数、人均公共浴室数、通电户比例和通水户比例等；③公共服务设置，包括健身路径数量、图书阅览室数量、活动室数量、社区学校数量、便民商店数量、社区医疗站数量和就业指导站数量等；④管理人员安排，按年龄、学历和性别等进行规划。通过四方面的规划，确保临时社区覆盖的全面性。另外，受灾地临时住宅区大都为活动板房，制定全面的活动板房卫生标准非常重要。如果活动板房建设未充分考虑水源、粪尿、垃圾等可能带来严重疫情的重要问题，板房建筑工程一旦交付使用，缺陷将难以弥补，因此在临时社区规划期就应确保其符合居住和卫生标准。因板房的环境卫生设计和管理问题涉及环卫、环保和水务等多个部门，因此在临时社区规划与建设过程中应有卫生行政部门、卫生专家、防疫部门等相关部门的参与，共同商讨如何保证临时住宅区既符合居住标准，又符合卫生标准，保证灾区群众的居住安全。

2. 公共基础设施的恢复　社区公共基础设施包括交通、水、电、通信及安置房建设等，需保证通信联络通畅，保障物资供应，特别是安置房建设，需要对环境进行全面的评估，包括选址是否合适，是否有次生灾害等。同时，社区公共基础设施的建设在不同的季节需考虑不同的因素，如夏季需考虑供水、排水，冬季需考虑保温、御寒等。此外，社区公共基础建设还涉及水电、消防、防雷等配套设施建设。社区公共基础设施的恢复一般是由政府相关部门组织协调，涉及交通、通信、水、电等多个部门的共同协调合作。

3. 社区环境及交通的恢复及维持　恢复及维持社区环境安全及交通通畅是临时社区建设中非常重要的部分。首先，在社区环境方面，应保持环境的卫生安全及治安安全，特别应对卫生安全进行综合的评估，其主要内容包括：①水源评估：水源的总体供给情况、水质卫生、供给水的数量、短期及长期使用是否足够、目前水供给是否可靠、引用水源是否达到卫生学标准等；②排泄物处理评估：对现有设施和使用情况进行总体评估，如数量、质量等，估计受灾人数，最低标准为每个厕所最多容纳 20 人；现场设施是否使用，是否足够，运行如何，老人、残疾人、妇女、儿童使用时是否有困难，面积是否足够，标准是否达到等；③固体废弃物处理评估：废弃物的类型、数量，人们如何处理自己的废弃物；是否可在现场处理，或需要收集起来到其他地方处理；垃圾箱是否足够，垃圾是否及时清理；是否有医疗废弃物产生，如何处理等。只有充分评估环境的卫生现状，才能发现问题，针对性地采取处理措施。

此外，卫生防疫对防止大规模的传染性疾病、保持社区环境也非常重要。应全面开展消毒、杀虫等卫生防疫措施，每日 2 ~ 3 次对临时社区周边环境展开全面消毒，及时消除疾病隐患，尤其对已使用厕所或集中如厕点进行排查，并消毒处理旱厕的粪便和污物，集中清运处理垃圾，在远离生活区及水源的地方深埋家畜尸体，彻底清除蚊蝇孳生地等。另外，当地卫生部门应开始灾后的卫生防疫工作，组织培训专业人员，使其合理使用消、杀、灭药剂，卫生服务人员可深入社区、家庭，开展健康宣传和教育，并可通过手机信息发送、人工口头报告的相互补充式疫情报告和主动监测模式监测疫情，及时处理危险因素，保持社区环境的安全。在社区治安安全方面，因临时社区内人员流动性强，治安情况较为复杂，应加强社区管理，建立上传下达的通畅交流反馈机制，加强社区管委会的工作，保持社区治安安全。

交通通畅是确保灾区物资及救援人员及时、顺利到达的首要条件，灾后救援车辆及人员较多，容易造成交通拥堵，政府相关部门在恢复受灾区交通后，应采用统一管理及协调的措施，确保灾区交通通畅，特别是保证物资供应车辆及相关救援车辆的顺利通行。

4. 基本物资的协调及发放　临时社区的基本物资主要是水、食物以及其他相关物资如棉被、衣服类等。水供应是灾后急需恢复和保障的最基本的物资，关系到受灾群众的基本日常生活。水供应服务应该重点关注水源、供应量、供应频率、供应覆盖人口、供水的卫生安全情况以及供水的公平获得情况。在灾区食品供应上，灾害的破坏可能导致灾区食品供应体系的破坏，在城市该问题显得尤为突出，食品供应的中断、就餐场所的毁坏、饮食类型及方式的改变等，都直接影响着食品的供应及安全。因而在食品的协调及发放方面，应重点关注食品的供应量、供应途径、覆盖人口、食品获取的公平情况、灾后新建食品供应体系的稳定性、食品供应的安全性以及各种途径的污染风险等。灾后基本物资的协调及发放除了需考虑基本物资的保障、安全等方面，还应重点关注灾区居民对基本物资获取的公平性，使灾区居民都能及时得到基本物资保障。

5. 健康照顾及医疗服务　健康照顾及医疗服务主要包括：临时社区的卫生评估、卫生防疫、疾病预防、健康教育及心理援助等。首先，由于临时社区人口密度大，卫生设施不完善，极易导致传染病的流行和暴发，对临时社区的卫生评估非常必要，评估的主要内容包括：安置点的居住条件；安置点的人口状况；安置点的卫生状况，如饮用水、食品、生活垃圾等；安置点群众的卫生服务可及性；受灾群众对于安置点的需求以及安置点的获得公平性和满意度评价等。其次，因地震不仅毁坏建筑物，同时也破坏卫生设施，如果排泄物及垃圾处理不当容易污染水源及周围的环境，导致灾区原有传染病和新发传染病随时可能暴发，因此卫生防疫工作相当重要，当地医疗机构及卫生防疫部门应积极开展消毒等防疫措施，防止传染病疫情。

社区健康照顾及医疗服务的提供应以主动、持续的方式开展，如在临时社区开展心理干预项目可以帮助灾民重新树立生活信心，积极地投身到灾后恢复重建中，据调查，灾区至少有 2/3 的人发生创伤后应激障碍，出现失眠、焦虑和抑郁等心理或精神问题，约有 1/3 的人处于接近心理疾病的状态，特别是 40~50 岁的中年人，更承受着巨大的心理压力；开展残疾人伤害干预项目，可以让地震造成肢体残疾的居民有一个安全、无障碍的生活环境；社区居民掌握伤害预防的知识，可有效降低次生伤害的发生率，提高临时社区的安全质量。因而，健康照顾的提供首先应调查现状并分析社区居民的健康需求，再针对性地制订健康服务计划，可采用宣传折页、海报、手册、录像等传播形式对灾民进行健康教育。有研究表明，受灾地居民对海报形式的评价最高，其次是录像，手册的评价最低。因而临时社区中居民的健康教育应采用图文并茂、通俗易懂的宣传方式，使大多数居民接受到疾病预防及健康维持的相关信息。

6. 志愿者人群与特殊需求　志愿者指在没有任何报酬的情况下为改进社会而提供服务，贡献个人时间和精神的人。面对众多志愿者，如何在最短时间内，以最快的速度、有效有序地使志愿者服务在地震灾害中发挥作用，值得进一步研究。如 2007 年日本新潟县地震灾害中就建立了灾害志愿者中心对灾害志愿者提供支持。2008 年我国汶川地震中，针对志愿者人群，有学者提出采取统一管理的方式，内容包括从岗前培训到岗位指导，从班次调整到具体服务项目安排，该管理方式主要针对的是医疗服务志愿者，并将志愿者分为应急服务志愿者、短期服务志愿者及长期志愿者。另外，根据服务内容对志愿者开展了相关培训，包括岗前基础培训、转运安全培训、心理疏导培训等，根据不同阶段需要，进行跟班专业指导。并提出应重视服务时数统计和书写志愿者服务日志。

由此可见，志愿者人群的统一管理非常必要，国外志愿者的管理及培训多是由非政府组织负责，而我国在社会组织还比较缺乏的现状下，如何规范志愿者的行为并建立长效的服务机制，还需进一步探讨。

（二）临时社区建设中的社区护理

1. 临时社区建设中社区护理的主要需求　临时社区建设中社区居民对社区护理的主要需求包括以下几方面：①相关疾病的护理：灾后中期，灾区居民可能出现原有慢性疾病的加重，或因居住环境等变化新发一些常见的慢性疾病，如呼吸道感染等；②康复护理：灾害早期，灾区居民因灾害可能出现创伤性损伤、骨折等，通过急性期处理后，后续的医疗护理需求也大幅增加，包括伤口的换药、功能康复、适应性训练等；③卫生防疫方面的宣传及教育：灾害所导致的环境损害，建筑物的倒塌、水源的可能污染、排泄物和垃圾的处理等，均可能导致社区环境出现传染病的暴发，因而进行传染病相关知识及预防措施的健康教育必不可少；④灾后常见健康问题的预防及教育：临时社区的恢复过程中，因环境的变化、社区人群的重组、生活习惯的扰乱等，许多社区居民可能会出现一些健康问题，需要专业护理人员对地震灾害及疾病的相关知识进行宣传教育，加强人们对灾害和疾病的认知；⑤心理干预及心理健康知识教育等：灾区居民可能因灾害产生心理压力和创伤，出现失眠、焦虑等精神症状，需及时处理相关症状及疾病，同时要注重对灾区居民特别是弱势群体进行必要的心理干预和健康教育，提供必要的心理咨询和治疗，提高灾区居民的心理素质。

2. 护士在临时社区建设中承担的角色　临时社区的建设必须以灾民为本，融合安全社区理念，长期、持续地开展灾害干预和预防工作，为居民提供和谐、安全和健康的环境。护士在临时社区建设中承担的角色很多，主要包括协调者、信息的传达者、健康促进者等。首先，护士在临时社区建设中需要与各部门进行沟通联系获取及反馈相关信息，可以起到一定的协调作用；其次，居民健康状况的调查、政府相关政策及信息的传达都决定了护士信息传达者的重要角色；在临时社区建设中，护士需要为疾病人群提供护理，为社区居民提供疾病预防措施、健康教育及心理干预等，这些都体现了护士在临时社区中健康促进者的角色。

3. 临时社区建设中的社区护理活动　临时社区建设中的社区护理活动主要包括疾病的护理及康复、健康的维持及促进、社区文化建设等。①疾病的护理及康复主要指为急性疾病病人提供急救护理服务，为灾害后创伤病人提供护理及功能康复服务等，并为慢性疾病病人提供相关护理措施及健康指导。其护理活动包括：对临时社区居民进行健康调查，筛查存在健康问题的人群，并进行针对性的治疗护理和支持。②健康的维持及促进方面，主要是相关疾病的预防教育及心理干预，灾害发生后相关慢性疾病、传染疾病的预防及控制均需要对社区居民进行健康教育，如常见肠道疾病健康宣教、传染病监测和防控宣教等，此外，心理干预是临时社区建设的重点，动员居民参与社区的恢复工作，建立对社区的归属感和认同感，加强心理健康知识的宣传、重点人群的识别及干预、加固和重塑居民的心理结构、恢复心理平衡等是促进社区健康的重要措施。③社区文化建设，特别是社区安全文化建设也是社区护理活动的重点。广泛动员临时社区居民参与社区安全防范，积极预防次生灾害和居民伤害等，此外，应协助对社区安全文化进行宣传与教育，提高居民预防伤害的意识。如在临时社区中进行社区居民安全健康科普知识的宣教，也可深入灾民安置房内为广大群众讲解应急自救逃生常识，定期组织开展应急预案演练，提高临时社区居民抗御灾难的能力，促进社区安全文化的建设。

（陈　娟　胡秀英）

第三节　灾害相关健康教育

灾害的发生多具有典型的突发性和不确定性，当特大灾害发生时，现有的防护措施不能有效地避免灾害造成的危害。此时人们应对灾害的行为及反应成为减灾的一个决定性因素，而这些行为和反应需经过系统的健康教育。为此，包括日本、美国在内的许多国家已经将对公民的灾害健康教育作为防灾、备灾最重要的措施而大力投入和推广，实践证明，灾害相关健康教育可以有效降低灾害对人民生命财产造成的损失。

一、个人应对灾害的准备

（一）防灾备灾知识和技能的储备

1. 防灾备灾意识的建立　面对突发的灾害事件，每个公民都有参与自救与互救的义务。加强对民众实施有关防灾、备灾和应对灾害的宣传教育，使其充分认识可能会发生的灾害事件，并提高防灾备灾的知识和技能，增强其应对灾害的能力。

2. 增强体质，预防和控制慢性病 个人身体素质在应对灾害方面的作用不容忽视。增强体质，主要是多参加户外活动以增强机体免疫力，包括各种体育锻炼和体力劳动，根据自己的爱好，可参加如跑步、打球、做操、打太极拳、郊游等活动；学会管理和调节自身情绪，处事不要过激，力求心平气和，情绪安定，养鱼、赏花、垂钓等都是不错的选择，可怡情养性；保证睡眠质量，睡眠是消除疲劳、增进生命活力的一种休息方式，良好的睡眠同时有助于人体免疫力的提高；合理膳食，食物多样、谷类为主、多吃蔬菜水果、常吃奶类豆类、清淡少盐、饮酒限量（根据中国居民平衡膳食宝塔）。灾害事件带来的各种改变，易导致慢性病发生或加重，因此积极预防和控制慢性病，是成功应对灾害的有效措施。

3. 掌握基本的急救技术 现场自救与互救是灾害和突发事故救护的关键，90%的自然灾害幸存者都是在最初的24小时内获救的，故称为"救援黄金24小时"。

（1）心肺复苏术：一旦发现心跳、呼吸骤停的幸存者，应快速给予心肺复苏术。在周围环境危险的情况下，首先确保自己的安全，然后尽可能转移病人，尽快实施急救；如现场环境安全，应就地立即行心肺复苏术。早期识别、启动急救医疗系统、早期电除颤、早期胸外心脏按压是挽救此类病人的关键，可以为后续进一步的综合治疗和高级生命支持赢得宝贵的时间。

（2）腹部损伤救治：①控制出血：首要任务是控制致命性出血。对明确出血点可采用干净纱布或其他布类物质按压并进行加压包扎；②防止感染：严重肠管损伤时在损伤肠段近、远端分别用丝线结扎。脱出肠管应先用无菌敷料覆盖（如无无菌敷料，应采用清洁布类），然后用碗或盅形器皿罩住再包扎，不可盲目将脱出物塞回腹腔。在紧急情况下如果脱出的内脏有绞窄坏死的可能，可考虑清洁污染物后回纳。

（3）骨折损伤救治：①四肢骨折：针对大的动、静脉出血采用加压包扎，以控制出血；就地取材用木棍或雨伞等和骨折肢体捆绑在一起进行骨折固定，注意木棍、雨伞等两端一定要超过骨折断端。②不稳定性骨盆骨折：针对骨盆骨折出血量大、难以控制的特点，采用固定骨盆、加压包扎和填塞压迫止血来减少后腹膜腔隙等方式急救，如无专门固定器材，可使用床单、床帘，方法为用宽布带从臀后向前绕骨盆，在下腹前打结固定。

4. 灾害发生后的求生技能

（1）呼救技巧与要求：求救信号的种类主要有火堆、光照、反光镜、摆放物品、声音等方式。①火堆信号：点燃距离相等的三堆火，晚上以光为主，白天可放些青草、苔藓、树叶等形成浓烟。②光照信号：利用手电筒或灯，每分钟闪光 6 次，反复多次。③色彩信号：穿颜色鲜艳的衣服或戴颜色鲜艳的帽子，站到突出的地方引人注意，或在高处挂鲜艳的衣服或被子等物。④反光镜信号：利用太阳光反射信号，可引人注意，一般每分钟 6 次，重复反射。材料有玻璃片、罐头皮、眼镜片、回光仪等。⑤物品信号：利用树枝、石块、衣物等摆放"SOS"信号，字尽可能大。在雪地、沙滩上可直接写出"SOS"字样。⑥声音信号：如距离不远，可呼唤或使用救生哨发声求救，或借助打击声发出求救信号。

（2）避险与逃生原则：人员生存的基本条件主要是空气、饮用水、食品和基本生存空间。其中空气是第一位的，没有空气，人只能存活几分钟；没有水，一般可以存活 7 天；没有食品，靠自身的营养储备，只要有空气、饮用水，可以存活 15 天左右。人们为了生存，至少应有能让头和手脚自由活动的空间，否则人也无法生存下去。人在地震、缺水、缺氧情况下有以下求生方法。

生存基本条件的满足：人遇险被埋后，一是慢慢活动头和四肢，清理口鼻、面部的泥沙，以获得自由活动和呼吸的条件；二是设法清除身边的泥土和障碍物，力求扩大自由活动和呼吸空间；三是切忌乱喊乱叫，焦躁不安，尽量减少氧气的消耗；四是当感觉憋气时，可寻找周围缝隙，贴近呼吸，有光的缝隙一般是较好的空气来源通道。当人们被毒气、烟火包围时，可以集中建立一个密闭房间，隔离毒气烟火和高温。清除房内的有毒有害物品，加强房间的气密性、坚固性、耐热性和耐燃性；注意收集饮用水、食品；保持冷静，不点明火，减少室内氧气的消耗；向外发出求救信息；保持卫生，收集封存带异味的物质。

在缺水情况下的生存方法：正常情况下，体重 60kg 的健康人，每天约需水 2.5 升。在失去饮用水源时，要设法使现有饮水不受污染，尝试忍耐干渴，每次用水湿润口腔、咽喉，减少水的消耗；多吃碳水化合物为主的蔬菜、瓜果及根叶类食品；如干渴难忍，还可用舌贴地、墙等办法吸潮解渴。在饮水困难时，尿液也可以应急解渴。可用桶盛尿，内置砂、泥土、卵石、木炭等过滤物质，在桶底钻个小孔，过滤后加少量饮用水后可直接饮用。在战争或洪水灾害中，清洁水受到严重污染不能直接饮用时，可以将污水放入桶中，再放一定量的消毒片、明矾、漂白粉等，进行搅拌、澄清、过滤，也可用砸碎后的仙人掌、霸王鞭等植物作为清洁剂。注意过滤后的水要无怪味、无气泡、无颜色方可饮用。

快速撤离缺氧场所：先用水或尿浸湿的纺织物捂住口鼻，采取低姿势或匍匐动作，认准方向，向出口处快速移动；也可憋足一口气，低着身子，向出口处奔跑，逃离缺氧场所。

（二）个人急救包的准备

1. 自救工具和方法

（1）火灾发生时的"RACE"四步骤：Rescue（救援）：包括组织人员离开火灾现场，对不能行走者，采取抬、背、抱等方式转移；Alarm（报警）：指利用消防手报按钮迅速向单位消防控制中心报警或就近电话拨打火灾报警中心电话"119"，报警时应讲清火灾发生地（精确到街道、门牌号或周围标志性建筑）、起火部位、火势大小、燃烧物质、报警人姓名和电话；Confine（限制）：指关上门窗、防火门，控制火势蔓延；Extinguish or evacuate（灭火或疏散）：指如果火势不大，用灭火器灭火，如果火势过猛，按计划疏散，及时撤离人群。自救工具包括：捂嘴防烟雾的小毛巾、防火逃生绳等。

（2）其他灾害发生时的自救工具：灾害发生时，可以保持体温，度过寒冷的保温毯。承重达 500kg 的可用于发光照明和求救的发光蓄光绳、防磨手套、救生锹或镐、317g 且能燃烧 8 小时的蜡烛、防风防水的火柴或打火机等（打火机和火柴等易燃物品应防爆防火，请远离火源和儿童存放）。

2. 求救工具 可以发声且能传播大约几百米的 3000 赫兹口哨、收音机、手电筒、有荧光标识的背心等。灾害发生时可利用这些发光或发声的工具发出求救信息，以便让附近的搜救人员能够及时发现。

3. 个人信息卡 个人信息卡上的资料包括姓名、年龄、紧急联系人、疾病史等。紧急情况下，这些信息将起到重要的作用，给抢救伤员赢得宝贵时间，同时可以帮助伤者或灾民第一时间联系到亲人。

二、家庭应对灾害的准备

（一）防灾备灾计划的制订

1. 了解你所居住区域灾害史及可利用资源 平时应了解你的社区，明确社区中容易发生的灾害类型，并且知道可利用的避灾工具、计划和资源的位置所在，正确的信息将有助于应急预案的建立和提升应对灾害的能力。

2. 明确职责，制订计划 根据第一部分信息讨论你所在社区最可能发生的灾害类型，并确定预防各种灾害及灾害发生时应采取的措施，组织家庭成员研讨形成家庭紧急预案，使家庭成员明白自身的职责。根据讨论情况准备和储备各种防灾和应灾所需要的物资。

（二）防灾备灾计划的演练

因为涉及个体、家人的安全，所以建立了家庭应急预案就应该去实践，确保一旦发生紧急情况时每个家庭成员都知道自己应该采取什么措施。每 6 个月应回顾一次所制定的计划并进行更新；开展家庭灾害相关应急疏散演习；定期检查测试或填充家庭灭火器；每个月测试家庭烟雾探测器，每 6 个月更换一次电池，并且每次更换电池时清洁其灰尘；每 6 个月更换储存的水和食物等。

（三）家庭急救包的准备

家庭急救包是一款综合应对各种紧急情况的救护包，既要考虑到家人在突发疾病时的急救，也要兼顾如火灾、地震等突发事件发生时的自救和互救。家庭急救包应放于便于拿取的地方以备应急使用，这样使用者可以在 5 ~ 10 分钟内实施自救。建议急救包内应配备以下五类应急用品。

1. 应急食品　包括高能量、高营养的可以保存长达 4 年的军用食品，如单兵自食品及军用能量棒或压缩饼干等，可以保存三年的应急淡水。如配备普通食物或一般瓶装水，应注意定期检查和更换，基本要求是可补充能量及水源，以确保体能。

2. 应急卫生用品　常用应急药品包括外用药和内服药两种。外用药包括医用酒精、红药水、碘酒、烫伤膏、止痒清凉油、伤湿止痛膏、抗生素药膏、外用止血药等。内服药包括镇痛药、抗过敏药、感冒药、抗生素、防晕车药、腹泻药、内服止血药等。常用的急救物资包括可以及时固定骨折部位及止血包扎的卫生用品，如高质量的军用卷式夹板，杀菌止血促进创伤愈合的 82 型三角巾急救包等；消毒纱布、体温计、绷带、胶布、脱脂棉、镊子、止血带、安全别针、一次性手套、湿纸巾、创可贴、口罩等也要选购一些备用。如家中有慢性病病人，应有针对地准备相应的药物。

3. 通信工具　灾害发生时本地通信将会受到干扰或者中断，因此做好通信相关应急预案尤为重要。可以在家庭应急预案中事先约定灾害发生后的聚集或者会面地点。

4. 救生手册　主要教你怎么逃生，一般根据各自国情、地区情况撰写，家庭应注意选购并经常组织学习和讨论。

5. 信息纸　一般的便条纸即可，上面写好个人信息以及紧急情况下的联络人。

三、社区应对灾害的准备

（一）社区灾害分析

社区是组成社会的基本细胞，也是减灾的基本单元。在危机管理领域，社区是指在同一范围内居住和生活、具有共同的灾害风险和减灾目标、由一定人口和家庭组成的区域。它直接面对灾害，在防灾、救灾、灾后重建方面均扮演举足轻重的角色。近年来，"社区减灾"逐步成为国际灾害管理领域的研究热点，并成为各个国家和地区减灾政策的重点关注对象。目前，我国城乡社区灾害应急预案编制中普遍存在以下几个问题：①大部分预案欠缺针对社区的灾害风险评估和脆弱性分析；②部分预案内容不完整，部分预案内容空洞，可操作性不强；③与其他预案的衔接性不够强。

（二）社区应灾能力与物资准备

1. 成立灾害救援组织

（1）灾害救援管理组织：我国现行的减灾管理实行的是"分部门管理"或"条块管理"体制，其对自然灾害的减灾管理针对性较强。现行应急管理紧紧围绕"一案三制"（即应急预案、应急体制、应急机制和应急法制），并在"一案三制"的体制下不断走向成熟和完善。

社区灾害救援管理组织应由政府管理部门和相关部门如交通、卫生、通信、公安、教育、消防等多部门组成，在国家相关方针的指引下，根据所在地区突发事件应急预案，负责制定本社区的预案，包括综合突发事件的应急预案和单项应急预案，做到分类管理、分级负责、条块结合。一旦灾害发生，管理组织能够做到统一指挥、反应灵敏、功能齐全、协调有力、运转高效。目前状况仍然存在诸多不足之处，需要进一步改善。

（2）灾害救援专业组织：专业灾害救援队的主要任务是开展伤员搜索、营救、医疗救治、疫病防治、灾后医疗重建等工作，一般由搜救分队、营救分队、医疗分队、技术分队与保障分队组成。

（3）灾害救援志愿者储备：社区要做好应对灾害的充分准备，志愿者的储备是必不可少的。以志愿者为主体的抗灾队伍是社区备灾建设的重要部分，对灾害救援起着不可或缺的补充和完善作用。为了充分发挥志愿者的作用，社区或志愿者组织应对其进行一系列培训，使其不仅能掌握救援技能，还能够适应灾害环境，以及在不同灾害环境中有效实施救援和开展救治活动。首先，它提高和培养了社区居民的公民意识和责任感，为社区带来了更多的安全感；其次，它提高了应急反应的速度，减少了灾害对社区的破坏程度；再次，它为社会节约了大量的资源。更重要的是志愿者组织通过他们的行为，在社区培育了一种团结和互助的精神，而这种精神是建设一个更加富有活力的社会的基础。

2. 应灾物质的准备　我国各级民政部门专门设有救灾物资储备库，一旦发生灾害，可根据受灾程度进行调配和发放。社区灾害救援管理组织要了解本地民政灾害物质储备情况，在此基础上根据社区实际情况储备必要救灾物资或设备，如社区消防设备，包括灭火器、消防桶、消防锹、储备沙、应急灯、梯子、绳子、担架、避灾指示牌等，定期对社区内的消防栓进行检查和维护，增设减灾宣传专栏；防洪沙袋；医疗救护物资和药品，包括消毒卫生清洁用品和妇女用品；防寒衣被、帐篷等；通信设施和工具，如卫星导航电话；照明或光源设施等。有条件的社区还可以准备水和食物，以便灾害发生时满足最基本的生存需求。总之，社区灾害应急物质的储备应遵循因地制宜、资源共享、节约资源的原则。

3. 设立避难场所

（1）应急避难场所的规划：国家民政局规定我国各地市应根据灾害类型，可能需要安置民众的数量进行科学选址，合理布局，充分利用现有广场、公园、绿地等公共资源建立应急避难场所。将安全城市的概念融入到城市建设的总体规划中，预先考虑灾害发生时如何为市民提供安全的避难场所、基本的生活保障。社区灾害管理组织需充分了解避难场所的位置和撤离路线，配合民政部门开展避难场所的建设和维护。根据所在社区与避难所距离，利用社区的开阔地带、休闲广场或学校操场等地，确定灾害发生时的临时避难点或伤员救护点以备用。

（2）防御为主，防御与救助相结合：早做准备，常备不懈，有备无患，立足于预防，力求在灾害发生前做好所有减灾工作（措施），增强自救互救能力，减少对外部紧急救援的依赖。

（3）避难场所的多功能用途：已定为应急避难场所的公园、绿地、体育场所（学校操场）等建设成具备两种功能的综合体，平时用于休闲、娱乐和健身，在地震、火灾等突发灾害事件时，用作紧急避难。

（4）均衡布局：避难场所要根据人口分布特点合理分布，使市民在发生灾害时能够迅速到达避难场所。避难场所应设置在居住区内及其周围，以步行5 至 10 分钟到达为宜。

（5）避难场所的安全要求：应急避难场所应远离高大建筑物、易燃易爆化学物品、核放射物、地下断层、易发生洪水和塌方的地带，同时还应选择地势较平坦，易于搭建帐篷的地方。

（6）避难场所的交通与通信要求：避难场所应有配套的疏散道路，并保持畅通。避难场所也应具备信息沟通的通信设施，由于灾害发生时本地通信网络通常遭到破坏，可以充分利用"非本地网络"，保证与外部沟通通畅。

（三）建立社区应灾预案与应灾能力的训练

1. 建立社区应灾预案　预案应明确灾害救援的组织及任务，包括指挥机构及人员、救援具体工作、人员分工等。具体内容包括：

（1）汇报：尽快向上级部门报告灾情，是否需要救援，为上级快速做出决策提供依据。

（2）施救：各部门救援人员在保证自身安全的前提下，沉着冷静、高效地抢救人民群众生命财产和实施后勤保障救援。

（3）重要设施的保护：对政府、金融、涉核、涉爆等关乎国计民生的重要物品进行守护。

（4）保护水源：寻找安全水源，并组织人员对水源地进行守护。

（5）避难场所的管理：动态关注避难场所，加强治安和卫生的管控；加强对灾民的卫生宣教、消毒喷洒、心理疏导，平复灾民的心理创伤，避免心理恐慌。

（6）信息的正确传达：保证上传下达，及时将各项救灾信息及政策传递给灾民，坚定广大人民群众战胜灾害、重建家园的信念，坚决杜绝谣言的传播。

2. 社区应灾能力训练

（1）救援人员的应灾能力训练：着重培训救援技术的应用与推广，包括如何进行人工呼吸、心肺复苏，灾害救援中伤者的简易止血、包扎、固定、搬运、通气，卫生防疫、心理疏导等基础医学常识；灾害发生时如何选择最佳的躲避场所和躲避姿势等基本常识。

（2）社区居民的应灾能力训练：开展消防知识讲座、健康知识讲座、科普知识宣传等公众教育活动，编制和发放有关避灾和减灾的宣传手册，社区公共突发事件和日常突发事件的应急救助措施和救助方式，如电话等告知居民。社区应根据实际情况，建立健全避灾减灾的相关制度和规范，包括：①每年不定期邀请相关专业人士在学校或社区举办减灾自救与互救知识专题讲座，让更多居民了解和掌握自救和互救的方法；②每月对辖区内的单位及居民楼进行安全检查并监督其进行有效整改；③每年对居民进行专业训练，提高他们迅速应对灾害的能力；④每年对各种预案进行至少两次以上演练，在实践中不断完善；⑤每季度对硬件设施进行检查、更新。通过以上相关计划，不断提高社区居民应灾能力。

（刘素珍）

第六章

灾害救援过程中的心理干预

第一节　灾害与心理危机

突发灾害性事件几乎能使每个人产生弥漫性痛苦，并引发一系列应激反应。当这种刺激需要个体做出较大的努力才能做出适应性反应，或这种反应超出了个体所能承受的范围，就会引起机体心理、生理平衡的失调，即紧张反应状态的出现，轻者可表现为心理功能的失衡，重者可表现为精神与行为障碍。例如，在美国"9·11"恐怖袭击事件后，约有 1/5 的人感到比以往任何时候都更加严重的抑郁和焦虑；大约 800 万美国人报告自己因为"9·11"事件而感到抑郁或焦虑；8 个月后，纽约的很多学龄儿童做噩梦；7% 的美国人说他们曾因为"9·11"事件去找过心理卫生专业人员；同样多的人因为恐怖袭击而服用处方药物，这比袭击事件发生前要高得多。

一、心理危机的概念

突如其来的且超乎寻常的威胁性生活事件和灾害性事件一旦发生，就会给人们造成严重的经济损失，生命受到威胁，日常生活受到影响，常常使人们出现各种各样的心理问题。人们面对突发的意外事件，常常缺乏心理准备，只能用既往的经验、思维惯式和行为方式匆忙应对，于是就会产生恐惧。因为灾难可能牵涉到安全感甚至是生命的丧失，每个人的心理承受能力是不一样的，由此可能出现各异的心理危机状态。

（一）心理危机的概念

心理危机是指个体面临创伤性事件的心理崩溃状态。由于个体突然遭受严重灾难、重大生活事件或精神压力，其生活状况发生明显的变化，尤其是出现了用现有的生活条件和经验难以克服的困难，以致当事人陷于痛苦、不安状态，常伴有绝望、麻木不仁、焦虑、以及自主神经系统症状和行为障碍。

心理危机一般来说有三项判断标准：①经历重大影响的事件；②引起急性情绪扰乱或认知、躯体和行为等方面的改变，但不一定符合任何精神病的诊断；③当事人或病人用平常解决问题的手段暂时不能应对或应对无效。

（二）心理危机的特征

1. 心理危机一般有自限性，发生急骤，通常在 1~6 周内消失。

2. 在心理危机发生期间，当事人会发出需要帮助的信号，并更愿意接受外部的帮助或干预。

3. 预后取决于个人的素质、适应能力和主动作用，以及他人的帮助或干预。

4. 可发生于任何年龄，但大多见于年轻人。

5. 多数报道指出，男女发生几率均等，两性的发生比率在统计学上没有明显差异。

（三）影响心理危机的因素

影响心理危机的严重程度、过程反应和预后的因素包括：

1. 灾害发生后形成心理危机的危险因素见表6-1。

表 6-1 灾害发生后形成心理危机的危险因素

灾害前危险因素	灾害中危险因素	灾害后危险因素
个体特征：	**所暴露事件的严重性**	**环境因素**
● 女性，40~60岁，应对技巧差	● 直接卷入事件	● 资源耗竭，社会支持耗竭
● 少数民族	● 目睹事件	● 社会谴责，婚姻功能紊乱
● 社会经济地位低	● 持续躯体损害	● 无家可归/财产或经济损失
● 有精神科疾病史	● 害怕死亡或自己/爱人受到严重伤害	● 能感觉到的社会支持下降
● 有过创伤	● 生命受到威胁	● 疏远和不信任
● 认知能力在平均水平以下	● 惊恐	
● 神经症（易激惹、抑郁、焦虑）	● 恐怖	**围创伤反应**
	● 沮丧	● 现实解体或时间歪曲
	● 迁移	● 情感麻木、运动性不安、再体验
	● 严重丧失	● 消极地感受他人的反应
	● 社区被毁	● 夸大对未来出现创伤的可能性
		● 将责任归因于灾难
		● 逃避现实

续表

灾害前危险因素	灾害中危险因素	灾害后危险因素
家庭状况 ● 有孩子的成人，有配偶的女性 ● 父母有功能紊乱的儿童 ● 出生于不稳定的家庭		
社会支持和应对方式 ● 不相信有控制结局的能力 ● 社会资源差		**事件后应激源及反应** ● 警察审问，媒体关注，长期迁移 ● 持续的隔离和对家人/朋友的疏远

2. 灾害发生后避免心理危机出现的保护因素　良好的心理韧性，有较好的社会支持与资源，当事人在灾害发生后对灾害的意义进行评估/思考以及当事人既往获得过类似的经验或训练。

二、心理危机的一般性表现

从宏观角度看，灾难发生后会使当地资源消耗殆尽，同时会扰乱地区/社区功能，威胁到地区安全（表6-2）。

表6-2　自然灾害、技术灾害和恐怖主义事件产生的影响

维度	自然灾害[a]	技术灾害[b]	恐怖主义事件[c]
改变安全意识	+ + +	+ + +	+ + +
故意	－	－	+ + +
难以预测	+ +	+ + +	+ + +
局部地区	+ + +	+ +	－
局部恐惧	+ + +	+ + +	+ +
国家恐惧	－	－	+ + +
国家哀恸	+	+	+ + +
时间推移，后果蔓延	+ +	+ +	+ + +
对制度失去信心	+	+ + +	+ + +

续表

维度	自然灾害[a]	技术灾害[b]	恐怖主义事件[c]
社区瓦解	+ + +	+ + +	+ + +
针对社会基础设施	−	−	+ + +
卫生保健系统超负荷	+ + +	+ +	+
恶意/追随者	−	−	+ + +

注:[a]:自然灾害,如:飓风、地震、山体滑坡、泥石流;[b]:技术灾害,例如:核泄漏、动车事故;[c]:恐怖主义,例如:爆炸、劫持人质

从微观角度看,灾难对个体产生的一般性心理反应大致可分为四方面:

（一）生理方面的反应

主要有失眠、噩梦、易醒、疲倦、呼吸困难、窒息感、发抖、容易出汗、消化不良、口干等。

（二）认知方面的反应

当事人会出现否认、自责、罪恶感、自怜、不幸感、无助感、敌意、不信任他人等观念。

（三）情绪方面的反应

常见的情绪反应有悲观、愤怒、紧张、失落、麻木、害怕、恐惧、焦虑、沮丧等。

（四）行为方面的反应

有注意力不集中、逃避、打架、骂人、喜欢独处、反复回忆、过度依赖等。

三、心理危机的相关理论

（一）Lindemann 理论

Lindemann 的心理危机理论强调和描述了创伤给人们带来的影响。强调一个人在强烈的悲痛面前,不应过度沉湎于内心的痛苦之中,而应让自己感受痛苦,发泄情感（如哭喊）,正视现实,否则容易产生适应不良的后果。一般认为这一理论适用于突然丧失亲人的场合。

（二）Tyhurst 理论

Tyhurst（1957）首先提出人在和平的生活环境下的应激反应,即一个过去健康的人对严重应激（如地震、车祸或恐怖袭击）的反应程度取决于人格、应激事件和社会环境三者之间的相互作用,应激反应是一种"过渡状态",他将危机者经历的危机过程分为三个阶段:

1. 作用阶段　最初应激性事件对当事者的直接影响是明显的,通常表现

为极度恐惧、激动或悲伤，甚至会表现惊呆、茫然或"目瞪口呆"。

2. 退却阶段 应激事件虽已过去，但当事者仍表现出自身固有的反应及心理防御，如表现出依赖或天真幼稚的行为，与其年龄、文化程度等不相适应。

3. 创伤后阶段 当事者察觉其自身的反应方式并着手关注今后的打算，但仍依赖于与周围的相互作用和有关的社会支持或资源。

（三）Caplan 的情绪危机模型

在 Caplan 描述的情绪危机模型中，当个体必须面对的困难情景超过了他的能力时，也就是他既往处理问题的方式及其惯常的支持系统不足以应对眼前的处境时，这个人就会产生暂时的心理困扰（心理失衡），这种暂时的心理失衡状态就是心理危机（Caplan，1964，1970）。心理危机标志着一个人正在经历生命中的剧变和动荡，它会暂时地干扰或破坏一个人习以为常的生活模式，其特征是高度紧张，伴之焦虑、挫折感和迷茫感。能否维持心理平衡与个体对逆境或应激事件的认识水平、环境或社会支持以及应对技巧这三方面密切相关。Caplan 认为，处于心理危机状态的个体要经历四个阶段的变化。

第一阶段：表现为警觉性提高，开始体验到紧张。为了达到新的平衡，试图用自己以前在压力（stress）下习惯采取的策略做出反应。处于这一阶段的个体多半不会求助，有人还会讨厌别人对自己处理问题的策略指手画脚。

第二阶段：当个体发现自己常用的问题解决方法无效时，焦虑程度开始增加。为了找到新的解决办法，开始试图采取尝试错误的方法解决问题。在这个阶段中，当事人开始有了求助动机，不过这时的求助行为只是他尝试错误的一种方式。需要指出的是，高度情绪紧张多少会妨碍当事人冷静地思考，也会影响当事人采取有效的行动。

第三阶段：经过尝试错误未能有效地解决问题，当事人的内心紧张程度持续地增加，并想方设法地去寻求和尝试新的解决办法。在这个阶段中，当事人的求助动机最强，常常不顾一切，不分时间、地点、场合和对象地发出求助的信号，甚至尝试过去认为是荒唐的方式，如一向不迷信的人去占卜，也最容易受到别人暗示的影响。对处于这一阶段的求助者，护理人员提供的干预效果最佳。需要注意的是，在这个阶段中，当事人会采取一些异乎寻常的无效行动宣泄紧张的情绪，如无规律的饮食起居、酗酒、无目的的游荡等。这些行动不仅不能有效地解决问题，反而会损害当事人的身体健康，增加紧张程度和挫折感，并降低当事人的自我评价。因此，护理人员应该首先帮助当事人停止这些无效行动，并与其一起寻找解决问题的新办法，护理人员在此所起的作用是参谋和顾问，而不是包揽一切的保姆。

第四阶段：如果当事人经过前三个阶段仍未能有效地解决问题，其很容易产生习得性无助。他会对自己失去信心和希望，甚至对自己整个生命意义产生怀疑和动摇。很多人正是在这个阶段企图自杀，希望以死摆脱困境和痛苦。强大的心理压力有可能触发以前未完全解决的、曾被各种方式掩盖的心理冲突，有的当事人会产生精神崩溃（分离症状、幻觉、妄想、精神错乱、缄默等原始症状）。在这个阶段中，当事人特别需要通过外援性帮助以度过心理危机。

Caplan 指出，必须帮助那些处于危机的个人和家庭以避免发生精神障碍，同时帮助他们学会总结经验教训，更好地应对和处理以后所出现的类似问题。他的这一观点已得到社区精神卫生工作者的重视和认同，并付诸实践。

（四）Swanson 和 Carbon 的危机发生模型

Swanson 和 Carbon（1989）综合各家理论学说和流派，提出了一个比较全面的危机发展模型：

1. 危机前的平衡状态　个体应用日常的应对技巧来维持自我与环境间的稳定状态。

2. 危机产生的状态　面临危机事件所出现的情绪脆弱状态和危机活动状态（active crisis state），这一阶段一般不超过 4~6 周；在危机活动期，个体往往由于不能忍受极度的紧张和焦虑，会发生情绪的崩溃或寻求解脱。

3. 危机后的状态　当事者在经过危机后，心理状态可能恢复到危机前水平，或高于危机前水平，或低于危机前水平。

四、心理危机的预后

心理危机具有正常与异常的双重特征。它可以是一种面临不正常事件的正常心理应答，也可以成为严重心理障碍的诱发因素。每个人在人生的不同阶段都会经历危机，由于处理危机的方法不同，后果也不尽相同。一般来说，人的心理危机状态大约要持续 4~6 周。由于处理危机的手段不同，个体先前经历危机的体验不同，个体的人格不同，结局也不相同（表 6-3）。

1. 顺利地度过危机，而且学会处理困境的方法和策略，使个体的心理健康水平得到提高。在这个结局中，危机对于当事人不仅是经历了一次灾难，而且也得到了一次生命成长的机会，这是危机干预追求的最佳结局。

2. 勉强度过危机，却在内心深处留下"瘢痕"（psychic scar），即留下心理创伤，形成偏见，留下痛点，将会影响个体今后的社会适应。例如，一男子在失恋后认为女人都崇尚物质，没有钱就别想谈恋爱。

3. 出现自杀、自伤或自毁。人经不住强大的心理压力和（或）强烈的刺激，对未来绝望，以死解脱或者采取对自身的自伤行为。

4. 引起严重的心理障碍甚至精神病，如急性应激障碍（acute stress disorder，ASD）、创伤后应激障碍（PTSD）、适应障碍、酒精和药物滥用、神经症、精神病和心身疾病等。例如一个在地震时被掩埋了 72 小时的孩子获救后，夜晚不敢关灯睡觉，不敢走夜路，进入到黑暗狭小的地方中就会产生强烈的焦虑、呼吸急促、手脚发凉出虚汗，甚至感觉心脏马上就要骤停一般。

表 6-3　个体经历灾害后出现的不同结局

■ 灾害相关的精神障碍	■ 灾害相关的心理/行为障碍
□ 急性应激障碍（ASD）	□ 悲恸
□ 创伤后应激障碍（PTSD）	□ 人际关系改变
□ 物质依赖	□ 工作能力改变
□ 广泛性焦虑	□ 吸烟习惯改变
□ 重度抑郁	□ 饮酒习惯改变
□ 适应障碍	
□ 继发与创伤、中毒的器质性精神障碍	
□ 心理问题躯体化	
□ 心理因素导致的躯体疾病	

第二节　灾害救援过程中心理危机干预的模式

心理危机干预（crisis intervention）又称应激管理（stress management），是指在灾难事件发生后，对处于灾难或刚经历过灾难的人给予精神上的支持和心理照护，对其精神和躯体的症状进行必要的解释，并给予当事人一些应对的建议，帮助当事人从心理上解决迫在眉睫的危机，使症状得到立刻缓解和持久的消失，使心理功能恢复到危机前水平，并获得新的应对技能，以预防将来心理危机的发生。

心理危机干预的主要目的有两个方面：一方面是避免自伤或伤及他人，另一方面是恢复心理平衡与动力。它与创伤治疗的区别在于，它是一种为了防止进一步造成身心伤害，必须在危机事件发生后的短期内完成的心理急救和预防性工作。

根据危机事件影响面的大小，心理危机干预的对象既可以是遭遇灾难性事件的个体，也可以是群体和一个组织，乃至整个地区和国家。故心理危机干预的工作对象既可以是团体的和社会的，也可以是个体的和家庭的，其工作模式可以分为公共危机事件的干预模式和个体危机事件的干预模式两大类。

心理学家 R. N- Diane Myers 在《灾难心理卫生的主要观念》（*Key Concepts Disaster' Mental Health*）一书中指出，在从事灾难心理救护前必须先有一些基本的观念，这些观念包括：

√ 每一个见证灾难的人均会被灾难影响；

　　√ 灾难性创伤有"个人创伤"和"集体创伤"两种类型；

　　√ 大部分的人在地震后会聚集在一起救灾，但效果常打折扣；

　　√ 灾难后的压力及哀伤反应是对不正常状况的正常反应；

　　√ 许多幸存者的情绪反应来自灾难所产生的生活问题；

　　√ 灾难救助的过程被称作第二度灾难；

　　√ 大部分的人不知道他们需要心理卫生的服务，也不会去寻求此方面的协助；幸存者可能会拒绝各种方式的协助；

　　√ 灾难心理救援经常在本质上偏向实际层面而非心理层面，等等。

一、公共危机事件的干预模型

　　在灾害事件中，受到心理冲击的是众多群众，因此，干预的对象既数量庞大，也复杂多样。如汶川地震这类严重的自然灾害，危机干预的对象几乎涉及整个社会的各个阶层，但对于不同处境的人群，可能有着不同的心理冲击，干预的内容和重点亦有所不同。按受灾难影响的程度不同，可以将需要重点干预的对象分为5级：

　　一级人群：亲历灾难的幸存者，如死难者家属、伤员、幸存者。亲身经历生死恐怖之后，心有余悸，噩梦惊扰，抑郁、焦虑是相当普遍的反应，也可能在逃过劫难之后，自觉苟活而对不起死者，产生负罪感。严重受伤致残者则可能悲观失望，对未来忧心忡忡。

　　二级人群：灾难现场的目击者（包括救援者），如目击灾难发生的灾民、现场指挥、救护人员（如消防、武警官兵，医疗救护人员，其他救护人员）。救援者夜以继日地投入救灾，除了睡眠不足、工作强度大、体力严重透支、疲惫不堪之外，目睹越来越多死伤人员的惨状，惊骇、悲哀、无能为力和挫折感油然而生，甚至因此而改变人生价值观。

　　三级人群：与第一级、第二级人群有关的人，如幸存者和目击者的亲人等。焦急、痛心的哀伤情绪十分常见，当亲人获救的希望落空时，愤怒和指责可能接踵而来。

　　四级人群：后方救援人员、灾难发生后在灾区开展服务的人员或志愿者。这些人虽然没有经历灾难现场，但是灾难造成的结果会通过他们救助的幸存者传递给他们，震惊、悲伤、疲惫、失眠等等，这些反应常常会出现。

　　五级人群：通过媒体或其他途径获得消息的人。事实上，每一个见证灾难的人的情绪均会受影响，即使并非受难者或在其他非直接受灾区域、经一些大众传播媒体得到信息的人。因为灾难是一个令人畏惧的事件，单单看到那种无可抗拒的严重的破坏性及可怕的景象就会引起许多深刻的感觉。震惊、无法理解、莫名的忧郁、哀恸、悲伤、焦虑和恐惧、愤怒、失落等强烈的情绪反应可能会经久不散，困惑着他们，甚至对其世界观、人生观和价值观带来很大的冲击，虽然在这次灾难中他们并没有什么实际的损失，从这种意义上说，每一个见证灾难的人，都是受难者。

根据对 1972 年西弗吉尼亚大洪水灾民的相关研究，社会学家 Kai Erikson（1976）描述了两种在大部分的灾难中会接连出现的创伤类型，在评估灾区的各种需求时，必须考虑这两种创伤。这两种不同的创伤类型是：①个人的创伤，是"一种突然撕裂人类防卫的精神上的打击，在此残忍的力量之下，人们无法有效地面对"。个人的创伤主要表现为幸存者所感受到的压力反应及哀伤反应。②集体创伤，是"一种破坏人们彼此的维系而造成社会生活基本构成的打击，进而破坏共同体感觉"。因为灾难几乎破坏了人们原来赖以生存的所有的日常生活条件、财产、住所，使人们远离原来的家园及原来的支持系统，如教会、医院、托儿所及休闲场所，工作可能中断或失业，缺乏交通设施，或因为压力而无法专心工作。对小孩而言，可能因为搬离而失去朋友或在学校的关系。疲惫以及易怒情绪容易增加家庭冲突而逐渐损伤家人间的关系与联系。Erikson（1976）指出，集体创伤通常不容易被处理个人问题的灾难心理救援人员所注意。而事实上，如果个体周遭的生活环境仍支离破碎而没有良好的支持系统，个人将很难从创伤中复原。因此，心理救援人员必须注意两种危机干预的区别与联系。

（一）公共危机事件干预模式的要素

1. 危机干预组织体系的构建与应急方案的启动　在应对灾害事件的过程中，群众最容易盲从，容易出现社会秩序动乱，此时保持冷静、有组织和有次序是最重要的。灾害事件发生后的初期，首要的工作包括明确对灾害事件的报警、响应、结束、善后处理等各环节的主管部门与协作部门，相应级别的指挥以及职责和权限，各部门应急联动的程序和反应时间等的要求。

2. 保持灾后的通信和交通运输通畅，既是保证抗灾指挥效率的必要条件以及让社会各界得知实情最便捷的手段，也是保证将危机救助的人员和抗灾救助物质及时送达灾难现场，实现各种社会支持的重要条件。

3. 灾害事件的处理要实现政府、军队、企事业组织、社会团体以及社会义工和专家、自发群众等多元力量的整合，调动国际和国内一切可以利用的力量，大胆使用先进的、科学的救助装备和技术，接受一切自愿的人道主义的帮助。

4. 灾害事件的处理措施往往是综合性的，包括医疗救助、疾病控制、心理干预、生活救助、环境保护、疏散撤离、紧急避难、资金救助、物质支持、交通运输等多方面，环环相扣，缺一不可，因此要有动员和指挥全社会力量参与抗灾活动的机制保障。

5. 灾害事件的处理要有预见性，要注意避免突发性灾害事件有可能带来的次生、衍生和偶合事件的发生。对灾后重建、环境污染处理、物质与劳务的征用、保险补偿等都要统筹安排，将危机转化为重建机遇。

6. 建立快速反应的信息系统，做好灾害事件的信息收集、分析与报告。事实上，各类重大灾害事件通常影响面大，涉及的人员众多，群体的心理状况直接影响到个体的行为反应，所以对群体的心理干预应该先于个体的心理干预。社会心理学的研究告诉我们，人在危机事件前后的反应受当时环境情境因素和信息因素的影响最大。危机时期一个群体的认知与行为变化的基本轨迹是：信息清晰度越差，社会上的谣言越多，群体的认识越混乱，行为越盲从；信息清晰度越好，群体的认知和行为越趋于理性。在灾害事件中最容易影响群众的途径和手段是各种传媒发布的信息，因此，灾害事件发生前后，政府以及相关管理机构对公众信息的发布、传播及辟谣，实施有效的管理是危机干预中的重要组成部分。这包括如何收集信息，在哪收集信息，由谁来分析和向谁报告。其中信息检测的方法与程序、数据的分析与分级、危机态势的评估、相关危机信息的发布以及对危机走势、后果、影响程度与时间的预测等尤其重要。

（二）公共信息的管理

按照突发性灾害事件的严重程度和紧急程度，国际上习惯按一般（Ⅳ，蓝色）、较重（Ⅲ，黄色）、严重（Ⅱ，橙色）、特别严重（Ⅰ，红色）四级进行危机预警信息发布。

灾害事件前后，信息发布工作有以下七个要点：

1. 任何政府管理部门和管理人员首先应该明白，在灾害事件中公众有知情的权利，任何人不能出于某种政治或其他的目的而隐瞒和拖延消息的发布。

2. 应该及时发布"究竟发生了什么事件"的客观信息。首先，政府管理机构一定要在谣言四起之前，通过正式途径尽快发布关于事件真相。其次，应该站在公众需求的立场和角度，发布公众最关心的信息。如当前究竟发生了什么样的危机？这种危机还会继续发生吗？例如在 SARS 期间，人们最关心的是，究竟这是一种什么性质的传染病，会通过什么途径传播。对于发生了地震的地区的人们来说，最担心的就是还会不会有危害性的余震；在其他地区的人们则关心的是自己的住地是否也会有地震。

3. 灾害事件发生的第一时间，人们最关心的是安全问题，继而对灾难发生的原因和防范的措施就会有进一步了解的需求。事实上，人们对灾难危机发生的原因了解得越清楚，对灾难就越不害怕，就越有克服困难的信心；对灾难危机预防的相关知识和技能掌握得越多，对环境就越有控制感。如通过"传染病预防知识"、"地震伤害预防知识"等科学普及，让公众知道本次灾难并不是唯一的或少见的；组织专题报道世界上其他国家和我国处理灾害和危机的经验，说明人类对此已经积累了一定的应对经验；通过相应防范技能的训练，让公众知道在灾害面前人类也不是无所作为和无能为力的。要让专家成为新闻的重要来源，并请专家给报道者一些科学数据，让其成为社会传播中的重要信息。

4. 在灾害事件发生后，受灾的人最容易感到孤独无援、担心害怕，这时候新闻媒体要不间断地发布政府、社会各类组织、各级领导、志愿者、军人、专业的救灾队伍投入参加抗灾活动的情况，这会极大地增加受灾群众获得强有力的社会支持的感受，有利于他们树立克服困难、战胜自然灾害、重新建设家园的信心。新闻报道中反映出来的全社会对灾区的物质和精神支持有利于受灾群众度过心理危机，克服孤独感。

5. 多难兴邦，在面对灾害危机时，社会上一定会有助人利他的行为出现，要及时注意对这些好人好事进行深入报道，多向公众传递正面的信息，调动人们奉献爱心的热情和积极性；多报道在创伤情境下人类的传奇故事，利用危机升华人类积极向上的崇高精神，鼓舞士气，减轻受灾群众的心理压力，倡导更积极的思考和积极的抗灾行动。

6. 密切注意谣言和非正式途径传播的小道消息，注意防范别有用心的人利用灾难危机妖言惑众；对故意散布谣言的人要及时给予严厉的打击，并公之于众。

7. 为了避免灾难幸存者因采访而再次受创伤，对经历灾难的人进行采访应实行准入控制，不适宜对经历灾难的人进行反复的或多个媒体的采访。采访时应注意：尽量不采访受灾的儿童，特别是受伤的儿童；如果要采访儿童，需监护人及本人同意；尽量使用文字采访，即使同意电视采访，对当事人的信息也要保密，必须要对面部等个人识别标志进行马赛克技术处理。在对被访问者提问时注意：只提出正向大问题，如"你是怎么在废墟下坚持下来的？"不提被访问者可能不愿意回答的问题；不要追问令被访问者痛苦的细节。

二、个体危机干预模型

心理危机干预的策略、方法和效果不仅与应激因素有关，而且与个体身心素质、预防和调节等多种因素有关，个体心理危机干预的重点对象有：亲历危机的幸存者或逃生者、丧失亲人的家属。

（一）确定需要干预的对象

救援人员可以通过下列三种方式来确定需要干预的对象：

1. 现场评估与筛查　护理人员在进入到灾害发生现场或救援安置点之前，需要做好现场评估的准备，比如评估心理危机的量表，如 40 项创伤性症状清单（trauma symptom checklist-40，TSC-40）、PTSD 症状清单，或者使用心理危机干预现场筛查表（表6-4）。

表 6-4　心理危机干预现场筛查表

Box1：心理危机干预现场筛查表（P1）-成人
灾害事件名称：
灾害事件类型：1 自然灾害☐　　2 事故灾难☐　　3 公共卫生事件☐ 　　　　　　　 4 社会安全事件☐　5 其他公共危机事件☐　6 突发个体危机事件☐
灾害发生地点：
灾害发生时间：
有关灾害的详细描述（过程、影响）：

Box2：心理危机干预现场筛查表（P2）-成人

姓名：	性别：	年龄：

联系方式：
联系地址：
受害者受影响时间：
受害者受影响过程描述（结合筛查问卷）：
受害者分级：1 一级☐　　2 二级☐　　3 三级☐　　4 四级☐　　5 五级☐
灾害事件与受害者的关系：
警觉性增高：1 无☐　2 有☐，具体表现：
闪回：1 无☐　2 有☐，具体表现：
回避：1 无☐　2 有☐，具体表现：

Box3：心理危机干预现场筛查表（P3）-成人

躯体症状描述及严重程度（0~10评分）：

| 1 胸痛□__ | 2 胸闷□__ | 3 出汗□__ | 4 气短□__ | 5 头疼□__ |

| 6 胃肠不适□__ | 7 心悸□__ | 8 口干□__ | 9 头晕目眩□__ | 10 心跳加快□__ |

11 肌肉紧绷□__ 12 呼吸急促□__ 13 恶心□__

情感反应描述及严重程度（0~10评分）：

| 1 兴奋□__ | 2 抑郁□__ | 3 焦虑□__ | 4 愤怒□__ | 5 内疚□__ | 6 羞愧□ |

| 7 悲哀□__ | 8 窘迫□__ | 9 亢奋□__ | 10 惊骇□__ | 11 暴躁□__ | 12 不安全□ |

| 13 骄傲□__ | 14 发狂□__ | 15 惊恐□__ | 16 受挫□__ | 17 紧张□__ | 18 憎恶□ |

| 19 伤心□__ | 20 自卑□__ | 21 失望□__ | 22 激怒□__ | 23 害怕□__ | 24 尴尬□ |

| 25 羞辱□__ | 26 疑虑□__ | 27 孤独□__ | 28 生气□__ | 29 嫉妒□__ | |

受害者诊断分类：1 自杀信号□__ 2 急性应激障碍□__ 3 急性应激精神病□__ 4 其他□__

受害者干预方案：

1 集体晤谈□（顺序：1 2 3）

2 图片－负性情绪打包技术（EMDR＋图片涂抹）□（顺序：1 2 3）

3 放松训练□（顺序：1 2 3）

---

2. **医院转诊与筛查** 当幸存的伤员或者幸存者在就医过程中，如果出现情绪、行为、认知方面的异常时，应及时联系心理救援人员，同时做好现场评估的准备。

3. **热线电话与筛查** 灾害发生后，政府部门或医疗机构应当开设心理危机的热线电话，通过电话筛查需要提供干预的人群。

（二）心理危机的评估

心理危机的评估除了上文提到的筛查提纲之外，还可以借助心理测量工具，在重大灾难性事件后心理危机评估中使用评定量表主要有三个目的：①评估与创伤性事件直接相关的症状，如 TSC-40、PTSD 症状清单；②评估重大灾难幸存者的一般心理健康状况，如 90 项症状清单（Symptom Checklist 90，SCL-90）、抑郁自评量表（Self-rating depression scale，SDS）、焦虑自评量表（Self-Rating Anxiety Scale，SAS）；③评估个体的易感倾向和社会资源，如个性特征、应对方式和社会支持。这里对这些评定量表做简要介绍。

1. **创伤性症状评估** 国外有许多创伤性症状评估量表，有些主要用于诊断，如结构性临床访谈表（Structured Clinical Interview for DSM-Ⅳ，SCID）、诊断性访谈表（Diagnostic Interview Schedule，DIS）等，有些主要用于评估诊断的严重程度，如 PTSD 症状自评量表、事件影响量表。国内这方面的量表比较少，这里只介绍三个简易创伤性症状评定量表。

（1）创伤筛查问卷（trauma screening questionnaire，TSQ）：这是一个自评量表，仅有 10 个条目，评定过去 1 周内的情况。如果 1 周内有两次体验这样的症状，就回答"是"，否则就答"否"；如果有三个条目做出肯定的回答，提示可能存在创伤后应激障碍（表 6-5）。

表 6-5　创伤筛查问卷

序号	条目	回答	
1	与事件相关的思维或记忆反复闯入脑海	是	否
2	反复出现与事件相关的噩梦	是	否
3	反复出现似乎事件再次发生的情感和行为反应	是	否
4	提到或想到事件时感到极度不安	是	否
5	提到或想到事件时出现心悸、反胃、出汗、头昏眼花等躯体反应	是	否
6	入睡困难或睡眠不安	是	否
7	易激越或情感暴发	是	否
8	注意力集中困难	是	否
9	担心潜在的危险会再次降临到自己或别人身上	是	否
10	不祥预感或心惊肉跳	是	否

（2）40 项创伤症状清单（TSC-40）：可以作为自评量表，最好由专业人员结合多方面信息进行评定，问卷包含 40 个症状条目，评定过去 2 个月内的症状体验，按症状出现的频度，采用三级记分（0：没有，1：偶尔有，2：有时有，3：经常有），如果量表总分超过 40 分，提示可能存在创伤后应激障碍（表 6-6）。

表 6-6　40 项创伤症状清单

序号	条目	没有	偶尔	有时	经常
1	头痛	0	1	2	3
2	失眠，难以入睡	0	1	2	3
3	体重减轻，食欲减退	0	1	2	3
4	胃肠不适	0	1	2	3
5	性欲问题	0	1	2	3
6	情感隔离	0	1	2	3
7	事件闪回	0	1	2	3

续表

序号	条目	没有	偶尔	有时	经常
8	睡眠不安	0	1	2	3
9	性欲减退	0	1	2	3
10	焦虑发作	0	1	2	3
11	性欲亢进	0	1	2	3
12	孤独	0	1	2	3
13	噩梦	0	1	2	3
14	走神	0	1	2	3
15	悲伤	0	1	2	3
16	头昏眼花	0	1	2	3
17	性生活不满意	0	1	2	3
18	情绪控制困难	0	1	2	3
19	早醒，不能再入睡	0	1	2	3
20	控制不住想哭	0	1	2	3
21	害怕男人	0	1	2	3
22	晨起不解疲乏	0	1	2	3
23	性生活没有愉快感	0	1	2	3
24	难与别人相处	0	1	2	3
25	记忆问题	0	1	2	3
26	有自伤念头	0	1	2	3
27	害怕女人	0	1	2	3
28	半夜惊醒	0	1	2	3
29	在性生活时有不好的想法或情感	0	1	2	3
30	自杀念头	0	1	2	3
31	感到事物不真实	0	1	2	3
32	过度洗涤	0	1	2	3
33	感到自卑	0	1	2	3
34	整日感到紧张	0	1	2	3
35	对性生活厌烦	0	1	2	3

序号	条目	没有	偶尔	有时	经常
36	有伤害别人的念头	0	1	2	3
37	罪恶感	0	1	2	3
38	灵魂出壳	0	1	2	3
39	呼吸困难	0	1	2	3
40	不适当的性兴奋	0	1	2	3

（3）PTSD 症状清单（PTSD check list，PCL）：这是一个与 DSM-Ⅳ 中 PTSD 诊断标准相匹配的自评量表，包含 17 个条目，每个条目按症状的严重程度采用五级记分（1：没有影响，2：轻度影响，3：中度影响，4：较大影响，5：严重影响），评定的时间范围为过去 1 个月。该量表既可用于定性诊断，又能对症状严重程度进行定量评估，在做定性诊断时，将个体存在的症状（2 分以上的条目）与 DSM-Ⅳ 中 PTSD 诊断标准相对照，判断是否符合 PTSD 诊断（表 6-7）。

表 6-7　PTSD 症状清单

序号	条目	没有	轻度	中度	较大	严重
1	反复重现与创伤事件相关的记忆、思维或表象	1	2	3	4	5
2	反复出现与创伤事件相关噩梦	1	2	3	4	5
3	突然出现某些行为或情感，似乎事件再次发生	1	2	3	4	5
4	当某些事情使你想起创伤性经历时感到非常不安	1	2	3	4	5
5	想起创伤性经历时感到心悸、呼吸困难、出汗	1	2	3	4	5
6	回避与创伤经历相关的思维、话题或情感	1	2	3	4	5
7	回避与创伤经历相关的活动或情境	1	2	3	4	5
8	无法回忆创伤经历的重要情节	1	2	3	4	5
9	对以往喜爱的活动失去兴趣	1	2	3	4	5
10	与别人疏远或隔绝	1	2	3	4	5
11	情感麻木或对亲人失去情感反应	1	2	3	4	5
12	对未来失去希望	1	2	3	4	5
13	入睡困难或睡眠不安	1	2	3	4	5

续表

序号	条目	没有	轻度	中度	较大	严重
14	情绪激越或情感暴发	1	2	3	4	5
15	注意力集中困难	1	2	3	4	5
16	过度警觉或防御	1	2	3	4	5
17	心惊肉跳	1	2	3	4	5

2. 评估重大灾难幸存者的一般心理健康状况。

3. 评估个体的易感倾向和社会资源。

（三）对亲历危机的幸存者的危机干预

一般认为，紧急事件应激晤谈（crisis incident stress debrief，CISD）是进行个体危机干预的基本程序，结合 Robert 的危机干预模式，对亲历危机的幸存者的危机干预主要包括以下八个工作要素和步骤：

1. 进行危机的评估和问题的识别，协助被辅导人员先行解决生存与安全问题　为了进行有效的危机心理干预，必须了解：①人们在危机状态下有哪些心理问题？严重程度如何？有哪些需要？如在 SARS 流行期间，个体会有惊慌失措、无助、逃避、恐惧等情绪与行为问题，有关心环境是否安全、健康是否有保障、自己的父母子女和亲朋好友是否会感染 SARS 等心理需求。这些心理需要为危机心理干预提供了依据。②对当事人的生物-心理-社会因素和文化状况进行评估，包括现在和过去的健康状况、家庭背景、经济收入、文化程度、社会支持网络。③对自杀危险的评估，明确当事人目前的主要心理问题与危机是什么。④对生活问题的评估。事实上，许多幸存者的情绪反应来自灾难所造成的生活问题。

由于灾难破坏了日常生活的许多层面，许多幸存者的问题是立即而实际的。人们可能需要协助寻找失踪的亲人、寻觅暂时的住所、急需更换的衣服及补充食物；找到交通工具；申请经济补助、失业保险，确认灾民身份、减税；需要医疗服务等。因此，初期的灾难危机干预的大部分工作经常偏向实际生活层面而非心理层面。

许多心理卫生服务刚开始常常是通过为当事人提供一些具体的生活协助而切入的。心理卫生人员可以在当事人的问题解决以及生活决策方面予以协助，帮助幸存者注意特别重要的事，安排事情的优先级，寻求各种可能的方法，拟订行动计划，提供各种可利用的资源的信息（包括当地的机构以及为了救灾而成立的资源）；心理卫生人员也可以直接处理一些问题，包括提供信息、填表格，安排医疗及儿童照护，寻找运输工具等，亦可帮忙转介至特殊的机构，如贷款的协办以及居住、工作和许可证的办理。对少部分可能会有较严重的心理反应的人，如严重的忧郁或以前的心理问题因此应激事件而加重等，应及时转介给专业的心理咨询机构或专业人士。灾后危机干预的心理卫生人员一般不对严重的心理危机者提供直接的治疗，但是需了解和评估他们的需求并且协助他们与适合的治疗资源联系。

2. 建立信任　心理危机干预人员需要与被辅导人员建立信任的和安全的人际关系，建立介入契约，重点是相互信任、表达彼此的诚意以及明确相互通报信息的义务。心理危机干预人员应对被辅导人员承诺保守私密，保证安全与建立信赖，是危机干预的先决条件。向对方承诺自己随时可以联络上，或找一个他可以随时联络上的亲友介入。向对方保证，自己谨守保密双方谈话内容的承诺，若要告知他人，也会事先征得他的同意。

3. 引导个体叙述所经历的创伤事件的事实　主要引导当事人述说危机事件中他身在何处及所见所闻和行动的情况，鼓励当事人尽量谈得具体一些、详细一些。若当事人有情绪化的反应，不要逃避，不要保护，也不要过度催促；若其有偏颇的想法，不用晓以大义，不用说服，也不用责备。重视他主观上的主要危机来源与对危机的解说。

4. 明确和证实经历过的急性应激反应　主要引导当事人述说发生危机事件时的各种感受，描述自己的精神和躯体反应及对家庭和生活改变的主观体验，了解当事人的情感故事及情绪变坏的主观原因。引导当事人认识虽然危机是不可预测的，危机的适应需要时间，但不是一条走不完的路：告知当事人即使他当下陷于一种不安全感中或呈现不良的情绪、想法以及某些行为反应，也是暂时性的，逃避、否定这些心理反应或自责、产生罪恶感只会再次加重对自己的伤害，也可能耗掉大量的精力和时间来重新适应，因此，我们必须发挥主观能动性和康复的潜能，一定要从痛苦中走出来。抓住当下瞬间积极的想法和体验、曾有过的光荣和自豪的生命历程，增强其自我意志与自我鼓励。

5. 确定所有个体生活史和创伤之间的联系，发现以前未能确定的对紧急事件的应激反应　当危机干预者并不熟悉被辅导者过去的生活经历时，很可能低估当事人自己的应变潜力。干预者应告知当事人危机对他最大的耗损是失去调节情绪的能力，转换思想的能力以及行动的意志力。引导当事人一起寻找他过去生活中原有的应对挫折的技巧和经验，并强调某些应对技巧的可用性和有效性。不要迷信由别人来教导新技巧，一定要相信他在经历危机之前，是一个完整的、自我适应良好的个体。在灾难应激中他一时失去原来熟悉的环境和自我反应的力量，但并不等于这些应对技巧不可用。

只要情绪适当，对外在危机的评估具体化，他就能逐步恢复自己原有的康复潜力。若他有需要，可与他一起讨论，协商制订行动计划。千万不要以危机介入者的价值观来引导其制订新的适应计划，这或许反而将他原有生活经验中有效的适应技巧扼杀掉。

6. 进行有效的应激处理教育，共同探究有助于摆脱目前负性状态的各种方案。增加被辅导者对此时此刻生活中各种积极事件的感应性，不要让原来生活中丰富多彩的活动及其意义都与这次危机一齐埋葬，让偶尔出现的放松感或幽默感重新回到生活中来，让梦想或计划有实现的机会。可制订一些具体目标和行动步骤，危机干预者要尊重与耐心等待被辅导者的自觉转变，找机会及时强化其具有积极意义的想法和乐观情绪以及现实的具有灵活性的行动力。

7. 鼓励当事人按照改变自己情绪的方案行动起来，促进其正常活动的恢复，但要注意以当事人熟悉的生活环境和社会资源为依靠。一个人所熟悉的生活环境与生活记忆是他重建心灵家园所需要的重要资源，我们应尊重当事人对他所熟悉的生活环境的依恋态度，及其从中寻求社会支持的积极行动。他或许会搬家、换工作，但他的力量仍然来自他对所熟悉的环境的重整，因此，他需要精神上的鼓励，却不一定需要建议。危机干预者应重视当事人"胡思乱想"的价值，支持他觉得似乎有希望的应对方法，应尽量避免把当事人强制迁徙到他不熟悉的或许难以适应的环境中去。

8. 建立电话随访，协助当事人及时总结康复、重建心理的积极经验，鼓励与监督康复计划的落实与坚持；从当事人自评、心理测量、周围人的评价和当事人的实际改变等几个维度评估心理干预的效果。

第三节 常见心理精神问题的干预方案

危机干预方案如同治疗方案一样，是心理辅导的基本工作框架，它规定了心理咨询和心理治疗的核心要素，是参与危机干预的医护人员和志愿者协同行动的指南。一个完整的危机干预方案应包括的技术要素主要有：①拟干预的心理问题的选择。尽管当事人处在明确的危机当中，但究竟是近期的还是以前的创伤使其问题复杂化？哪些是可以干预的心理问题，哪些不是或心理医生根本不能处理的问题？一次有效的危机干预只能是有所为和有所不为，仅能解决几个选定的有限问题。②问题的界定和确定诊断。需要给予被选定为治疗或干预的每个焦点问题一个具体的定义，以说明它是如何在当事人身上体现出来的，其症状描述和诊断类型应与诊断标准相一致。③制定长期目标，即为解决靶问题而设置的总体的和全面的远期目标。应尽量把目标写成可测评的陈述。④制定短期目标。这是围绕实现长期目标而制定的阶段性小目标，在行为学上是可测评的、具体的、可行的陈述。具体目标应该尽量多一些，而且要明确日期限制。⑤制定干预措施。围绕每一个短期目标，都应该有一项以上的干预措施，干预措施包括认知纠正、行为训练、药物使用、家庭治疗、阅读自助书等。

⑥评估干预效果。可以从当事人、家属、心理医生、心理测评、社会功能评估等多维度进行评估。

一、急性应激障碍的危机干预

急性应激障碍以急剧、严重的精神打击为直接原因，在受刺激后几分钟至几小时内发病，表现为一系列生理心理反应的临床综合征，主要包括恐惧、警觉性增高、回避和易激惹等症状，并且障碍出现于创伤事件后 4 周以内，障碍持续至少 2 日，至多 4 周。

（一）问题的选择与界定

心理医生可以对照被干预者的实际情况，在下列几组常见症状中确定当事人的问题，并将其中几个症状作为"靶行为"。

1. 确认经历了实际的应激或灾难性危机事件，并有剧烈的害怕、无助或惊恐等情绪反应。

2. 分离症状突出：反应性木僵、漠然、否认、现实解体、人格解体、遗忘，对环境的意识明显降低。

3. 反复发生闯入性的创伤性体验重现：以思维、梦境、错觉、闪回或再现等形式反复体验危机事件。

4. 对容易唤起创伤回忆的刺激明显回避：对与创伤有任何关联的地点或人物、对话、情境、活动均竭力回避。

5. 警觉性增高，唤起增强，如难以入睡、易激惹、注意力不集中、惊跳反应增强或运动性不安。

6. 有躯体转化症状，如心悸、胸痛、胸闷、出汗、气短、头痛、肌肉紧张、肠胃不适、口干等。

（二）长期目标

1. 减少因与创伤有关的刺激所致的侵入的表象，以及个体心理功能与活动水平的改变，重新建立安全感。

2. 通过对某些丧失的哀伤修通，学习接受将灾难作为生活体验的一部分，而不再有持续的痛苦。

3. 以日常活动为基础，不断提高生活能力，稳定躯体、认知、行为和情绪的反应，学习重新与正常生活再度联结。

4. 鼓励勇敢面对灾难，学习理解灾难发生发展的规律，树立一切重新开始的自信心。

（三）短期目标

1. 回避和离开创伤事件或灾难发生的地域。使当事人感到人身安全有保障，并能满足基本的日常生活需要。

2. 尽快建立与家庭成员、亲朋好友、同事或同学的社会联系。

3. 让当事人愿意接受志愿者的帮助。

4. 讲述和确认任何源于创伤的身体伤害或躯体症状。

5. 讲述创伤事件中或灾难期间的所见所闻，如果不为难的话，建议提供尽量多的细节。

6. 讲述创伤事件或灾难发生时的感受，以及经历的情感反应。

7. 描述创伤事件或灾难发生时自己的行为反应或采取的措施。

8. 确定创伤事件对本人日常生活或社会功能所造成的影响。

9. 确定引发当事人恐惧的歪曲认知方式与内容，并代之以现实为基础的自我对话训练来培养自信和镇静。

10. 设计一次活动对灾难事件或重大的生活事件进行周年纪念，让长久的痛苦因短暂的仪式化和表面化而得到解脱。

11. 学习减轻紧张的行为应对策略与技巧。

12. 学习放松技术来自控唤起的症状。

13. 增加日常社交和职业活动，减轻对灾难的过度关注。

14. 如有必要，配合精神药物的治疗。

15. 在做好充分准备的前提下，可以考虑重返危机发生的现场，如住所、工作场所、学校或社区，实施脱敏，直至能冷静、清晰和准确地复述曾经历的创伤事件，不再对警报声、有关灾难的新闻报道等紧张和回避。

16. 停止对自己忽视灾难或危机预警信号的自责，将创伤和灾难的责任坚决地和明确地归咎于始作俑者；但要努力尝试"原谅"始作俑者。

17. 分享精神信念和相关资源，重新理解危机和生活的意义。

18. 正向报告自己的闪回体验的终止情况。

19. 正向报告自己对紧张、恐惧或焦虑的理解增强的情况。

20. 正向报告自己经历危机后对家庭情感需要的理解。

21. 讲述对康复过程和周期的理解。

22. 总结自己生活中成功地应对其他应激事件的策略和经验。

23. 正向报告自己睡眠、饮食、工作的改善情况。

24. 开始清理自己的物品并着手准备重建家园。

25. 做好救灾人员、医务人员和志愿者离开辅导者的准备。

26. 鼓励当事人加入幸存者的支持群体，尝试去帮助有需要的人。

27. 确定自己未来的工作，制订重建家园、预防灾难的计划。

（四）干预措施

针对每一个短期目标，至少应安排一个以上的干预措施；而每一项干预措施都是为了促进一个具体的干预目标的实现。

1. 帮助当事人脱离创伤事件及情境，找到安全住所或暂时避开与创伤场景有关的刺激。如果灾难性危机事件尚未结束，它所造成的不良后果，如生活环境的改变正在继续给当事人造成心理创伤，可通过相关组织和社会支持给当事人提供实际的帮助，迅速脱离创伤事件现场，这有助于避免进一步受到创伤的可能性。

2. 建立良好的合作关系，提高当事人对治疗的依从性。急性应激障碍是在创伤事件发生后的数分钟至数小时内发病，初期症状较为严重，当事人对治疗的依从性差，不配合治疗，或很难与当事人交谈。经验表明，接近当事人的最佳方式是为他提供具体的帮助，如食物、水、毯子等。在观察当事人及其家人的具体情况后，确定接近他不会打扰他，不会使他慌乱，然后再接近他。要使当事人认识到别人的心理陪护是必要的，并让其了解心理辅导的目标和基本过程。干预者既要做好当事人可能拒绝帮助的心理准备，也要防止其过度依赖。当当事人开始说话时，尽可能不要打断他。听完整个故事，再去问一些需要了解的细节；不要与病人做任何争辩，哪怕你不同意他的话；不要臆断当事人的经历或者遭遇。

3. 治疗正式开始前，要礼貌地认真观察，不要侵入当事人目前的状态，并通过熟悉当事人的其他人评估当事人症状的性质和严重程度、发生自杀等冲动行为的风险。自杀风险的评估包括当事人是否有自杀意念，自杀倾向的严重程度，自杀计划和已做的准备，所考虑选择的自杀方法的致死性；伤害他人的风险评估应包括当事人是否存在伤人的念头，是否存在幻觉、妄想等症状。探寻当事人是否还存在任何对既往创伤事件的闪回体验，以及与人格特质的某种联系。

4. 在取得当事人知情同意的情况下，运用心理学问卷或量表等评估创伤对其情感、认知和行为的影响的性质和严重程度。

5. 选择合适的治疗方式。如住院或门诊治疗，应考虑以下几方面的因素，包括病人症状的严重性、有无合并症、功能水平、自杀和伤人的企图、病人对治疗的接受程度、医患关系等。大部分病人会选择门诊治疗，但如果同时存在其他需要住院治疗的躯体和精神疾病、有自杀或伤人的企图或行为倾向、病情较重又缺乏家庭照顾者建议选择住院治疗。

6. 尽快协助当事人建立社会支持系统。研究表明，良好的家庭、社会支持和保险状况是阻止创伤后应激障碍发生的保护因素。个体对社会支持的满意度越高，创伤后应激障碍发生的危险性就越小。相反，面对各种突发灾害事件，受害者如得不到足够的社会支持，会增加创伤后应激障碍的发生几率。社会支持包括家庭亲友的关心与支持、保险投保情况、心理工作者的早期介入、社会各界的热心援助、组织的劳保福利、政府全面推动灾后重建的措施等，这些都能成为有力的社会支持，可极大缓解受害者的心理压力，使其产生被理解感和被支持感。因此，心理干预者必须协助当事人尽快找到可能的社会支持来源和促进其他人提供物质和精神支持，鼓励当事人接受别人的关心和协助。

7. 鼓励当事人尽量把自己的感觉表达出来，不要觉得难为情。与当事人讨论在创伤事件中发生了什么（如看到什么，当事人是怎样做的，感觉到了什么或那时在想什么），帮助当事人减少对自己在创伤事件中的反应的任何负性评价。例如，一些病人可能会对自己在创伤事件中没有做任何阻止创伤事件的努力而感到自责，事实上，这种负性评价在创伤事件过后是一种常见的反应。告诉当事人，在大多数情况下，面临这种创伤时要做出任何其他形式的努力几乎是不可能的。鼓励当事人通过对家人或朋友讲述有关的经历来面对这种创伤。在这个过程中，共情的倾听与交谈是非常重要的。注意语速要慢一些，要耐心一些，察觉要敏感一些，不要用缩略语或专业术语。在倾听时，要特别注意听当事人想告诉你什么，想让你如何帮他的信息。积极回应当事人为保持安全感所做的努力；当必须要通过一个翻译进行沟通的时候，一定要看着并跟你要帮助的那个人交谈，而非翻译。

8. 向当事人保证这种急性应激性反应在短期内会过去的。但要让当事人认识到，在危机事件周年纪念日或其他特殊的日子，自己的情感反应可能会加重，鼓励当事人通过与支持者的交往和制订某种行动计划来为这种纪念日的触发做好应对准备。

9. 建议当事人不要用药物或酒精来应对创伤反应，训练当事人学习诸如深呼吸、生物反馈、肌肉放松等放松方法和从事建设性的活动来应对应激反应的焦虑和紧张。

10. 探寻在负性情绪反应和创伤之间起中介作用的歪曲认知是否存在。个体对应激事件的认知评价是决定应激反应的主要中介变量。注意不要臆断每个接触灾难的人都会受到心灵巨创，不要臆断受害者都想讲述或者需要和干预者讲述。

11. 提供准确并适合其年龄的信息，协助当事人考虑自己的想法和问题。面对突发性事件，权威信息传播得越早、越多、越准确，就越有利于维护社会的稳定和缓解个体的不良情绪。

12. 哀伤是面对丧失的必不可少的心理过程，要协助丧亲者顺利度过悲哀时期。痛失亲人是人生最大的伤痛之一，护理人员协助哀伤修通的过程主要包括：①接受和面对丧失亲人的真实性，鼓励居丧者表达内心的感受及对死者的回忆，耐心倾听居丧者的哭泣、诉说、回忆；②提供具体的生活帮助；③学习应对丧亲所带来的环境和社会关系的改变；转移与丧失的亲人或客体的心理联系；④修复内部的或社会环境中的自我。

13. 适当的身体接触。对经历灾难危机的幸存者而言，护理人员给予适当的身体接触，可以为当事人带来温暖和安全感。

14. 提供心理创伤相关知识的普及教育，传授积极的应对方法，但不要把自己的观念和方法强加给那些灾难幸存者，要让他认为他自己的方法是最好的。

15. 协助安排内科或精神科医生，评估进行药物治疗的可行性。

16. 在做好充分心理准备的基础上，陪伴当事人去事发现场，并进行脱敏训练，以逐渐减轻应激反应。

17. 让当事人给创伤始作俑者写一封信，表达源于创伤的愤怒、焦虑和抑郁情绪，鼓励和引导当事人将创伤事件的责任明确归咎于始作俑者，而不是自己的过错。

18. 创伤需要时间来愈合，不要期望痛苦的记忆即刻消失。要确保当事人可以得到及时的随访和咨询。

19. 干预结束前，要实现从悲伤向积极心态的转变，制定减轻应激反应的行为应对策略。在整个干预过程中不要过多聚焦于当事人的无助感、无力感、失误，或者是心理和躯体上的失能，而应聚焦于当事人做了什么有效的自救行为，或者他致力于救助其他需要帮助者的行为。

20. 心理危机干预人员应该认识到自己仅仅作为一个援救人员的能力和权限的极限，也无须为无力承担责任而自责。

二、创伤后应激障碍的危机干预

创伤后应激障碍（PTSD）又称为延迟性心因性反应。创伤后应激障碍从遭受精神创伤到出现异常的精神症状常有一个潜伏期，潜伏期可以是数日、数月至半年。病程可长达数年，少数病人可持续多年不愈而成为持久的精神病态，甚至可有人格的改变。因此，对本症的干预需要一个较长和系统的治疗方案。

（一）问题的界定

1. 曾暴露于或经历过异乎寻常的具有威胁性或灾难性的心理创伤事件，如地震、洪水、战争、凶杀、被强暴等，涉及实际的死亡或威胁到生命的严重伤害。

2. 目击或卷入威胁自身或他人生命安全和身体伤害的创伤事件。

3. 主观体验到强烈的恐惧、害怕、无助和极度的悲伤。

4. 反复发生闯入性的创伤性记忆和体验重现，病人控制不住地反复回想受到精神创伤的经历，或反复出现创伤性内容的梦魇或幻觉。

5. 当遇到类似的创伤性情景和提醒创伤性事件的事件、地点和人物时，当事人很容易触景生情，反复发生极度痛苦的体验。

6. 持续地回避与创伤事件有关的刺激和情景。

7. 不能回忆创伤事件的重要细节。

8. 惊跳反应增强或过度警觉。

9. 易怒，易激惹，经常发怒。

10. 注意力集中困难，快感缺失，对人疏远和不愿与人交往。

（二）长期目标

1. 接受与面对创伤事件的历史，通过对某些丧失的哀伤修通，学习接受将灾难作为生活体验的一部分，而不再有持续的痛苦。

2. 恢复创伤事件前的职业、心理和社会活动的水平。

3. 闯入性记忆、梦魇、闪回体验和幻觉的停止。

4. 能清楚地记住和平静地讲述创伤事件而不带有令人痛苦的情感反应。

5. 能够独立进行日常活动，自尊感和安全感得到恢复。

6. 自信心、情感控制、社交能力和愉快感得到恢复。

（三）短期目标

1. 提供一份详尽的关于当事人生物、心理和社会状况的资料，为评估和心理辅导及制订康复计划做好准备。

2. 运用心理问卷和测量方法，评估当事人的 PTSD 症状模式；确定是否有药物、酒精依赖的情况；确定是否有源于 PTSD 症状的继发获益现象，制订相应的心理治疗方案。

3. 书写一份让他人参与情感支持的计划；确定能够长期稳定地提供社会支持的可信赖者，并加以联系。

4. 鼓励当事人参加为经历了同样创伤事件的人而设计的支持小组。

5. 通过报告创伤体验达到发泄和减轻症状的目的。报告闪回或分离的体验；讲述创伤事件的具体细节；列出创伤性事件影响生活的方式。

6. 练习放松技术，正向地报告自己愤怒的减少及控制愤怒的方法与经验，提高自我控制感。

7. 配合眼动脱敏和再处理（Eye Movement Desensitization and Reprocessing，EMDR）技术，减少对创伤事件的情感反应。

8. 通过想象暴露于创伤性事件中，进行系统脱敏训练，减轻 PTSD 症状，减轻痛苦体验，包括减少闯入性的回忆、伴有的自主神经反应、与创伤相关的回避行为、梦魇和睡眠障碍。

9. 联系思维停顿技术，以减少和替代闯入性思维和冥想。

10. 挑战与创伤事件有关的认知歪曲，并学会代之以更理性的观念和思维。

11. 预防和减少与创伤相关的并发症，如抑郁症、焦虑症、药物和酒精滥用及其他精神障碍。要早诊断早发现，早预防早治疗，必要时转介给相关机构与专业人员。

12. 鼓励参与某种将创伤事件放回过去及表面化处理的文化仪式。

13. 鼓励恢复正常生活。创伤后应激障碍可使当事人的注意力停留在创伤事件发生的那一时刻、对事件的恐怖性回忆和痛苦情感的反复体验以及回避行为，使当事人日常生活的各方面受到影响，如恋爱、交友、结婚、亲子关系、学习、事业和退休生活等。因此，要将提高当事人的生活适应能力作为治疗的终极目标。

14. 预防症状的复发。训练当事人面对挫折和危机时的问题解决技术、情感调节技术以及如何获得人际支持和专家帮助的能力，书写一份在出现症状时如何应对的详细计划，列出至少5种以上预防创伤后应激反应的具体方法。

（四）干预措施

1. 建立良好的咨询关系，说明采集个人身体、心理、社会状况资料的必要性，并承诺对当事人提供的信息保密。

2. 在制订创伤后应激障碍的治疗方案前，必须先进行系统的临床评估，内容可参照急性应激障碍的评估内容。特别要注意对自杀和冲动行为的评估以及抑郁和焦虑情绪、物质滥用、躯体不适或慢性疼痛等症状的评估。

3. 探寻当事人可能想得到PTSD诊断继而获益的原因，如是否可以获得残疾补助等。

4. 在心理治疗前，最好能先转诊到内科医生处进行全面的身体检查，排除可能的躯体疾病，这些疾病或问题将可能导致功能损害或妨碍进一步的心理治疗。

5. 对有自杀和伤人企图的病人、有精神病性障碍的病人要及时转诊到精神科医生处进行诊断和鉴别诊断，并进行精神药物治疗必要性的评估。

6. 确定治疗方案。创伤后应激障碍的治疗可以选择心理治疗、药物治疗及心理治疗加药物治疗三种方式。通常认为，心理治疗结合药物治疗的效果更佳。对严重的和特殊的PTSD病人，要帮助联系住院治疗。

7. 请当事人列出创伤性事件影响自己生活的清单，并与心理医生一起商量处理所列影响的途径与方法。

8. 可以通过绘制家庭和人际关系生态图来探寻当事人的社会支持系统的资源情况，鼓励当事人主动利用这些资源帮助自己。

9. 评估是否有PTSD导致的婚姻或家庭冲突，对于PTSD症状与家庭问题有密切联系的病人应进行家庭治疗，先分开练习，再分享体验。

10. 与当事人一起讨论，由其书写一份从他人处增加感情支持的行动计划，并监督其执行计划的进展情况。

11. 为减少当事人的社会孤独感，鼓励其参加为遭受类似创伤事件之苦的人而设置的支持小组或团体活动。

12. 对情绪反应与认知偏差相关的病人，且无共病的情况下，进行认知行为治疗。运用自主思维记录来帮助当事人察觉和纠正那些非理性的思维方式；运用认知重构技术，以更现实的积极思维代替歪曲的认知。

13. 检测当事人的情感变化，礼貌地对待当事人任何错误指向的愤怒，说明愤怒是无助的常见表现，传授处理这些愤怒的方法，如击打充气袋或枕头等。

14. 向当事人讲授闪回和分离体验的心理知识，以及如何被日常生活中的事件所引发，运用自我对话技术，教当事人通过聚焦事实以及将感受到的害怕合理化来处理闪回症状。

15. 引导当事人将危机中或危机后产生的无助感和自责感推给始作俑者，而不是自己。

16. 传授当事人深呼吸放松法和渐进性肌肉放松技术，以应对焦虑和紧张。

17. 传授当事人思维停顿技术，即当侵入性思维出现时弹拉手腕上的橡皮筋，以阻止消极思维的继续。

18. 暴露疗法：一次突发的灾难或危机刺激会引起恐惧的情绪，但如果让个体处于频繁或过量的相似刺激之下，机体反而会处于一种不再过敏反应的状态，正所谓中医的"惊则平之"。一般在安全可控的环境下，要求病人多次重述创伤的过程，直到不再对回忆产生恐惧为止。

19. 系统脱敏疗法：教当事人使用主观痛苦单元方法，将每次创伤性记忆按从轻到重的顺序进行 1～10 级分级排列。在心理医生的帮助下，病人首先回忆较为轻微的创伤性记忆（即较少引发焦虑的记忆），引发焦虑之后，再运用肌肉渐进放松法予以对抗。进而，引导病人逐步回忆较为强烈的创伤性经历，引发焦虑之后，再运用肌肉放松法予以对抗。经过逐级的训练，直至当事人对相关应激刺激不再敏感为止。亦可考虑运用 EMDR 技术治疗。

20. 集体心理治疗：对于有同样创伤经历的人可进行集体心理治疗。在心理医生的催化下，鼓励病人面对事件，表达、宣泄与创伤事件相伴随的情感，与组员一起分享应激事件的危机经历，讲述自己的故事和感受，在互相支持和理解的团体动力下，讨论应对的经验。鼓励面对现实而不是沉浸在过去的痛苦中。

21. 对症处理 PTSD 伴发的其他问题和疾病。PTSD 可能与其他心理疾病并发，如抑郁、药物滥用、酗酒等。治疗：PTSD 可以减轻其他心理疾病的症状，而及时处理并发症则有助于 PTSD 的治疗。

22. 对有睡眠障碍的病人，要了解其做梦的详细情况，尤其是噩梦的细节，必要时可通过对梦的分析，解除其潜意识的压抑。

23. 对有酒精或药物滥用的病人应该先对物质滥用进行专门的处置，直到其完成戒除酒精和药物依赖。

24. 定出每日的生活目标，协助当事人建立有规律的生活作息制度，重获"掌握感"，使其恢复自信与自我概念。要求当事人每日临睡之前，拟订次日要完成的五件事，其中包括一件是帮助别人的事情。通过具体生活目标和实际活动，引导当事人从长期的悲伤中走出。

25. 与当事人一道，经过讨论，书写一份在出现症状时自己如何应对的详细计划和采取的应对技术，并实施监督。

26. 药物治疗。由于 PTSD 与神经生理有密切关系，适当应用抗抑郁、抗焦虑等药物可以较好地改善焦虑、抑郁、惊恐、行为退缩等症状，并促进睡眠。

27. 鼓励当事人参观与创伤事件有关的展览，如与某战争相关的纪念活动、纪念馆等，将其创伤事件的记忆放回与过去相关的文化仪式中。

三、抑郁的危机干预

抑郁障碍是导致心理危机的重要原因。据估计，在自杀者中，80% 左右的人患有抑郁症。世界卫生组织已将抑郁症列为危及人类健康的第五大疾病。抑郁障碍的终生患病率约 15%，妇女高达 25%；初级卫生保健病人中的发病率接近 10%，躯体疾病住院病人中达 15%。可见对抑郁症的防治与危机干预具有重要意义。

（一）问题的界定

抑郁障碍有不同的类型，无论哪一种发作形式，都以心境低落为主要特征且持续至少 2 周。从治疗的角度来看，症状及行为界定如下：

1. 有抑郁、悲伤和易激惹的情绪。
2. 对日常活动丧失兴趣或无愉快感。
3. 自我评价过低或自责或有内疚感，可达妄想的严重程度。
4. 精神运动性迟滞或活动明显减少，无原因的持续疲劳感。
5. 反复出现死亡的意念或自杀行为。
6. 睡眠模式改变明显，失眠或早醒，或睡眠过多。
7. 食欲减退或体重明显减轻。
8. 性欲明显减退。
9. 频频流泪。

10. 不规律的洗澡或刷牙。

11. 主诉懒散，难以集中注意力和难以完成任务。

12. 主观报告无助或无望感强烈。

13. 与家人和亲朋好友等社会交往减少。

14. 反复回想过去的某种丧失和错误。

（二）长期目标

1. 恢复以前的社会功能和心理功能。

2. 自杀意念和自杀冲动消失，并能计划自己的未来。

3. 悲痛消失，并对新的人际关系和活动产生兴趣。

4. 对生活看得更加现实而乐观。

5. 应对与抑郁障碍有关的应激源的能力不断提高，并形成自己解决当前的冲突或问题的有效策略。

6. 能加入到积极的、支持性的社会网络中，并善于充分利用家庭的保护作用。

（三）短期目标

1. 了解当事人生物、心理和社会状况的基本资料，为进一步评估、心理辅导及制订康复计划做准备。

2. 运用问卷或量表评估当事人抑郁的严重程度及自杀的危险性。

3. 让当事人及其家属或照料者了解治疗计划的意图和安排。

4. 根据精神科医生的意见，监督当事人服用抗抑郁药物的情况。

5. 识别并确定当前引起抑郁的应激源。

6. 探寻可能引起抑郁的认知偏差。

7. 查明当事人的既往自杀史和家族中其他成员的自杀史。

8. 探寻个人经历中与抑郁和自杀相关的高危情感特征、行为特征和社会特征。

9. 确认目前自杀意念的性质、目的以及自杀计划的情况。

10. 识别并确认当前引发自杀意图的应激源及其导致的相关症状。

11. 让当事人更多地认识到并表述出来：症状能够通过自杀以外的其他方法得到改善。

12. 了解当事人的应对策略和导致自杀意图的人格特征和易感性。

13. 与当事人达成一项协议：同意不自伤，并在有自杀冲动时及时联络心理医生或危机干预热线。

14. 与当事人的监护人协商将严重抑郁或有自杀冲动的人安置于更具保护性或约束性的生活环境中。

15. 确定在任何危机期间可以给当事人提供情感支持的社会资源，并鼓励和协助其实现联系。

16. 制订一个能让求助者安全重返社区和工作的计划，确定活动内容与活动时间。

17. 与当事人一起讨论，制订一个书面方案以应对自杀愿望增强的情况。

18. 增强对服用抗抑郁药的依从性。

19. 列出解决当前危机需要采取的措施。

20. 确定和报告抑郁得以减轻或成功转变的次数。

21. 列出使自己快乐的活动，并写出书面清单张贴在醒目的地方。

22. 鼓励和引导当事人口头表达对社会功能恢复的自信心和对未来希望的增强。

23. 鼓励当事人积极参与全面的社交、职业、娱乐和家庭活动。

24. 探寻导致抑郁情绪的认知歪曲。鼓励当事人用更合理、更乐观的态度和思维代替歪曲、悲观的自动思维。

25. 提醒当事人预防自杀意念的复发，并制订一个预防自杀的计划和应对措施。

（四）干预措施

1. 运用广泛的生物-心理-社会评估，探究当事人既往的抑郁发作史、精神科疾病史、自杀未遂史、最近和以前的兴趣丧失以及当前抑郁发作的持续时间。

2. 运用贝克抑郁自评问卷，评估病人目前抑郁的严重程度，让当事人用1～10级的标准对自己的抑郁进行报告，10级代表极度抑郁，具有自杀倾向。

3. 将当事人转诊到精神科医生或内科医生处，进行全面的精神科评估和药物治疗的评估，了解当事人近期总体健康状况，确认是否有任何存在自杀风险的疾病。

4. 了解和监测当事人药物治疗的依从性和有效性，强调坚持服用抗抑郁药的必要性。

5. 鼓励当事人描述当前人际关系、工作环境和其他导致抑郁情绪的应激源的种类和性质。

6. 了解和评估当事人既往的自杀行为史，包括：引发自杀的应激源，自杀意念的强烈程度和频率，自杀计划的细节、自杀的目的、所做的准备、感知到的对冲动的控制、自杀未遂及其结果等。

7. 了解和评估当事人家族中其他成员是否有自杀行为及特征。如当事人是否目睹了亲人自杀或在事后发现了死者；该自杀死亡的家庭成员是否患有精神疾病，其自杀死亡发生的背景等。

8. 探寻和评估个人经历中与自杀相关的高危行为特征。例如：①当事人酒精滥用的情况，包括酒精滥用发生的年龄、滥用或依赖的类型、与抑郁或既往自杀行为的关系等；②评估当事人对药物治疗的不依从性，是否因为不遵医嘱而多次住院治疗，不服用药物或私藏药物以用来自杀，不能忍受药物的副作用或不接受长期服药；③评估当事人在抑郁状态下造成的损失，如健康水平下降，失去朋友，工作能力下降导致经济保障受损等。

9. 探寻当事人个人经历中与自杀相关的高危情感特征。例如：①评估当事人抑郁的体验，注意其抑郁的严重程度和严重影响当事人的社会功能的特征；②评估当事人多种抑郁症状一起出现的体验，如是否同时出现精神运动性兴奋的体验，是否出现紧张、忧虑和焦虑不安的行为；③评估当事人共患的其他障碍，如人格障碍等，尤其是边缘型或反社会型人格障碍；④评估当事人住院治疗后的康复期。

10. 发现个人经历中与自杀相关的高危社会特征。如评估当事人是否有家族性精神障碍病人，是否有特定的思维或情感障碍。

11. 确认与鉴别当事人企图自杀的目的。例如，出于强烈的自责自罪；对未来丧失信心，感到绝望；为了终止严重的精神痛苦等。

12. 检查和评估当事人在谈论自杀计划时的精力水平；如果求助者存在严重的激越症状，应安排住院治疗。

13. 了解是否存在阻碍当事人实施自杀计划的因素。例如，当事人担心给家人带来情感创伤。

14. 帮助当事人列出最主要的应激源，并按重要程度从重到轻进行排序；同时列出这些应激源导致的情感反应或症状。

15. 帮助当事人列出完整的症状清单，找出最痛苦的和对生活影响最大的症状；让当事人回忆自己是怎样错误处理这些症状的，以及这些错误的处理方式所导致的不良结果有哪些。

16. 要求当事人与心理医生之间达成治疗协议，签订同意不自伤和不自杀并在有自杀冲动时及时联络心理医生或危机热线的协议。如果协议不成，应该将当事人转诊到精神科住院，直到真正达成协议。

17. 要求当事人写治疗日记，以便跟踪记录日常生活中的应激源和这些应激源导致的症状，以及适应不良的应对方式和采取新的应对方式后体验到的变化。

18. 针对症状的处理，布置家庭阅读作业和活动作业。

19. 帮助当事人在治疗日记中记录自己成功处理问题的具体事例。例如，在感到无助无望的时候，回想起医师曾答应与自己一起共同努力治疗疾病；或想起继续坚持服药所带来的肯定疗效。

20. 传授当事人一些易于操作的应对措施，如深呼吸等放松法来应对和控制由当前最主要的症状带来的情绪不安。

21. 通过角色扮演、模仿以及行为演练，让当事人学会运用自己在治疗日记中记录的应对和处理症状的技巧。

22. 参照自动思维问卷（automatic thoughts questionnaire，ATQ），要求当事人随时记录当遇到挫折时自动出现的消极思维的内容与频度，尤其要列出和抑郁相关的思维和情绪；监测自动思维的记录，并协助当事人挑战这些自动思维。

23. 帮助当事人形成如何正确看待自杀的观念。例如：①自杀可能起源于解决一个因为抑郁发作而导致的暂时难以解决的问题；②自杀由无助感和无望感所激发；③自杀并不是解决困难的有效方法，或许运用简单的应对策略和问题解决的技巧就能处理这些应激。

24. 帮助当事人认识自身的易感性对其不良应对方式的影响；帮助其列出在适应不良决策过程中，个人易感性及其影响表现得很明显的事件。

25. 探寻当事人个人易感性的来源。例如：①过度地追求完美源于以个人成就为目标的家庭系统；②情感压抑源于不容许情绪表达的家庭系统；③自我厌恶感源于童年期的受虐经历等。

26. 帮助当事人用适应良好的、可以改善应对策略的态度和行为来代替原来的反应模式。例如：①用平和、宽容的态度来代替无法达到目标时的焦虑；②用乐于体验情绪来代替情感压抑；③用自尊来代替自我厌恶和自我贬低。

27. 将发现的高危自杀特征和制订的个性化治疗方案反馈给当事人，让当事人参与其中；并告知其家属或照料者，让他们观察当事人的情绪及行为的改变。

28. 当评估发现当事人表现出自杀危险性增加和有自杀行为倾向的特殊警示信号时，应该及时与当事人的监护人联系，并将当事人安置于更具保护性或约束性的治疗环境中，以预防自杀的发生，并对治疗效果进行监控。

29. 在治疗过程中，每隔适当的时间，用访谈和标准化工具来评估当事人的自杀危险性。

30. 在取得当事人知情同意的情况下，将其转入社区的临床个案管理中，以便在当事人出院后，有机构能够继续监测药物治疗和干预措施的实施及社会功能变化。

31. 询问当事人谁是他最信赖的支持者，并鼓励在其遭遇触发性事件或在抑郁状态时主动利用这些资源。包括联系个案管理人员、家人、朋友、同事等。

32. 了解当事人的精神信仰，并鼓励在其精神困扰时向与自己信仰体系一致的精神顾问求助。

33. 了解妨碍当事人坚持药物治疗的个人问题，并加以指导。例如：①否认自己有病；②对治疗疾病或康复不抱希望；③出现难以耐受的药物不良反应等。避免与当事人在药物治疗的问题上产生争论，对其疑问应给予耐心的解释和予以共情。

34. 鼓励当事人积极参加社交活动和从事带来快乐的活动，并通过积极的自我暗示和参加支持性团体等途径和方法来促进其早日融入社会。

35. 协同当事人拟订一个自杀预防计划，并列举出一旦出现自杀冲动将采取的应对行为。例如：①依靠社会支持系统；②回忆治疗日记、家庭作业中关于正确解决触发性事件、不良情绪和症状的成功经验与方法；③保持对精神疾病的重视和早治疗。协助解决任何对采取这些措施的阻抗。

36. 采用空椅子技术，或布置当事人给已亡故的并对其非常重要的亲人写一封真诚表达的信，讲讲自己的心里话和有关的情感变化，并向其道别。道别过去，直面现实，勇敢应对未来。

37. 再次运用贝克抑郁自评问卷进行测评，并与治疗前的结果进行比照分析，检验治疗效果。

四、焦虑障碍的危机干预

焦虑障碍，简称焦虑症，是以广泛和持续性的焦虑或反复发作的惊恐不安为主要特征的神经症性障碍。焦虑不仅可能作为任何危机中的一种主要症状，还可能作为一种单独的精神障碍或临床亚型。按照弗洛伊德学说，本能与文明的冲突必将导致焦虑，焦虑是人类最基本的心理问题和所有心理变态的关键所在。焦虑可以分为现实焦虑、神经性焦虑和道德焦虑三种。焦虑可能导致许多应激和危机现象。

（一）问题的界定

1. 经常或持续的、无明确对象或固定内容的紧张不安。或对日常生活中的某些事件或活动过分担心或烦恼，且这种担心和烦恼与现实很不相称，或担心和焦虑常常是没有任何原因的，但也可以归因于各式各样的原因，但不会局限于某一特定的原因和问题。这种紧张令当事人难以忍受，又无法摆脱。

2. 常有心悸、气促、窒息感、多汗、口干、尿频等自主神经功能亢进的表现。

3. 常有面容紧张、眉头紧锁、坐立不安、面肌和手指颤抖、肌肉抽动等运动性紧张。

4. 对外界刺激易出现惊跳反应，有注意力难以集中、脑子空白感、易激惹、入睡困难或易醒、睡眠质量不满意等过分警惕的表现。

5. 日常生活和社会功能受到慢性损害。

6. 突然出现历时很短的、强烈的恐惧感和濒死感。心悸、胸闷、胸前压迫感、喉头堵塞感、过度换气、惊叫或呼救、非真实感、多汗、震颤等。

7. 在惊恐发作的间歇期表现出担心再次发病的预期焦虑，并因此导致对社会活动的主动回避行为。

8. 可合并有广场恐怖症，出门时要有人陪伴或出现社交回避行为；或伴发抑郁症状，可导致自杀倾向增加。

（二）长期目标

1. 理解焦虑可作为一种人格特质或促进改变的力量，将其接纳为自我概念的一部分。

2. 增强在社会职业环境中应对与焦虑可能有关的应激源的能力。

3. 理解焦虑的任何躯体症状并不是因为躯体疾病所致。

4. 发展和学会在体验到焦虑不安和恐惧时能使自己镇定的策略。

5. 重获自信、情绪控制和平静感。

（三）短期目标

1. 对焦虑的性质、当事人的情绪和行为反应等临床表现以及影响社会功能的严重程度进行诊断与评估。

2. 识别和确定引起当事人焦虑的应激源的性质、频率和大小程度。

3. 了解当事人的社会支持系统资源的情况；了解当事人面对焦虑刺激时的应对方式；识别当事人的易感人格特征或影响治疗效果的人格特征。

4. 通过精神病学评估，确认当事人服用抗焦虑药物治疗的情况或必要性。

5. 由医务人员提供有关当事人当前健康状况的资料，排除躯体疾病，尤其要注意是否有甲亢、高血压等疾病。在可以排除躯体疾病的条件下，强调焦虑的任何躯体症状并不是因为躯体疾病所致。

6. 探寻童年期和过去的负性体验对焦虑的产生和症状的维持所带来的影响。

7. 协助当事人总结已经运用的应对焦虑的策略与方法，报告成功的次数和经验。

8. 改变引发焦虑或影响治疗效果的人格特征和易感性。

9. 探寻可能导致焦虑的非理性认知，并用理性影响情绪的认知心理学原理进行解释。

10. 确认是否有任何药物或酒精等物质滥用，设计并遵守合理的饮食计划，排除可能加重焦虑的物质。

11. 学习与实践控制焦虑和愤怒的放松技术。

12. 提高身体锻炼的次数与水平。

13. 用合理思维取代导致焦虑的非理性的自动思维。

14. 增强当事人对社会交往和职业功能的自信心。

（四）干预措施

1. 运用 SCL-90、SDS 等测评工具，对当事人焦虑的性质、严重程度及对社会功能的影响情况进行全面的生物-心理-社会评估。

2. 以温暖和真诚及通过共情，与求助者建立信任和支持性的咨询关系。

3. 请内科排除可能引起焦虑情绪的任何内科疾病（如甲状腺功能亢进、嗜铬细胞瘤、低血糖等）；请精神科评估是否需要抗焦虑药物治疗。

4. 注意观察当事人是否伴有或存在抑郁情绪，并确定是否存在任何自伤或自杀的风险。

5. 监测当事人在整个治疗过程中遵从医嘱的情况，并监测药物疗效和不良反应。

6. 帮助当事人列出导致其产生焦虑情绪的主要应激源，可按照 1 ~ 10 分对应激源引发的焦虑情绪依次进行评分。

7. 帮助当事人列出 10 种他一周来每天都为之担心的情景或事件。与当事人一起回顾他能够成功控制的情景或事件，并与那些失控的情景或事件进行对比。

8. 帮助当事人列出完整的症状清单，找出最具破坏性的症状，让当事人回顾自己是怎样错误处理这些症状的，以及这些处理方式所导致的结果，如工作能力下降、社会关系不良等。

9. 了解当事人影响焦虑治疗效果的人格特征和童年经历，以及这些内在特质是怎样影响当事人的应对方式的。例如，童年期被父母过分保护或批评式教养的经历；使用酒精或药物滥用来控制焦虑情绪。

10. 协助当事人一起制订可以缓解或消除焦虑，使自己平静下来的训练计划与方法清单。

11. 通过运用认知重建技术，帮助当事人建立适应良好的、可以更好地面对应激压力的应对方式，如平和、宽容地接受失败和个人的弱点来代替成就焦虑等。

12. 要求当事人随时记录焦虑时的消极自动思维，确认导致焦虑的非理性认知，并实施认知重建，纠正关于焦虑的自动思维习惯，使当事人明确焦虑的任何躯体症状并不是因为躯体疾病所致。

13. 学习并坚持训练深呼吸和渐进性肌肉放松等技术，以此来处理焦虑发作和相关症状。

14. 进行意象训练。例如，请当事人选择一个令自己愉快的、舒适的、安静的情境或活动进行想象，然后用尽可能多的描述性词汇来仔细描述它，在头脑中诱导出一种相应愉悦的意象。进一步让当事人把描绘的情景牢牢地记在脑海里或者用缓慢、轻柔、舒缓的语调录制在录音带上。当以后出现焦虑情绪时，请当事人在脑海里回放训练中想象的美好情景或回放录音磁带，并记录实施训练后的体验。

15. 面对焦虑时，实施积极的自我对话，对自我进行良性暗示。例如，鼓励自己说："我知道我有能力对付它。""我以前做过这件事。""一切都会过去的，我很快就会好起来的。"

16. 选择一个引起焦虑的问题，尝试用放松、意象想象、自我暗示等其中一种方法来克服焦虑。如果第一种解决方法没有取得成功，则选择另一种解决方法；如果取得成功，则选择用同样的方法再解决另一个焦虑问题。

17. 请当事人记录治疗期间焦虑得以成功控制的次数，以及确认这些成功的应对策略，积极强化这些已学会的策略。

18. 请当事人回忆最近一周没有出现焦虑的时候在做些什么，并布置增加这些行为的家庭作业。

19. 请当事人列出促进自我价值感的 5 种活动。例如，尝试非理性的认知挑战，加强身体锻炼，积极与家人、朋友交往。

20. 帮助当事人识别与其社会职业功能有关的应激源，加强支持性的职业技能训练以应对这些应激源。例如，参加支持性团体和继续教育学习，以提高社会适应能力。

21. 制定一份合理饮食的清单，避免喝咖啡、吸烟、酗酒和服用其他使人兴奋的药物和食物，当没有解决这些问题时，建议暂不治疗焦虑。

22. 教会当事人运用主观痛苦单元（subjective unit of disturbance，SUD）方法，对引起焦虑的各种情境以 1～10 级进行分级。

23. 教会当事人间接表达愤怒的方法，如打沙包、打枕头或在旷野尖叫等，发泄结束后，请当事人报告是什么人或什么事使他发怒。

第四节　特殊的焦点问题

一、自杀的危机干预

全世界每年大约有 100 万人死于自杀，2000 万人自杀未遂。在中国，每年有 28.7 万人死于自杀，200 万人自杀未遂。自杀是总人口的第 5 位死因，是 15～34 岁人群的首位死因。170 万人因家人或亲友自杀出现长期而严重的心理创伤，16.2 万未成年人因此失去母亲或者父亲。无论是自杀，还是自杀未遂都会引起家庭、学校、单位和社会的震动，并给周围的人带来心理危机感。因此，对自杀死者的家属、周围受影响的人群和自杀未遂者的危机干预都是非常具有现实意义的。

（一）自杀者思维方式的特点

自杀者并非比常人更加不幸地遭受更多的灾难和困境，社会应激刺激亦只是诱因，一时的情绪冲动也只是少数情况。自杀的根本原因还在于自杀者认识与应对事物的习惯性的自动思维方式。观察与研究表明，自杀者往往具有以下思维方式的特点：

1. 决意要自杀的人绝非一时冲动，而是经过了一个心理发展的过程。开始时往往处于一种犹豫不决的矛盾状态，即处于想尽快摆脱痛苦与求生欲望的矛盾之中，此时他们或许会在亲友面前不经意流露出和提及有关死亡或自杀的话题。自杀行为是在仔细考虑之后才实施的，他们有自认为足够的理由来解释自己的自杀决定与选择。

2. 自杀者往往有一些非理性的认知倾向。自杀者一般认识范围比较狭窄，遇到困境时的自动思维倾向于采取是与非、对与错、好与坏等非此即彼和以偏概全的思维方式，看不到解决问题的多种途径，在挫折和困难面前不能对自己和周围环境做出客观的评价。习惯于外归因，将自己遇到的问题和困难归因于命运、运气和客观环境；认为痛苦的问题是不能忍受的（intolerable），是无法解决（interminable），是不可避免的（inescapable），即思维的所谓"三是"特点。

3. 自杀者在自杀时的思维、情感及行动明显处于僵化状态，常常以悲观主义的先入为主的观念看待一切，拒绝及无法用其他方式灵活考虑解决问题的方法。自杀者还倾向于从阴暗面来看待问题，对社会及周围的人常抱有深刻的敌意，从思想上、感情上把自己与社会隔离开来。觉得自己没有前途，看不到个人和社会在将来可能发生的改变。这种悲观的、负性的心理导致或加重抑郁情绪，进而产生自杀意念。

4. 自杀意念与其负性的自动思维密切相关。所谓自动思维，是在应激情境中个体头脑中自动、快速、反复出现的思想念头，它们是处于应激事件和情绪反应之间的变量。自动思维直接影响着个体对事物的看法和行动方向。负性自动思维则是指不时涌入个体头脑中的各种对自我的消极认知，它与抑郁程度呈正相关，成为评价抑郁的重要依据之一。贝克情绪障碍认知理论认为，个体早年形成的某种认知结构在某些情境下被激活后，便会产生大量的负性自动想法。研究表明，有自杀意念者的负性自动思维的频度要比无自杀意念者的高。负性自动思维能引起负性的情绪反应，导致产生和增强自杀意念。

（二）自杀先兆的识别

自杀行为的发生并非完全是突然的和不可预测的，大多数自杀行为的发生存在一定的预兆，可以通过对有关因素的分析和评估，提高对自杀行为的预测和防范。对自杀危险性的评估主要包括对自杀的严重程度评估和相关危险因素的分析。前者重点评估企图自杀者目前是否有生命危险或冲动攻击行为的可能性；后者重点分析当事人的高危因素、前兆症状的识别与评估。

1. 一般症状

（1）躯体症状：失眠、多梦、易惊醒、做噩梦、夜惊、食欲减退、体重下降、性欲减退、疲乏。

（2）精神症状：不自主性回忆创伤经历、情感淡化、兴趣索然、易伤感、无端流泪吁叹、易激惹、好猜疑等。

2. 特殊线索

（1）通过各种途径流露出消极、悲观的情绪，表达过自杀意愿。自杀者向亲友和周围的人直接流露或间接暗示自杀的意愿，但往往被人忽视。人们常错误地认为，想死的就不会说出来，而说出来的就并非真正想死。

（2）对幼辈或宠物恋恋不舍，向亲人交代存款或保险及某些未来的后事，突然开始整理个人的物品或写下自己的遗愿。

（3）近期遭受了难以弥补的严重丧失性事件，但经过一段情绪低落之后，当事人的情绪突然好转，性情突然大变。如从吝啬突然变得慷慨大方，从胆小内向变得开朗外向，对以往仇恨嫉妒的人表现出和解与宽容的态度，对亲人表现出格外的关照或疏远冷淡，清理日记、信件、影集；偿还债务或嘱托未了事宜，寻亲访友，旧地重游，赠送纪念品给他人。通常周围的人容易麻痹大意，放松对当事人的注意。事实上，这时反而提示当事人经过犹豫彷徨阶段已经决意自杀了，此时他的心理上如释重负，才有如此轻松的一反常态的假象。

（4）近期内有过自杀未遂行为者，再发自杀行为的可能性非常大。当病人采取自杀并没有真正解决其问题后，再次自杀的危险性并没有下降。但在其自杀行为多次重复后，周围人常以为病人并不想死而放松警惕，此时自杀的成功率反而大大增加。

（5）慢性难治性躯体疾病病人突然不愿或拒绝接受医疗，或突然出现反常性情绪好转，要求出院或与亲友、病友、医护人员做过分夸张的告别，向家人交代家庭今后的安排和打算，或表现出慷慨，分享个人财产和修改遗嘱的时候，往往并不表明这个人有好转和恢复的迹象，反而是自杀的先兆。

（6）观察表明，抑郁症的自杀并不一定只出现在疾病的高峰期，在疾病的缓解期同样有较高的自杀危险。即严重的抑郁症病人经过治疗后，情绪有所改善，行为开始活跃起来的时候，往往更容易将自杀付诸行动。

北京精神卫生研究中心与中国疾病预防控制中心合作进行的相关的"心理解剖"研究发现，有统计学意义的自杀预测变量，按其重要性排列先后依次为：①抑郁程度重；②有自杀未遂史；③死亡当时急性应激强度大；④生命质量低；⑤慢性心理压力大；⑥死前两天有严重的人际关系冲突；⑦有血缘关系的人有过自杀行为；⑧朋友或熟人有自杀行为。

（三）自杀的风险评估

如何及时、有效地使用心理量表筛查出有自杀意念的高危人群，或者对人群自杀危险性或个体自杀危险性进行评估，是一个值得探索的课题。依据不同的理论假设，对自杀意念和危险性的评估可以从不同的角度来进行，常用的测量与评估工具有以下几种：

1. 贝克抑郁自评问卷（Beck depression inventory，BDI）　　根据自杀与抑郁的密切关系，可以用抑郁问卷识别自杀高危个体。此问卷由美国心理学家 A. T. Beck 于 20 世纪 60 年代编制。原为 21 项，1974 年改为 13 项的新版本。各项症状分别为：抑郁、悲观、失败感、满意缺如、自罪感、自我失望感、消极倾向、社交退缩、犹豫不决、自我形象改变、工作困难、疲乏感、食欲丧失。各项均有 4 个短句，采用 0、1、2、3 四级评分。评分标准是：总分为 0 ～ 4 分时无抑郁症状，5 ～ 7 分为轻度抑郁，8 ～ 15 分为中度抑郁，16 分以上为严重抑郁（表6-8）。

表 6-8　贝克抑郁自评问卷

指导语：以下是一个问卷，由 13 道题组成，每一道题均有 4 个短句，代表 4 个可能的答案。请您仔细阅读每一道题的所有回答（0 ～ 3）。读完后，从中选出一个最能反映你今天即此刻情况的句子，在它前面的数字（0 ～ 3）上画个圈。然后，再接着回答下一题。

一、0. 我不感到抑郁
　　1. 我感到抑郁或沮丧
　　2. 我整天忧郁，无法摆脱
　　3. 我十分忧郁，已经忍受不住

二、0. 我对未来并不悲观失望
　　1. 我感到前途不太乐观
　　2. 我感到我对前途不抱希望
　　3. 我感到今后毫无希望，不可能有所好转

三、0. 我没有失败的感觉
　　1. 我觉得和大多数人相比我是失败的
　　2. 回顾我的一生，我觉得那是一连串的失败
　　3. 我觉得我是个彻底失败的人

四、0. 我并不觉得有什么不满意的
　　1. 我觉得我不能像平时那样享受生活
　　2. 任何事情都不能使我感到满意
　　3. 我对所有的事情都不满意

五、0. 我没有特殊的内疚感

　　1. 我有时感到内疚或觉得自己没价值

　　2. 我感到非常内疚

　　3. 我觉得自己非常坏，一钱不值

六、0. 我没有对自己感到失望

　　1. 我对自己感到失望

　　2. 我讨厌自己

　　3. 我憎恨自己

七、0. 我没有要伤害自己的想法

　　1. 我感到还是死掉的好

　　2. 我考虑过自杀

　　3. 如果有机会，我还会杀了自己

八、0. 我没失去和他人交往的兴趣

　　1. 与平时相比，我和他人交往的兴趣有所减退

　　2. 我已失去大部分和人交往的兴趣，我对他们没有感情

　　3. 我对他人全无兴趣，也完全不理睬别人

九、0. 我能像平时一样作出决断

　　1. 我尝试避免作决定

　　2. 对我而言，作出决断十分困难

　　3. 我无法作出任何决断

十、0. 我觉得我的形象一点也不比过去差

　　1. 我担心我看起来老了，不吸引人了

　　2. 我觉得我的外表肯定老了，变得不具有吸引力

　　3. 我感到我的形象丑陋且讨人厌

十一、0. 我能像平时那样工作

　　1. 我做事时，要花额外的努力才能开始

　　2. 我必须努力强迫自己方能干事

　　3. 我完全不能做事情

十二、0. 和以往相比，我并不容易疲倦

　　1. 我比过去容易觉得疲倦

　　2. 我做任何事情都觉得疲倦

　　3. 我太疲乏了，不能干任何事

十三、0. 我的胃口不比过去差

　　1. 我的胃口没有过去那样好

　　2. 现在我的胃口比过去差多了

　　3. 我一点食欲都没有

2. 自杀意念量表（self-rating idea of suicide scale，SIOSS）　　由夏朝云于2002 年编制而成，该量表共有 26 个题目，包括绝望因子、乐观因子、睡眠因子、掩饰因子 4 个因子。采用 0、1 评分，得分越高，自杀意念越强，并以12 分为临界点，作为初步筛选有无自杀意念的指标。此量表分半相关系数为0.82，聚合效度为 0.72。该量表具有条目少、易理解、能快速筛查出有自杀意念者的优点（表 6-9）。

表 6-9　自杀意念自评量表

　　指导语：在这张问卷上印有 26 个问题，请你仔细阅读每一条，把意思弄明白，然后根据你自己的实际情况，在每一条后的"是"或"否"的括弧内选择一个，打上钩。每一条都要回答，问卷无时间限制，但不要拖太长时间。

1. 在我的日常生活中，充满了使我感兴趣的事情 ……………… 是（ ）否（ ）
2. 我深信生活对我是残酷的 ……………………………………… 是（ ）否（ ）
3. 我时常感到悲观失望 …………………………………………… 是（ ）否（ ）
4. 我容易哭或想哭 ………………………………………………… 是（ ）否（ ）
5. 我容易入睡并且一夜睡得很好 ………………………………… 是（ ）否（ ）
6. 有时我也讲假话 ………………………………………………… 是（ ）否（ ）
7. 生活在这个丰富多彩的时代里是多么美好 …………………… 是（ ）否（ ）
8. 我确实缺少自信心 ……………………………………………… 是（ ）否（ ）
9. 我有时发脾气 …………………………………………………… 是（ ）否（ ）
10. 我总觉得人生是有价值的 …………………………………… 是（ ）否（ ）
11. 大部分时间，我觉得我还是死了的好 ……………………… 是（ ）否（ ）
12. 我睡得不安，很容易被吵醒 ………………………………… 是（ ）否（ ）
13. 有时我也会说人家的闲话 …………………………………… 是（ ）否（ ）
14. 有时我觉得我真是毫无用处 ………………………………… 是（ ）否（ ）
15. 偶尔我听了下流的笑话也会发笑 …………………………… 是（ ）否（ ）
16. 我的前途似乎没有希望 ……………………………………… 是（ ）否（ ）
17. 我想结束自己的生命 ………………………………………… 是（ ）否（ ）
18. 我醒得太早 …………………………………………………… 是（ ）否（ ）
19. 我觉得我的生活是失败的 …………………………………… 是（ ）否（ ）
20. 我总是将事情看得严重些 …………………………………… 是（ ）否（ ）
21. 我对未来抱有希望 …………………………………………… 是（ ）否（ ）
22. 我曾经自杀过 ………………………………………………… 是（ ）否（ ）
23. 有时我觉得我就要垮了 ……………………………………… 是（ ）否（ ）
24. 有些时期我因忧虑而失眠 …………………………………… 是（ ）否（ ）
25. 我曾损坏或遗失过别人的东西 ……………………………… 是（ ）否（ ）
26. 有时我想一死了之，但又矛盾重重 ………………………… 是（ ）否（ ）

（四）自杀的干预

1. 长期目标

（1）对自杀未遂者来说，其心理治疗的长期目标是：①停止冒险的生活方式，并解决导致自杀的情感冲突；②缓解自杀的意念，将日常功能恢复到以前的最高水平；③放弃自杀的行动计划；④重建对自我和生活的希望；⑤掌握有效的、适应良好的应对策略和问题解决的技巧；⑥增加情绪表达的正常途径；⑦增强在社会职业环境中的竞争能力、适应能力和灵活性；⑧建立良好的社会支持网络，提高人际沟通的能力。

（2）对自杀身亡者的家属和周围人来说，其危机干预的长期目标是：①接受自杀者身亡的事实；②经历哀伤过程，合理表达与释放悲痛；③防止创伤后应激综合征的发生。

2. 短期目标

（1）了解自杀未遂者对目前生活的总体感受。

（2）讲述自杀意念的强度、出现的频率及自杀计划的细节。

（3）口头答应如果出现强烈的自我伤害冲动就与治疗师或紧急求助热线取得联系。

（4）确认自杀意念的强烈程度，如果无法控制，应让当事人接受住院治疗。将有强烈的自杀意念者和自杀未遂者安置于更具保护性或约束性的居住环境中。

（5）探寻当前引发当事人自杀行为的应激源和生活困境。

（6）确认可以给当事人提供具体社会支持的家庭成员、朋友和同事等，使当事人感到被人理解和受到关注。

（7）用心理测验评估自杀未遂者目前的心理健康状况。

（8）通过精神病学评估，确认当事人是否需要服用改善情绪状况的精神科药物。

（9）由医务人员提供当事人近期的总体健康状况资料，排除是否有促发其自杀的躯体性疾病。

（10）将全面评估的结果和治疗计划反馈给当事人及其家属或照料者。

（11）探寻自杀未遂者个人经历中与自杀相关的高危行为特征、高危情感特征和高危社会特征。

（12）让当事人更多地表述和懂得：除了自杀之外，还可以通过其他方法来表达需求，寻求问题的解决。

（13）识别导致当事人产生绝望和无助感的负性思维方式，并以积极的思维方式取而代之。

（14）确认当事人生活中积极的方面和良好的人际关系，以及所取得的成绩。

（15）采取新的策略，增加个人的灵活性和解决问题的弹性，确定应付挫折的积极方式。

（16）鼓励当事人积极获得来自家庭、单位和社区的各种帮助。

（17）在结合治疗日记和已完成的家庭作业的基础上，制订一个自杀预防计划。

3. 干预措施

（1）鼓励当事人坦诚地报告自己对目前生活的总体感受，并且找出可能存在的问题及情感反应。例如：①对目前生活是非常不喜欢、不满意、一般还是非常满意；②感到孤独寂寞、缺少朋友或缺少家庭关爱等。

（2）评估当事人是否表现出具有高危自杀特征的行为。例如：①是否有逃避或回避行为，如逃课或旷工，使用精神活性物质，生活态度消极，刻意避免与朋友、同事、家人交往；②在言谈中常不经意流露出与自杀有关的想法，或谈论他人的死亡方式；③频频进行心理咨询或看精神科门诊，诉说兴趣及精力缺乏、疲劳厌倦，但拒绝和医生讨论有关抑郁、自杀意念或自杀企图的相关内容。如有上述行为，督促与病人有密切关系的家人将可能用于自杀的工具收管在安全的地方。

（3）鼓励当事人表达与自杀观念有关的情感。例如：①是否有抑郁情绪；②是否有无助、无望和绝望的感受；③有无精神分裂症症状；④有无边缘性人格特征或追求完美的个性特征。

（4）评估当事人是否具有高危自杀特征的社会学表现。例如：①重要的社交圈或恋爱等重要人际关系破裂；②父母或家庭成员对当事人有过高且不切实际的期望。

（5）举行家庭治疗会谈。例如：①探明病人是否由于家庭关系而产生绝望感；②让当事人倾诉由于亲密关系破裂而导致的伤痛或愤怒；③看看家庭成员对当事人的伤痛了解多少。

（6）探寻当事人自杀意念的目的。例如：在面临失败或一个看似无法解决的难题时，将自杀作为逃避或解决问题的唯一方法；为了摆脱躯体或情感上的伤痛；因遭到家庭暴力，感到无助绝望、恐惧和羞愧。

（7）了解当事人为计划自杀所花的时间和精力。例如：选定了自杀的时间和地点；写下遗言，或将自己心爱的东西分送给他人；是否计划了在自杀前要杀害子女、配偶或所爱的人。

（8）了解当事人自杀的矛盾心理。例如：又爱又恨某人；口头上唾弃，心里又想得到；想死又怕死，等等。

（9）探寻阻碍当事人实施自杀计划的因素。例如：担心给家人造成情感的创伤。

（10）了解当事人在开始自杀计划或决定自杀后，其焦虑或抑郁情绪是否缓解，并感到内心平静。

（11）了解当事人的自杀行为史。例如：长期的自杀意念；估计会获救且没有明显死亡意图的自杀姿势和行为动作；有明确的死亡意图和自杀行为，却意外被获救。

（12）使用自杀危险性量表、自杀意念量表、贝克抑郁自评问卷、明尼苏达多相人格调查表第 2 版（Minnesota Multiphasic Per- sonality Inventory-2，MMPI-2）等工具进行心理测验，以评估当事人的自杀意念及其严重程度。

（13）运用应对方式量表等心理测验工具，评估当事人应对挫折和问题解决能力的缺陷。

（14）转诊接受精神病学检查，确定是否需要接受精神科药物治疗或电休克治疗，诊断和鉴别诊断任何可能存在自杀危险性的精神障碍，如抑郁症、急性应激障碍、创伤后应激障碍等。

（15）监测当事人接受精神科药物等治疗的依从性和不良反应；同时动态观察治疗效果。

（16）在确保尊重和保护当事人隐私的前提下，与初诊接待当事人的医务人员进行联系，共享当事人近期总体健康状况的资料，并高度注意其近期主诉过多的躯体症状和向内科医生求助的举动。

（17）将评估过程中发现的高危自杀特征反馈给当事人；制订个体化的治疗方案，让当事人参与其中；并在可行的情况下告诉其家属或照料者，让他们观察当事人情绪及行为的改变。

（18）如果评估结果提示当事人面临高度自杀危险，或者在治疗的任何期间，当事人表现出危险性增加和自杀行为的特殊警示信号，应该及时与当事人的监护人联系，将当事人安置于保护性的治疗环境中，以预防自杀的发生，并对治疗效果进行监控；必要时，应进行 24 小时的监护，并安置于更具约束性的环境中，直到危机解除。

（19）取得当事人同意，协商制订一个书面的危机干预方案，确保在遇见触发性事件或情绪反应的时候，能及时联络治疗者、家人、可信赖的朋友，共同讨论如何应对这些触发事件和自己的情绪反应。

（20）书写一份紧急求助名单。要求与当事人达成治疗的口头协议，同意在有强烈自杀意念的时候，打电话给紧急求助名单上的成员。

（21）帮助当事人列举他最重要的应激源，了解由这些应激源产生的情绪反应或症状。例如：缺乏社会支持网络导致的孤独感和被抛弃感；对事业过分追求完美或遇到失败后产生的自我憎恨感。

（22）帮助当事人列出一个完整的症状清单，找出最具破坏性的症状以及目前对这些症状的不良应对方式，并明确这些症状是否还导致了其他的反应。例如：为了逃避失败的挫折感而吸毒，逃离原本的社交圈；因为对学习成绩的焦虑，导致进食障碍、睡眠障碍，甚至自伤。

（23）与当事人共同探讨面对问题时正确解决问题的技巧。例如：先确定一个问题，然后共同探讨可能的解决方式，并记录下来，同时列举每一种解决方法的利弊；从中选择并实施一个解决方案，之后再共同评价其成效，根据需要调整方案。

（24）让当事人写治疗日记，以跟踪记录日常生活中的应激源、这些应激源导致的症状、适应不良的应对方式和采取新的应对方式后的体验。

（25）让当事人完成以症状的自我控制为目标的家庭作业。向当事人强调，治疗的目标是控制症状而非消除症状。

（26）帮助当事人在治疗日记中记录处理问题的具体事例，以及一些详细的、有针对性的方案。例如：自我平静的技巧；学会将注意力放在为了完成任务而做出努力的积极方面；通过认知重建，将对失败的关注转为正面、积极的认知（如"我已经做得很好了"）。

（27）教会当事人一些简单且易于操作的方法，如放松技术，以应对和控制由当前最主要的症状带来的不安情绪。

（28）要求当事人写治疗日记，重点写下过去遇到的危机、应激或无法处理的情况，同时列举当时能成功处理问题的方法或行为。

（29）帮助当事人寻找目前生活中积极的、充满希望的东西和事情。

（30）通过自述，与当事人一起确认一些能用于解决当前危机的策略，并要求当事人将这些策略运用到现实生活中，增强解决问题的信心。

（31）通过角色扮演、模仿以及行为排演，让当事人学会如何在面对问题时运用控制技巧。

（32）帮助当事人获得社区援助，以应对个人危机，并消除可能妨碍获得这些帮助的情绪。

（33）帮助当事人逐渐认识是哪些认知信息强化了绝望感和无助感，识别在认知过程中的灾难化倾向，训练利用认知重组技术调整核心认知图式。

（34）帮助当事人拟订一个自杀预防计划，并在计划中列出一旦出现自杀倾向的紧急情况时个人应该采取的应对行为。例如：①依靠社会支持系统；②回忆治疗日记、家庭作业和自述中关于正确解决问题的经验和方法；③避免独处，尽量与社会支持者保持一定的社会联系；④正确面对失败，对未来抱有希望，相信自我价值。

（35）为当事人举行一个忏悔仪式，让当事人对有幸生存在这个世界上却有自杀观念而忏悔，心理治疗师需在现场陪伴。

（36）探寻当事人的精神信仰体系，以此作为当事人获得认可和精神安宁的资源。

二、丧亲者哀恸的危机干预

1. 理解丧亲者心理反应历程的个体差异性。虽然丧亲是一样的，但每一颗心灵、每一个内在世界、每个人的哀恸历程都是独特而无法依照公式去了解的。如果亲人的死亡是突如其来的、完全在意料之外的，那么这样的冲击往往较可预期的死亡（如亲人是因为癌症病故等）更加令人难以承受，也使得哀恸反应可能会更强烈，哀恸的历程会持续更久。

一般来说，当一个人亲眼看到或听到自己的亲人突然凄惨地死亡时，会感到极大的震惊和哀伤，但心理反应因人而异：大多数人在如此重大而突如其来的噩耗打击下可能会陷入极度的悲恸、无助与绝望的情绪之中，精神在这一瞬间几乎崩溃，出现晕厥；但也有的人会先把悲伤暂时搁置起来，强忍着悲恸投入救灾的活动中，或是在完成了更为紧急的行动之后，悲恸的情绪才显现出来；有的人除了感到极度的悲伤之外，还会产生自责、歉疚或罪恶感，责怪自己错失机会或没有尽一切可能的力量去拯救亲人，将亲人遭逢死亡的劫难与自己当时做了些什么或没有做什么联想起来，而这样的想法与悔恨便使丧亲者陷于无穷无尽的自责、内疚中，甚至是强烈的罪恶感。

2. 每一段哀恸历程都是沉重的、刻骨铭心的心理过程。此时，危机干预的主要任务是以同理心陪伴丧亲者经历这种哀痛的过程，而不是任何说教和解释。当一个人陷入丧亲极端的哀伤时，其哀嚎不已的哭泣和哭诉是不可避免的，哀恸者或伤心难过地述说关于死去亲人的种种回忆，或哭诉灾难发生时家人来不及逃生的经过，或陈述自己无法让家人免于死亡的遗憾与歉疚感。这时护理人员并不需要劝阻，也不要压抑哀恸的自然反应，只要以同理心的共感反应去倾听哀恸者的诉说即可。我们要知道，在这个时候，危机干预者并没有办法去减少哀恸者内心最深层的悲恸，也不能让当事人远离这样的悲恸，我们只能陪着他去承受、去经历、去走过这段最痛苦的生命历程！这种心理陪伴者的具体含义是：尝试着去理解、去接触哀恸者此时的内心感受，并给予同情心的回应与照顾。可以是陪着他默默地悼念，陪着他谈内心的哀伤与遗憾等感受，陪着他说出内心的自责与对死者的歉疚感或给予他真诚的拥抱与安慰等，当哀恸者表示想一个人静静地哀思时，陪伴者可以默默地陪在一旁。危机干预者的陪伴、支持与安慰，最重要的意义与功能就在于：这样的陪伴、支持与安慰能够让我们与哀恸者痛苦、绝望的心灵产生一种联结，而这样的联结对于孤独无援、悲伤无助、痛苦不已的哀恸者来说，是很重要的支持。

3. 丧亲的哀伤不是一过性的，往往会持续很长时间。在接下来的几个星期、几个月，甚至几年内，哀恸者常有以下表现：①强烈的失落感，持续的情绪低落，食欲减退、无法集中精神，不想跟任何人说话，对什么事都没有兴趣。②对死去亲人的强烈思念、朝思暮想，希望能再看到已故的亲人，再听到已故亲人的声音，于是常见哀恸者发呆，沉浸在对过去的回忆中，或出现听到亲人声音的错觉，或出现在人群中遇见了熟悉的身影而以为是已故的亲人的幻觉，对着死者的照片或遗物自言自语。哀恸者也可能会出现一些仿同的行为，例如，常穿戴死去亲人的衣物，模仿已逝者的说话口吻，在谈话中说到已逝者生前的口头禅，开始热衷于从事死者生前喜欢做的事情或活动等。哀恸者是在下意识中借着这样的方式来维系与已逝者的联结和表达思念。③哀恸者常常难以入睡，或易半夜惊醒，或早醒。在睡梦中梦到死去的亲人，但梦醒发现那只是梦境而不是现实时又悲伤不已。护理人员应该帮助当事人理解和接受这些丧亲后的自然心理反应。

4. 丧亲的痛苦并不只是单方面来自亲人死亡这一个事件，还与丧亲哀恸者对悲伤的认知有关。一方面是因为永远失去了心爱的亲人之后所导致的重大失落性心理反应，另一方面也因为悲观的想法使自己更加悲伤。如想到父母操劳一辈子却没有来得及享受就死于非命；孩子在人生花季刚刚开始的时候却被灾难夺走了生命；想到自己未尽孝心，老人没有寿终正寝；想象亲人在意外惨死的过程中所经历的极度惊恐的痛苦感受；责怪自己当时没有尽力去抢救亲人；或心存歉疚：为什么亲人死了，而自己还活着；或悔恨：要不是自己叫他去做什么，或没有叫他去做什么，或许亲人就不会遭遇这场劫难了，认为是自己害亲人丧失了性命。针对这些非理性的认识，要寻找合适的机会予以心理辅导。

5. 哀伤反应的历程通常会持续 6 个月到一年的时间，在这一年的时间里，每逢过年、端午节、中秋节、死去亲人的生日或自己的生日，以及结婚纪念日等节日或特别值得纪念的日子，都可能会诱发哀恸者特别想起过去与死者一起度过这些日子的种种记忆，使哀恸者在这些日子里感到格外的伤感。因此，在这些特别的日子要注意提前做好干预或心理陪护的准备。

6. 随着时间流逝，大部分的丧亲哀恸者能够在家人、亲友的陪伴下，走出忧伤的阴影，痛苦不堪的情绪会逐渐平复，生活、社会功能也会渐渐恢复，与人之间逐渐开始互动，开始重新投入已经停止一段时间的兴趣爱好活动。但也有一部分丧亲哀伤者可能转化为抑郁症或出现自杀意念，这时就需要转介精神科医生治疗了。

7. 注意哀恸者情绪低落与抑郁症的鉴别与处理。通常抑郁症病人具有认为自己一无是处、毫无价值等自我价值感丧失的特点，而经历哀恸历程的人，虽然感到悲伤，但并不会出现明显的自我价值感丧失的情形。抑郁症的治疗需要服用抗抑郁药，但哀恸者却不需要服用这样的药物。相反，倘若以药物或其他方式让哀恸者没有经历悲伤或在这段哀恸历程中抽离了悲伤的情绪，反而可能会导致心理后遗症。但是，如果哀恸者的悲伤已经由正常的哀恸历程转变成了抑郁症，或合并有强烈的自杀意念，就必须要寻求精神科医师的专业帮助了。

8. 我们要知道，正在经历哀恸历程的人属于自杀的高危险人群，尤其是当在意外中死去的亲人不止一位，或缺乏稳定的家庭或社会支持系统时，或哀恸者长时间处在自我封闭、与社会严重疏离的情况下，哀恸者以自杀的方式来结束自己生命的危险性也会跟着升高。护理人员要注意对哀恸者自杀意念的识别和自杀危险性的评估。当哀恸者在哀恸历程中出现悲伤、情绪低落、失眠，并频频叹息生不如死，人生已经失去了意义，甚至表露出希望自己当时也跟着死去的亲人一起离开人世等想法时，陪伴者就必须提高警觉，这时候应该用关怀的态度询问哀恸者是不是想到要自杀。如果对方承认已有自杀的想法，可以再进一步了解是否已经想过自杀的具体计划（如什么时间、用什么方式、在哪里自杀以及是否已经写好了遗书等）。有人以为，通常说出要自杀的人并不会真的采取行动，或总是顾忌涉及自杀可能性的字眼。事实证明，开诚布公地询问有助于我们及时发现哀恸者的自杀意图。

9. 注意对异常哀恸现象的识别，及时转介专业机构，谨防心理上的后遗症。除了自杀的可能性与抑郁症之外，还有一些异常的哀恸历程是值得特别注意的。因为这些异常的现象如果没有得到适当的处理，很可能会发展出其他心理上的后遗症。例如：

（1）持续地否认亲人死亡的事实。一般情况下，当听到亲人突然死亡的消息时，大多数人通常会感到震惊和难以置信，但这种否认期并不会持续太久，接下来会面对痛苦的事实而进入悲伤的阶段。然而，如果丧亲者坚持否认亲人是真的死亡的事实，迟迟没有流露出悲伤的情绪，反而心情显得异常的平静，甚至表现出不符合常理的愉快表情，就表明当事人完全不能接受亲人突然死亡所带来的震惊与痛苦，这远远超过了他所能承受的限度，他的心理无法承受这个残酷的现实，于是他"必须"拒绝相信这个痛苦的事实，否则他可能会彻底崩溃。将亲人死亡的事实彻底地排除在意识之外的个案时间最长的可以达到几个月或数年，甚至是一辈子持续地活在"否认状态"之中。临床经验表明，如果个案在当时以否认亲人死亡事实的方式来"逃避"必须面对的痛苦，未能经过哀恸的历程，将可能导致当事人在接下来的时间里，甚至是一生中，都活在与现实脱节的自闭的和幻想的世界里，而无法重新开始过真实的生活。

（2）延迟的哀恸历程：情绪隔离或情绪压抑。有些哀恸者，虽然没有完全否认亲人死亡的事实，却在情绪上显得过于平静或过度压抑悲伤的情绪，这也是值得关注的异常情况。对自然的悲伤情绪的过度压抑，或把忧伤的情绪隔离到意识之外，反而可能让哀恸者无法进入正常的哀恸历程，不利于负性情绪的宣泄，也会使个体情绪的表露能力受到严重的阻碍，进而将导致整个哀恸历程的延迟与抑郁障碍。

（3）对死者的病态认同。丧亲者对已经逝世的亲人的遗物通常都会有一种特别的感情，触景生情，见物思人，情有可原。可是如果哀恸者穿着死去亲人的衣物，戴着亲人心爱的帽子，模仿已逝者的说话口吻或过于热衷从事死者生前喜欢做的事情或活动等，并且这种活在一个不真实或角色混乱的世界里的仿同行为已经使个体的正常社会功能受到严重影响时，也需要专业处理。

（4）无法逐渐复原的哀恸历程。如果哀恸者在 1～2 年之后仍明显表现为沮丧、忧郁、自我封闭、与外界脱节或仍持续有着强烈的罪恶感，并且其生活或工作功能无法复原时，也需寻求进一步的专业协助。

第五节　儿童青少年的紧急心理援助

针对儿童青少年的紧急心理援助，就是在灾难性事件发生后的最短时间里，按照事先制定的方案，为儿童青少年提供建立在事实基础上的心理方面的援助，其目的是帮助当事人减轻由灾难性事件所产生的直接心理压力，帮助当事人尽快形成应对心理压力的心理机制和心理能力。

一、接触与交流

与危机事件当事人的第一次接触非常重要。护理人员如果能以尊重的、热情的方式来进行接触，将有益于建立一两种积极有效的帮助关系，并能促使当事人接受进一步的帮助。在与这些人交往的过程中，最重要的是掌握好时间，但不能靠随意打断他人的方法来中断交谈。在交往中，我们可以尝试用非语言的交往方式，如用眼光与对方交流。如果有人拒绝所提供的紧急心理援助，我们要尊重他们的决定，但同时要让他们知道以后依然可以得到其他专业人员的帮助，并向他们告知具体的时间和地点。

自我介绍和询问对方需求

我们要主动向受援助的人员介绍自己的姓名、职务和主要的任务。要询问对方是否愿意和我们交谈，并且向对方解释我们的任务就是帮助他们更容易地处理一些事情，帮助他们在有些事情上感到更好受一些。在得到对方允许的情况下，我们才可以开始进一步的交谈。

在与儿童或青少年接触时，最好要先和他们的父母或陪同的成年人建立联系并征得他们的同意，要向他们解释我们的任务。在和没有父母或成年人陪伴并且处于痛苦状态的儿童接触时，要尽快找到孩子的父母或监护人，并且尽快让他们知道我们和孩子之间的谈话内容。与青少年、儿童交谈的要点：

1. 如果父母或有成年人在旁边　这是您的女儿吗？（蹲下身体和儿童的眼睛保持在一个水平上，向孩子问好，用他们的名字与他们交谈）你好啊，豆豆！我是××。我们到这里来是想帮助你和你家里的人。现在你需要什么东西吗？这里有水，我们还有毯子，这个盒子里还有玩具。

2. 如果没有父母在旁边　嗨，你好！我叫××。我们到这里来是想帮助你的。能告诉我你的名字吗？哦，豆豆。现在你需要什么东西吗？这里有水，我们还有毯子，这个盒子里还有玩具。

二、安全与安慰

1. 目的　加强即时的和延续的安全保障，提供生理上和情绪上的安慰。

在危机事件过后，尽快恢复危机事件当事人的安全感是非常重要的任务。我们可以运用多种方法帮助危机事件当事人自己得到安慰，获得安全感。能使他们改变自己的具体策略有：

（1）鼓励他们不断做一些积极的事。鼓励他们充分利用身边可以利用的资源，做一些实际的、有意义的事情，做一些自己熟悉的、不需要重新学习的事情。做这些事情可以让人感到自己增强了控制局面的能力。

（2）帮助他们尽快找到对自己有帮助的人际资源，如与自己所爱的人建立联系。

（3）帮助他们不断获取最新的准确的消息，同时帮助他们避免通过媒体、非官方渠道和非正式的谈话接受不准确的消息，甚至是重复伤害性的消息。

（4）帮助他们尽快获取有关危机事件干预组织正在做什么的消息，以便随时知道局面是否正在好转。

（5）帮助他们与其他受到危机事件伤害的人建立联系。

2. 确保现场人员生理上的安全　首先要尽可能确定自己周围的所有人员和家庭在生理上是安全的。如果有必要，要立刻重新调整和安排受援助人员所处的环境，提高危机事件当事人在生理和情绪上的安全系数。具体操作可以有：

（1）找到负责安全控制的官员，处理在我们能力范围内无法控制的不安全因素，如武器、可疑的爆炸物等。

（2）清除破碎的玻璃、尖锐的物体，以及可能阻碍人们行走或使人受伤害的其他物体，如地面上可能引起人们滑倒的水或其他液体。

（3）摆设一些明显的障碍物以阻止非官方人员随意进入。

（4）帮助那些行动不方便、容易摔倒的人员，或在不需要上下台阶的地方或者较为平坦的地方。

如果现场有人员需要得到医疗救治，立刻与有关领导或者医疗救援组织联系。要始终陪在需要医疗救治人员的身边，一直等到医疗救援人员到来。如果有其他原因要离开，要委托在生理和心理上都比较稳定的亲人或成年人来陪伴。

3. 提高对危机事件进展的预感和控制的敏感性　我们提供的某些信息可以帮助受援助人员得到安慰或适应周围环境，这些信息包括：①下一步他们应该做什么；②现在正在帮助他们做什么；③关于危机事件已经知道了些什么；④可以为他们提供的服务是什么；⑤压力应激反应是什么；⑥如何进行自我关心、家庭关心，如何应对心理压力。

当提供这些信息时，要注意：①判断是否需要或什么时候需要向他们提供这些信息；②他们是否能够理解我们正在说的内容，他们是否准备听我们要告诉他们的信息；③对受援助人员最有用的信息就是那些能够帮助他们满足即时需求、减轻恐惧、应对当前问题的信息；④使用清晰的、合适的语言，要尽可能避免使用技术性的词汇。

4. 提供危机事件的发展情况和应对服务的信息　我们要时常询问危机事件当事人是否需要了解正在发生的事情，对于他们希望知道的事情要给予简单而准确的信息，特别是关于他们目前所处的环境是否安全，是否有威胁的情况等。护理人员一定要帮助他们与发布这些信息的有关方面保持密切的联系。

如果没有这方面的信息，千万注意不要为了使受援助人员得到安慰而去猜测或臆造一些信息。相反，应该制订计划去搜集这些信息。

对不同年龄的危机事件当事人可以这样说：

（1）对青少年："根据我们的了解，我们将把大家送到离这里 1 小时路程远的高中校园的帐篷里。那里有食物、干净的衣物和休息的地方。现在，请先坐在这里。当我们准备好了，会有指派的救援人员到这里来领路的。"

（2）对儿童："我们接下来要做的事情是，你和你的父母将一起去附近高中的校园里，那是个非常安全的地方，那里有食物、干净的衣物和睡觉的地方。在那里，你还可以玩玩具。和你的父母在一起，我们准备好了就出发。"

除非我们有了十分确切的消息，否则不要随意地向人们保证说他们很安全。

5. 提供生理上的安慰　护理人员应尽可能寻找一些最简单的方法让周围的物质环境更舒适。在可能的条件下，要尽可能考虑温度、光线、空气质量、方便的家具，以及这些家具如何摆放等。

　　为了帮助受援助人员尽可能多地减少心理上的无助感或依赖感，我们要多鼓励危机事件当事人主动去寻找可以使自己感到更舒适的物品，去做更多的可以使自己感到舒适的事情（如鼓励他们自己走到提供援助物品的地方去领取物品）。

　　此外，我们还要帮助他们重新获取自我安慰和自我调节的能力，帮助他们去主动安慰他们周围的人。对于孩子，我们可以给他们提供柔软的毛毛熊玩具，孩子们在抚摸这些玩具的时候，他们也能得到自我安慰。在帮助孩子们学会如何安抚毛毛熊玩具的时候，也帮助他们学会如何自我安慰。

　　6. 推动人际交往协调　　儿童和青少年往往是看成年人的举动来决定自己的行为、来判定自己是否安全。如果可能，我们要尽可能让孩子们和那些表现稳定和冷静的成年人、家长在一起，要尽可能避免让他们接近那些情绪极端冲动或者极端压抑的人。

　　我们要给孩子们提供为什么有些成年人会表现出极端的情绪的一些简单解释。我们可以和孩子们这样说："那个人非常难受，所以他无法冷静下来。我们的援助人员正在帮助他安静下来。"

　　护理人员还要尽可能鼓励那些能够协调好自己的人和那些不能协调好自己的人进行交谈。鼓励人们这样做，他们或许会感到加重了自己的责任或心理负担。但我们可以告诉他们，与周围的人们交谈，特别是谈一些大家共同关心的事情、分享一些准确的消息，这样可以使我们大家都得到相互支持，也可以有效地减轻每一个人的孤独感和无助感。

　　如果可能，我们还要为不同年纪的人提供一些能帮助他们冷静下来的合适的物品。对于孩子们来说，我们可以给他们提供一些书籍，鼓励他们大声朗读，或者鼓励他们一起进行绘画创作，或者引导他们打牌、做游戏、开展体育竞赛等。

　　7. 与父母不在身边的孩子的交往　　危机事件发生后，父母在儿童能否得到安全感方面起着关键性的作用。如果在事件发生时儿童是与父母分离的，那么，帮助儿童尽快与父母建立联系是首选的措施。在父母无法和孩子们在一起的情况下，或者由于父母表现出过度的情绪反应而无法与孩子进行交流的时候，帮助孩子建立安全感就非常必要。

　　对于那些与父母分离的孩子，我们要尽可能创建一个专门的、可以使孩子们友好相处的地方。这种地方可以是房间的一个角落。这个角落要能够让孩子们安全地活动，要保持温暖，应该只有一个门用来控制人员的进出。如果能为孩子们准备一些玩具、纸张、书籍等物品，则对孩子们获得安全感更为有帮助。

　　护理人员要准备一些可以帮助孩子们冷静下来的活动，特别是那些要动手的活动，不要让孩子们的手闲下来，这样就可以使他们暂时忘记曾发生的恐怖性事件。要在这种地方安排一些能够了解孩子们的志愿人员，让他们协助我们对孩子们的活动进行指导、监护，并根据孩子们的心理发展特点进行必要的教育。这些志愿人员的重要责任就是帮助孩子们逐渐冷静下来。如果引导适当，年纪大的孩子的行为能对年纪小的孩子的行为起示范和引导作用。

记者交谈后，及时和孩子讨论刚才的采访。家长要让孩子们知道，家长在保持和媒体的联系，在从媒体上得到各种消息，因此，孩子们没有必要看电视。我们要提醒家长注意不要在孩子面前讨论他们从媒体上所看到的，不要给予孩子们任何无法做到的承诺，如对孩子们说你们马上就能和你们的父母在一起。要为儿童们提供准确的、容易理解的信息，这样能让孩子们明白谁在照看他们，接下来他们可以做什么。

此外，在保护孩子们的安全方面，要保护孩子们不再受到各种不安全因素的侵袭，包括可能继续发生的灾难性事件，也包括可疑的、会引起孩子们恐慌的环境、声音、气味等。在将儿童们转移到安全地带的时候，可以用救火队员使用的那种黄色服装包裹住他们。同时，我们要时刻意识到，也让孩子们感觉到，我们就是这样的一个巨大的"黄色安全服"。在转移孩子们的时候，一边保护他们，一边询问他们的名字，一边表达对周围危险环境的理解，向孩子们保证会送他们到安全的地方，在那里会有成年人帮助他们与父母取得联系。

在为孩子们选择安全地方的时候，要尽可能选择远离交通繁忙的地段。尽管我们选择的地段可能已经离开了那些死亡或受伤害的人群，但是，孩子们看到成年人在他们周围来来往往的情景，也会产生极大的压力感。我们可以寻找一些房间，或者找一些遮挡物来保护孩子们不再受危机事件的刺激，使他们能够集中注意，逐渐安静下来。

8. 防止进一步的危机经历和危机事件　回想要尽可能保护危机事件当事人不再遭受不必要的进一步的危机刺激和危机事件回想（如尽可能远离尸体和死难现场）。在必要的时候，要保护危机事件当事人不受新闻记者以及其他媒体人员的干扰，要保护危机事件当事人远离围观者或者某些机构的代理人。

我们要鼓励家长控制或限制孩子与媒体的交流，要在孩子们和媒体之间或孩子们所听到的消息方面予以控制和引导，要区别出那些可能引起儿童感觉难受的事情或回忆。

我们可以这样对儿童和青少年说："你们已经经历了这次灾难。在灾难性事件发生后，人们常常希望通过电视或者互联网得到更多的消息，但是，媒体的消息对你们来说可能会带来新的恐惧。最好的办法是暂时不要收看收听电视或电台的报道。你们也可以告诉你们的父母，你们听到或看到这些场面会感到不舒服。"

9. 对失去理智的个别人的特别处理 对于那些失去了家庭成员或者失去了爱人的人来说，他们也许希望有人能听他们表达自己的情感，或者讲述他们与所爱的人的过去。紧急心理援助人员一定要做到认真倾听，并带着同情心去感知和体验他们所感知和体验的内心世界。

在倾听的过程中，避免做深入的探究。在交流中，我们要使用死者的名字，而不是简单地使用"死者"这样的字眼。

在倾听过程中要注意避免以下一些不恰当的表达，不要说：

（1）我知道你的感觉。

（2）或许这样是最好的。

（3）现在他（或她）终于离开了。

（4）现在是他（或她）离开的时候了。

（5）让我们来谈谈其他的事情吧。

（6）你应当努力克服这一切。

（7）你有足够的能力来战胜这一切。

（8）他（或她）能够这样没有痛苦地就走了，你应当高兴。

（9）这一切都没有能够战胜我们，我们就会更坚强。

（10）你很快就会感到好一些的。

（11）你已经做了你所能做的一切。

（12）你需要宣泄你的痛苦。

（13）你需要放松你自己。

（14）你应该庆幸你还活着。

（15）你应该庆幸没有其他人死去。

如果以上的话是灾难事件中受影响的人所说的，我们可以带着充分尊重的态度表示理解这种感觉或想法。我们可以说"你知道他没有遭受什么痛苦就走了，你感到这样对他来说也好，尽管你确实希望他还活着。"

能够对那些处于悲伤中的人有所帮助的是，我们要向他们表明，他们所正在经历的情感是可以理解的，也是理所当然的。紧急心理援助人员要帮助他们懂得，能够向受过专门训练的护理人员宣泄由于遭遇死亡而引起的悲伤、孤独、惊怒、压抑等内心感受是非常有益的。他们还可以要求获得进一步的医学治疗。必须记住，由遭遇危机事件的家庭成员根据当地的风俗习惯来决定他们悼念死者的方式是非常重要的。

10. 帮助儿童和青少年 对于死亡的理解是随着儿童和青少年的身心发展而变化的，同时这种理解还受着家庭、文化价值观的强烈影响。

不同年龄阶段的儿童对死亡的不同理解：

（1）学龄前儿童通常不理解死亡的永久性，他们会期盼死者回来。

（2）小学阶段的儿童能够理解死亡是肉体消失的事实，但是他们依然期望所爱的人能回来。他们会有一些诸如"鬼魂"存在的感觉，但是，他们通常不会对其他人诉说他们的这种感觉。

（3）由于家庭成员或自己所爱的人死亡，青少年会感受到某种挑战或危机。他们会由此而对自己的将来做出某些决定，如决定不再去上学，决定出走，决定开始某种物质滥用。对于这些现象，紧急心理援助人员需要引起足够的注意，要及时给予心理咨询。

由于死亡而造成的心理缺失会以不同的方式影响每一个年轻人。对于刚学会走路的孩子来说，亲人的死亡意味着他们失去了最好的日常生活的照顾和关心。对于正在上学的儿童来说，亲人的死亡不仅意味着失去了生活上的照顾和关心，还意味着他们失去了情感上的关心和支持，意味着他们失去了日常活动的支持和指导。对于进入青春期的青少年来说，亲人的死亡意味着他们将成为独立的人，他们可能会面临着更加尖锐的渴望独立和承担家庭责任这两者之间的矛盾与挑战。

因此，对于我们来说，与青少年讨论这些与死亡有关的话题是非常重要的。

三、控制和稳定

1. 目的　使情绪过分激动、无法控制自己的人得到调整，从而冷静下来。

2. 控制和稳定情绪过度激动的人

（1）对危机事件产生过度情绪和行为反应的人通常都有一些显著的信号，我们要注意观察下面这些信号：①眼光中流露出一种茫然和空虚的神态，很难寻找和确认方向；②对他人的语言或要求；③失去方向感（如做一些毫无目的的、无序的动作或行为）；④表现出强烈的情绪反应，无法控制地大声哭喊，拼命地大口喘气，不停地摇摆晃动或者表现出与年龄不相称的退缩行为；⑤表现出无法控制的躯体反应行为（如抖动、颤抖）；⑥表现出狂乱的搜索性行为；⑦由于过分担忧而表现出无能为力；⑧表现出总是想做冒险性事情的行为。

（2）如果发现一个人表现出过度的难受、心神不定、退缩，或者没有方向感，或者极度焦虑，或者极度痛苦，紧急心理援助人员应当考虑以下问题：①这个人是单独一个人，还是和他（她）的家人或者朋友在一起？如果是和家人或朋友在一起，可以指导他们为这个在情绪上压抑的人提供安慰，或者提供情绪上的支持。再或者，紧急心理援助人员带这个情绪上压抑的人到一处相对安静的地方，让他（她）的家人或朋友在附近，由紧急心理援助人员与他（她）静静地交谈。②这个人正在经历什么事情？他（她）是否正在由于"回闪"危机事件而哭喊、恐慌？还是由于想象危机事件再次发生而感到惊恐？

当进行心理危机干预时，我们要针对这个人的现实情况和现实需要，针对这个人所面临的现实困难，紧急心理援助人员要避免只是简单地试图要这个人"安静下来"，或者"感到安全"，要记住，这样做通常都是没有任何效果的。

（3）对儿童或青少年，我们还要考虑：①这个孩子是否和他（她）的家人在一起？如果是这样，可以简要地和家人沟通当时的情况，由家人主动去帮助孩子。我们要把紧急心理援助的重点放在帮助家长发挥他们的作用，进而引导孩子冷静下来。要避免过度卷入，要避免替代家人的作用。②我们要非常小心地避免对家长的做法做出评论，尤其要注意不要让这些评论影响家长的权威，影响家长处理情况能力的发挥。

（4）如果情绪表现过度激动的青少年没有和他们的家长在一起，或者他们的家长不能很好地处理这种情况，我们可以参考以下方法来控制和稳定情绪过分激动的人员：①尊重这个人的隐私权，给他（她）几分钟让他（她）单独待一会儿。我们应该告诉他们，如果他们需要的话，我们随时可以提供帮助。或者，我们可以告诉他们，过几分钟我们会回来检查，看看那时他们会变得怎么样，或者看看他们到那时还需要我们的什么帮助。②始终呆在他们的附近，不时地为他们提供一杯饮料或者一把椅子。这样做要比直接和他们谈话更为有帮助，因为这样可以为他们提供认知转变或情绪宣泄的空间和时间。我们可以先和他们进行一些随意性的谈话，或者先和附近的其他人谈几句，或者先做一些笔头上的工作，或者用其他的一些方式，这些方式都是为了向他表明"我们现在很忙，但是如果你有需要或者希望得到实际的或情绪上的帮助，我们随时都会为你服务"。③为他们提供支持和帮助，使他们的注意集中在有效地控制和稳定自己情绪及思想这个目标上。

3. 与情绪过分激动的青少年儿童谈话的要点

（1）这些感觉就像大海里的波浪来来去去、起起伏伏。当你感到非常糟糕的时候，也是你和自己的父母交谈的最好时刻，在交谈中他们可以帮助你冷静下来。

（2）即使是成年人，在这样的时刻也需要得到这样的帮助。

（3）很多成年人正在一起努力对危机事件做出反应，正在帮助那些受到危机事件影响的人们。

（4）忙着做一些事情，可以帮助我们缓解这些不好的感觉，可以使一些事情开始变得好一些。

（5）为了使我们感觉好一些，我们可以很快地做一些事情。但我们事先要和家长或值得信任的成年人商量和讨论。

（6）我们可以和孩子们这样说："这里有什么人可以和你一起谈谈，帮助你感觉好一些吗？或许我可以帮助你找到这样的人？"、"你做得非常好，让大人们知道你需要什么，让人们知道他们怎样才能帮助你是非常重要的。"

4. "脚踏实地"自我调节技术　心理干预技术中有一种叫做"脚踏实地"的技术，它可以帮助心神不定的人得到控制并稳定下来。我们可以尝试着这样做：

（1）坐在一个舒适的位置上，将你的胳膊和腿放开。

（2）慢慢地、深深地呼气和吸气。

（3）环顾你的周围，辨认和说出五种你所看到的、不会使你感到紧张的东西。在脑海里一一说出它们的名字。你可以这样对自己说："我看见了地板，我看见了一只鞋，我看见了一张桌子，我看见了一棵树，我看见了一位医生。"

（4）慢慢地、深深地呼气和吸气。

（5）接下来，辨别和说出你所听到的五种声音。在脑海里一一说出它们。你可以这样说："我听到我自己呼吸的声音，我听到一个小孩子在跑的声音，我听到一扇门关上的声音，我听到一个手机在响的声音……"

（6）慢慢地、深深地呼气和吸气。

（7）再接下来，辨别和说出五种你能感觉到的东西。在脑海里一一说出它们。你可以这样说："我能感到我的手臂放在椅子的木扶手上，我能感到我的脚趾头在鞋子里，我能感到我的背靠在椅背上，我能感到毯子裹在我的腿上……"

（8）慢慢地、深深地呼气和吸气。

如果以上这些心理干预方法在稳定情绪方面没有什么帮助，那就意味着需要向专业心理健康工作者或者心理治疗师进行咨询，寻求必要的药物治疗。

四、收集有关信息

1. 目的　确认危机事件当事人的即时需要和所关注的事情，收集必要的信息，以便制定心理危机干预实施方法。

护理人员必须记住，在绝大多数紧急心理援助的过程中，我们所能提供的危机干预服务的内容和时间，我们是否能满足危机事件当事人的需要和关注，以及我们能否有效地解决其他相关的心理危机问题，都将受制于我们对各种信息的搜集和整理。

尽管在紧急心理援助过程中进行正式的心理测量是不合适的，但依然可以询问一些与心理测量相关的问题来获得信息，以便确认有关问题，在以下方面做出必要的决定：

（1）是否需要提供及时的参考意见。

（2）是否需要提供其他类型的服务。

（3）是否需要提供进一步的心理咨询。

（4）是否需要使用紧急心理援助的其他措施。

2. 需要收集和确认的十三方面的信息

（1）危机事件当事人所经历事件的性质和严重程度。

（2）家庭成员或亲密朋友的死亡状况。

（3）对危机事件后的状况和可能持续存在的危险的关注。

（4）所爱的人的分离或对所爱的人的安全的关注。

（5）生理疾病和药物需求。

（6）由于危机事件影响而引起的重大缺失。

（7）过度的罪恶感或羞耻感。

（8）对自我或对他人进行伤害的想法。

（9）失去有效的支持性社会网络。

（10）酗酒或吸毒经历。

（11）曾遭遇过危机事件或重大缺失。

（12）曾有过的严重心理问题。

（13）对继续发展机遇的关注。

以上十三方面是我们要注意搜集和确认的信息。除此之外，我们还可以使用开放式的问题来弥补我们可能没有顾及到的其他方面的重要信息。可以通过这样的问题引出回答："我们是否还有一些没有谈到的、你必须让我知道的事情？"

在对危机事件当事人的需求保持高度敏感的同时，要十分注意搜集这些信息的方法，要关注所搜集的信息数量，以及如何针对不同的人用不同的方式提问。如果危机事件当事人同时具有很多种需求，我们要及时归纳这些需求，并区别其中哪一种需求是最迫切的。

五、对需求提供支持帮助

1. 目的 为危机事件当事人提供可行的帮助，应对他们的心理需求。

2. 确认当前最需要的帮助 如果危机事件当事人同时提出了很多要求或很多问题，我们必须注意集中精力一次解决一个问题。对于有些能够立刻解决的问题应马上帮助解决。对于有些不可能马上解决的问题，可以制定一些具体的行动步骤来帮助解决，如填报失踪人员登记表、财产损失登记表，或者为他们与有关救援组织建立联系。

在与危机事件当事人合作的过程中，要帮助他们确认目前最需要解决也能够解决的问题。如果所确认的问题能够被当事人接受，那么就能比较容易地找出解决这个问题的方法。

3. 讨论满足这些需要的行动　在进入危机事件现场前（以及进入后），我们应尽可能多地了解与此次危机援助有关的信息，这样就可以为危机事件当事人提供实际的、及时的帮助。这些信息应该包括：在哪里可以获得食品、衣服和帐篷，在哪里可以获得医疗和心理咨询服务，在哪里可以得到经济上的援助等。我们要告诉危机事件当事人确切的消息，告诉他们获得这些援助的基本条件和基本手续。

4. 采取积极的态度满足当事人的这些需要　要采取积极的态度应对危机事件当事人的需要。如我们可以主动帮助他们与有关方面取得联系，帮助他们与医疗或心理咨询组织预约，帮助他们填写一些必要的表格等。

六、与社会支持力量建立联系

1. 目的　帮助危机事件当事人与能提供支持的人员或组织建立暂时的或长久的联系，这些能提供支持的人员或组织包括：家庭成员、朋友，以及社会支持力量。

2. 与最基本的支持人员建立联系　紧急心理援助的一项重要任务，就是采取有效的措施，帮助危机事件当事人与他们最关注的人员、此刻最需要在一起的人员建立联系（直接找到、通过电话或电子邮箱）。

3. 鼓励使用即时的、有效的支持　如果危机事件当事人一时无法与他们的社会关系建立联系，应该鼓励他们利用现场可以利用的各种社会支持资源。这些支持资源包括：紧急心理援助人员、护理人员、其他危机救援人员，以及同在一起的危机事件当事人。此时，应该注意尊重危机事件当事人的自我选择。

当危机事件当事人能比较和谐地相处时，我们可以通过小组的形式进行询问，以小组的形式讨论他们的需要。提供我们所能提供的帮助。

一般来说，把年龄相近的孩子们组织在一起开展共享性的活动是非常有益的，但是要注意，不要让孩子们离他们的父母或监护人太远。我们可以为年龄小一些的孩子们提供一些图书、绘画本或积木，鼓励他们做一些轻松的、熟悉的游戏。我们还可以建议孩子唱一些他们所熟悉和喜欢的歌曲。这些活动对儿童和青少年放松紧张情绪是十分有益的。如：

（1）折纸飞机：孩子们一起折纸飞机，然后向一个固定的目标投掷。

（2）吹纸球：折一个可以充气的纸球放在桌面上，中间画一条分界线。让孩子们分成两组，向对方的方向吹。

（3）小组绘画：让孩子们坐一圈。由一个孩子开始，在一张纸上画自己想画的东西。规定 10 秒后，传递给旁边的孩子，一直到每一个人都画了。然后把画好的东西给所有的孩子们看，让大家说出别人想表达的意思。要建议孩子们画积极的事物，不画灾难性事件。

（4）涂鸦活动：每两个孩子一组，一个孩子在纸上随便画几笔，然后另一个孩子把这些笔画连接起来，变成一幅有意义的图画。

4. 就寻求支持和给予支持进行讨论　我们要帮助危机事件当事人理解社会支持的价值，要帮助他们理解怎样才能对他人有帮助。

我们可以告诉他们，专家认为，危机事件当事人要从灾难影响中尽快恢复，与他人建立联系是非常重要的。要帮助他们了解，一般压力与危机压力是有区别的。危机压力可以使人不断地想回避对危机的记忆，也可以使人不断地记起危机事件。我们还应该让他们知道，随着灾难事件的发生，有些人会选择不谈论危机经历；或者直到很久以后，当人们感到足够安全的时候，有些人才敢谈论自己的灾难经历；或者只有危机事件当事人感到足够安全的时候，他们才会在很多场合谈论自己的灾难经历。因而，当我们面对危机事件时，每个人都花一些时间和自己亲密的人在一起，或者和自己能够接受的人在一起，尽管可能不说话，也会感到更好一些。

5. 当社会支持不能起到作用的时候　我们要告诉每一个人，当他们发现自己所关心和支持的人依然表现出极度的孤独，或者极度的退缩性行为的时候，他们应该帮助他（或她）选择其他一些或许能对他（或他）有帮助的人。受到支持和关心的人们也需要知道，如果自己还需要更多的帮助，可以寻找那些能够更好地倾听的人。

我们要让每一个人知道，只要是积极的社会支持，只要是当事人能够接受的支持，都会对当事人从危机状态中恢复良好的心理起关键性的作用。

七、提供应对心理危机方法的信息

1. 目的　提供心理压力反应的信息和应对心理危机方面的信息，帮助危机事件当事人减缓心理压力，促进心理自我调节功能的恢复。这些信息包括：

（1）关于到目前为止已知的灾难性事件的基本信息。

（2）关于正在开展哪些救援行动来帮助和支持他们的信息。

（3）关于可以在哪里和可以用什么方式获得救援服务的信息。

（4）关于灾难性事件后可能发生的应激反应以及如何应对这些反应的信息。

（5）关于自我照顾和家庭照顾的信息。

（6）关于应对心理危机方法的信息。

我们在提供各种信息的时候，一定要对在什么时候提供什么信息进行必要的评估，要为危机事件当事人提供最需要的，也是最有用的信息。

2. 提供应对心理压力方法的基本信息　在适当的时候和适当的地点讨论

各种可能的应对心理压力方法是非常有益的。讨论的重点应当放在怎么样做才是积极的、能有效调整自己心理状态的方法。

（1）积极的应对方法：有助于减轻焦虑、放松压抑反应、改善当前心态的应对方法都是积极的。总的来说，有可能帮助人们积极应对心理压力的基本方法有：①与他人谈论以获得物质上的援助和心理上的支持。②恢复日常的起居、饮食和锻炼习惯。③从事那些能够主动分散注意力的活动（体育锻炼、各种爱好、阅读书籍）。④最大可能地保持正常的、有规律的生活节奏。⑤安排一些令人愉快的活动。⑥吃有益于健康的食品。⑦注意休息。⑧经常花一些时间和他人在一起。⑨参加一个具有支持性的组织。⑩使用一些能够使自己放松的方法。⑪使用能够使自己冷静下来的自我对话。⑫适当地做一些心理放松操。⑬寻求心理咨询。⑭坚持记日记。

（2）消极的应对方法：趋向于对问题纠缠不休，造成心理压力越来越大的方法都是消极的。包括：①依靠乙醇或毒品来使自己消沉。②脱离各种活动。③脱离家人或朋友。④加班加点地工作。⑤对他人发怒或使用暴力。⑥羞辱他人。⑦过量饮食。⑧过度地观看电视节目或无休止地玩电子游戏。⑨做冒险的事情或者从事危险性很高的活动。⑩不关心和照料自己（在睡眠、饮食、锻炼等方面）。

3. 展示简单的心理放松技巧　呼吸操练可以帮助减轻由于过分激动而引起的生理紧张。呼吸操练是一种简单的操练，可以在较短的时间里学会。儿童和青少年也可以使用这样的呼吸技巧。家长督促孩子一天做几次这样的操练，反过来，孩子也督促家长这样做，对于放松紧张情绪都是有好处的。紧急心理援助人员也可以为危机事件当事人提供有关这方面的小册子，用来强化这种放松技巧的使用。

（1）对青少年：①慢慢地吸气，通过你的鼻子，慢慢地将空气舒服地吸入你的肺，进入你的肚子。②静静地、轻轻地对自己说："我的身体现在充满了安静。"③慢慢地呼气，通过你的嘴，将你肺里的所有的气都吐出来。④静静地、轻轻地对自己说："现在我的身体正在放松。"⑤慢慢地、舒舒服服地重复做 5 次。

（2）对儿童：①让我们来做一种与平时不同的呼吸，它能帮助我们的身体安静下来。②把你一只手放在你的胃上（做动作）。③好，现在我们用我们的鼻子来吸气。④当我们吸气的时候，我们要吸入很多空气，让我们的胃像这样挺出来（做动作）。⑤好，现在我们用嘴把我们吸入的空气慢慢地呼出来。⑥当我们呼出空气时，我们的胃开始缩进去（做动作）。⑦现在让我们再慢慢地吸气，做同样的动作，我数到 3。⑧然后，让我们慢慢地呼气，我数到 3。⑨现在让我们一起再来做。

可以帮助深呼吸的其他活动还有：①用肥皂液吹泡泡；②用口香糖吹泡泡；③在桌子上相互吹纸球。

4. 对儿童提供特殊关怀 危机事件发生后，对于恢复家庭心理状态来说，最重要的是要在尽可能的范围内最大限度地恢复家庭的日常生活习惯。我们要鼓励父母或家庭监护人员尽可能按照以往的习惯，恢复吃饭的时间、睡眠的时间、起床的时间、阅读的时间和玩耍的时间。这些习惯的恢复应该从居住在紧急救助的帐篷或临时居住的地方开始。

护理人员要鼓励家庭成员和青少年特别注意自己生理上的健康。生理上的健康包括：保证足够的睡眠、摄入适当的营养（包括饮料的摄入）、进行适当的锻炼、保持良好的个人卫生、参与一些良好的活动等。

我们还要特别注意帮助家庭成员相互理解。这些相互理解包括：对不同应激反应的理解、对不同经历的理解、对不同的恢复过程的理解。此外，在相互交流和理解方面我们还要帮助家庭成员建立一个发展计划。

5. 为"愤怒管理"提供帮助 在危机事件发生后，由于各种压力和困境，加上睡眠不足，一些当事人容易产生极端的愤怒情绪，或者不容易控制和管理自己的愤怒情绪。我们应当在适当的条件下，为这样的人提供必要的心理支持和帮助，与他们讨论如何控制和管理自己的愤怒情绪，向他们介绍或推荐一些愤怒管理的技巧。这些技巧是：

（1）采取"搁一会儿"或者"冷静下来"的方法。

（2）提醒自己，发火对于得到自己所想得到的东西是没有任何益处的，发火会伤害与自己有重要关系的人。

（3）增加锻炼或者进行一些能降低自己紧张情绪的活动。

（4）和自己的朋友谈谈是什么使你生气。

（5）成年人要记住，当自己实在无法控制地想发火或者很急躁时，要委托家庭的其他成员临时帮助监管好自己的孩子。

6. 及时处理严重的负面情绪 在危机事件过后的一段时间里，危机事件当事人会总在想，是什么原因引起了危机事件的发生，他们自己是如何反应的，以及他们接下来的情况会怎样。对这些问题的想法或者观念会加重"当事人的心理压力，特别会形成对当事人心理具有负面作用的罪恶感或羞耻感。我们要耐心地倾听当事人对于这类负面想法或负面观念的倾诉，并且帮助他们确认和形成一些可以替代的积极理念，帮助他们减轻心理压力。

最重要的是要帮助危机事件当事人认识到，仅仅他或她认为自己是有罪的，那是不真实的。如果危机事件当事人不能够接受这样的观点，我们可以为他们提供一些可以替代他们的看法的积极看待事件的理念。

7. 为有睡眠障碍的人提供帮助 随着危机事件的发生和随后产生的困境，

危机事件当事人很容易产生睡眠障碍。我们可以通过询问来了解人们的睡眠状况和睡眠习惯，主动帮助他们改善睡眠质量。

改善睡眠的方法有以下一些：

（1）每天晚上按时上床入睡，每天早晨按时起床。

（2）减少酒精的摄入量，过度饮酒会降低睡眠的质量。

（3）下午和傍晚不喝含有咖啡因的饮料，如咖啡和某些软饮料。

（4）增加日常锻炼量，但不要在就寝前锻炼。

（5）在睡觉前做一些能让自己安静下来的事情，如听一些旋律优雅轻柔的乐曲或者阅读书籍。

（6）控制白天休息打盹的时间，一般不超过 15 分钟，在下午 4 点钟后不再休息打盹。

（7）白天担心的事情会形成残留影响，使晚上不容易入睡。与他人就这些事情进行讨论并得到他人的帮助，可以改善晚上的睡眠状况。

8. 有效处理"物质滥用"的问题　发现危机事件当事人有物质滥用的情况时，我们可以：

（1）用科学的道理来教育那些依靠滥用物质来减轻心理压力的当事人。这些人往往觉得可以通过喝酒、吃药或者吸毒来减轻因为危机事件带来的心理压力。

（2）与物质滥用的当事人讨论依靠乙醇或毒品来应对危机和心理压力可能产生的后果。

（3）与他们讨论并相互达成协议，保证以安全的形式使用或者永远不使用酒精和毒品。

（4）与当事人讨论如果放弃对乙醇或毒品的依靠，他们会遇到哪些可能的困难，会产生什么样的生理上的不适和心理上的不适。

（5）在适当的时候，在当事人能接受的情况下，可以为当事人提供有关物质滥用的心理咨询信息。

（6）如果当事人先前曾接受过物质滥用的心理治疗，应该鼓励他或她在随后的几个星期和几个月中再次接受心理治疗。

八、与其他救援服务建立联系

1. 目的　帮助危机事件当事人与其他救援服务建立联系，为他们以后所需要的心理服务提供信息。

2. 与所需要的救援服务建立直接联系　通过与危机事件当事人讨论他们当前所关心的重要问题来确定是否需要为他们提供进一步的信息，是否需要帮助他们与其他救援组织建立直接联系。如果危机事件当事人对其他救援服务有兴趣，我们应该尽可能帮助他们与这些组织建立联系，如陪同他们到这些救援组织的所在地，协助这些救援组织与危机事件当事人安排见面地点和时间。

当准备提供进一步的信息和实施进一步安排的时候，我们要注意：

（1）首先要总结与危机事件当事人讨论的结果，确认他们的需要和所关注的事情。

（2）其次，要再次检查自己总结的准确程度。

（3）向危机事件当事人描述将向他们提供服务的内容，包括这些服务将怎样起作用，以及如果他们去寻求这些服务，可能要做的一些事情。

（4）询问他们对这些问题的反应和意见。

（5）将以上情况写成书面材料。如果可能，还应与他们确定适当的地点和时间，及给予他们情况反馈。

3. 推进救援服务系统之间的长期服务关系　对大多数危机事件当事人来说，他们还有一个很重要的关注事情，就是他们是否能够与我们或者其他使他们感到有帮助的人员保持长时间的联系，尤其在他们面对各种需要应对的问题的时候。

在大多数情况下，危机事件当事人与我们保持长久的接触是不太可能的，因为我们将会离开救援现场或者救援中心，会到其他一些地方去提供进一步的救援服务。然而，如果我们在实施危机救援活动后不久就"消失"了，也会使危机事件当事人产生被放弃、被拒绝的感觉。因此，我们可以运用以下的一些策略，为危机事件当事人创造一种受到连续关怀和帮助的感觉：

（1）如果愿意并能够在危机事件以后为危机事件当事人继续提供服务，可以向他们提供如何保持联系的信息，如个人的名片、联系电话等。

（2）简要地告诉他们，在随后的几天里在什么地方可以找到你（如果这地点是确定的），这样使他们感到，需要联系的时候知道在哪里可以找到你。

（3）为他们提供当地心理健康服务组织的名称和地址，还有心理健康专业人员、志愿人员的姓名和地址。通常这种信息在危机发生后的短时间里是不容易得到的，但紧急心理援助人员要在危机事件救援现场注意搜索，或在遇到这样的人员时要注意留下联系地址和电话。

（4）向危机事件当事人介绍其他的心理健康工作人员、医疗人员、社会援助人员，这样他们不仅知道你，也知道其他一些援助人员。

有些时候，由于紧急心理援助人员不断更换，危机事件当事人会因为他们要向不同的紧急心理援助人员反复地说一个同样的情况或讲述一个同样的故事而感到不舒服。我们应该尽量避免这种现象的发生，我们在离开自己负责的岗位时，应主动让危机事件当事人了解这个情况，并要负责任地向来接替的紧急心理援助人员介绍有关情况。如果可能，还应当在原岗位上和新来的援助人员合作一些时间，介绍自己所负责的当事人或人群，告诉新来的紧急心理援助人员他们需要继续了解的情况。

九、实施紧急心理援助的注意事项

我们在进入危机事件发生现场之后，在实施紧急心理援助的时候，要注意以下四方面。

（一）紧急心理援助人员的基本行为规范

1. 必须在正式认证的心理危机干预系统内实施行动。

2. 在危机事件应对过程中要随时做出榜样，要始终表现出冷静，要有组织性，并始终具有帮助性。

3. 要随时随地为被救援人员提供可操作的有效帮助。

4. 要始终保持恰如其分的自信。

5. 要始终坚守自己的专业范围和指定的工作岗位。

6. 在其他救援组织有需要时，能提供有效的信息和资料。

7. 对可能存在的文化差异和事物变化的多样性，要始终保持了解和敏锐性。

8. 始终注意自己的情绪反应和生理反应，要主动调节自己的各种不适当反应。

（二）紧急心理援助人员提供心理援助的基本方式

紧急心理援助人员在与危机事件当事人交谈中，要注意以下交往方式：

1. 首先要做到有礼貌的、客观的观察，不要急于介入。然后询问一些简单的、尊重他人的问题，与危机事件当事人探讨如何能为他们提供帮助。

2. 只有在对整个情况、对危机事件当事人或家庭有所了解并确信自己的接触不会产生侵犯或损害时，才能开始与危机事件当事人的交往。

3. 对于危机事件当事人可能采取的回避或一拥而上的行为都要有充分的准备。要和每一个希望与你接触的当事人保持简单明了但又是热情尊重的交往。要冷静地说话，要始终保持耐心、呼应和同理心。

4. 说话时要始终使用简单的、具体的词语，尽可能不使用专业术语，要尽量说得慢一点。

5. 如果危机事件当事人想要与紧急心理援助人员交谈，要随时准备倾听。在倾听时，要集中注意了解他们想告诉我们什么，他们希望我们如何帮助他们。

6. 要注意了解危机事件当事人在如何保护自己安全方面、在如何到达现在的场所等方面做了什么，有什么积极的措施。

7. 紧急心理援助人员要使自己所提供的信息有助于危机事件当事人直接

实现他们所要达到的目的。在必要的时候或对方未理解的时候，要反复说清楚自己的意思。

8. 要为危机事件当事人提供准确的、适合他们年龄特点的有关信息，要随时纠正他们不准确的观念。如果紧急心理援助人员自己对有关的事情不是很清楚，要告诉危机事件当事人我们还不清楚，并表示会努力去寻找答案。

9. 如果紧急心理援助人员的讲话是需要别人来翻译或转达的，那么紧急心理援助人员要用眼睛看着那些需要沟通的人，而不是看着做翻译或转述的人。

10. 紧急心理援助人员要始终记住，紧急心理援助的目的是减轻危机事件当事人的心理压力，为他们的需要提供及时的帮助，推动危机事件当事人心理功能的有效发挥，而不是引出或了解当事人经历危机事件的细节，也不是了解或确认他们在危机事件中所遭受损失的细节。

（三）紧急心理援助人员与儿童和青少年的交往

紧急心理援助人员在与儿童青少年交谈中，要注意以下交往方式：

1. 与儿童交往时，我们要注意自己的眼睛和儿童的眼睛处在同一水平线上。

2. 要帮助儿童用各种方式表达出他们想表达的感觉、他们所关注的问题。为儿童提供可以表达自我情绪反应的、简单的标志（如悲伤、害怕、担心等）。尽可能使用儿童能接受的语言和他们交流，帮助他们理解自己和理解他人。要尽可能多地使用直接的、简洁的语言。

3. 紧急心理援助人员要注意，青少年通常愿意使用成年人的语言而不愿意使用儿童语言来表达他们的感觉和所关注的问题。

（四）紧急心理援助人员应该注意避免的行为

由于紧急心理援助人员的原有工作背景不一样，知识结构不一样，会形成一些原有的职业工作中说话的特点。因此，当我们面对经历过危机事件冲击的当事人时，要十分注意我们的语言表达。我们要尽可能避免以下一些问题：

1. 尽可能避免使用肯定的语言来述说危机事件当事人正在经历什么事情，或者已经经历了什么事情。

2. 尽可能避免使用肯定的语言来述说凡是遇到危机事件的人都会产生心理障碍。

3. 尽可能避免语言"病理化"。要帮助危机事件当事人理解，面对危机事件所产生的绝大多数应激行为都是可以理解的，都是正常的，尽管每个人的反应方式可能有所不同。要避免把这些反应称作"症状"，要避免在谈话中使用"诊断"、"条件反射"、"神经质"、"心理障碍"等专业性词语。

4. 尽可能避免以蔑视的方式、以恩人自居的方式与危机事件当事人谈话；

要尽可能避免把谈话的重点放在危机事件当事人的无助、弱点、错误或者无能上。要把谈话重点放在危机事件当事人在危机中和在现在的环境里已经做了哪些有效的事情，或者放在为帮助别人需要方面做了哪些贡献上。

5. 尽可能避免认为所有危机事件当事人都肯定需要和紧急心理援助人员交谈。援助人员在危机事件现场积极而冷静的表现会使那些受危机事件影响的人感到更安全，会更有能力去应对危机事件。

6. 尽可能避免通过询问和了解危机事件发生的细节来开展紧急心理援助工作。

7. 尽可能避免自己做推测，避免提供错误的或者不具体的信息。如果我们不了解被问的事情，就应该尽可能地去了解具体的事实。

8. 尽可能避免向危机事件当事人建议某些连紧急心理援助人员自己也不清楚的应对方法，要避免把某些观点和想法当作事实。

参 考 文 献

1. 郑静晨，侯世科，樊毫军. 灾害救援医学. 北京：科学出版社，2008.

2. 李玉春. 社区护理学. 北京：人民卫生出版社，2012.

3. 杨晓媛. 灾害护理学. 北京：军事医学科学出版社，2009.

4. 曹广文. 灾害医学. 上海：第二军医大学出版社，2011.

5. 初建宇，苏幼坡. 城市地震避难疏散场所的规划原则与要求. 世界地震工程，2006，22
   （4）：80-83.

6. 王一镗，刘中民. 灾害医学. 镇江：江苏大学出版社，2009.

7. 张连阳，麻晓林，姚元章. 灾害医学特征及人才培养途径. 医学教育探索，2009，8
   （9）：1042-1043.

8. 孙秋菊. 灾害医学的发展及挑战. 医学与社会，2009，22（10）：28-30.

9. 陈千，徐昌，宋耀君. 大城市灾害医学救援体系构想. 解放军医院管理杂志，2013，20
   （3）：263-265.

10. 段华明. 人类对灾害的认知. 南方日报，2006-05-18.

11. 南裕子，渡边智惠，张晓春，等. 日本灾害护理学的发展与现状. 中华护理杂志，
    2005，40（4）：263-265.

12. 张利岩，韩淑珍. 论灾害护理学在中国的现状与发展. 中国急救复苏与灾害医杂志，
    2007，2（2）：123-125.

13. 张清. 我国灾害护理学及灾害护理教育现状分析与启示. 护理研究，2009，23（4A）：
    1923-1924.

14. 张清，陈美芳，杨同红. 日本灾害护理学的发展对我国灾害护理教育的启示. 中华护
    理教育，2009，6（3）：137-139.

15. 刘巍. 灾害护理学的发展及护理工作的相关性. 吉林医学，2009，30（20）：
    2535-2536.

16. 王云，程丽，秦楠，等. 灾害护理发展现状及备灾护理教育必要性的思考. 齐鲁杂志，
    2013，19（3）：47-48.

17. 侯世科，樊毫军. 灾害医学救援中应把握的几个要点. 军医进修学院学报，2010，31
    （3）：280-281.

18. 侯世科，杨轶，杨炯，等. 从中国国际救援队救援实战谈灾害紧急医疗救援. 解放军医院管理杂志，2008，15（11）：1019-1020.

19. 胡小南，王与荣，袁波，等. 关于构建应急医学救援队的几点思考. 医学研究生学报，2010，23（1）：74-75.

20. 刘亚华，侯世科，樊毫军. 中国国际救援队在汶川地震搜救现场的医疗组织与急救. 中华急诊医学杂志，2008，17（8）：791-793.

21. 苗国典，魏捍东. 地震灾害应急救援队行动准则初探. 消防科学与技术，2008，27（9）：678-681.

22. 唐俊. 试论生物灾害医疗救援队的建设. 中国急救复苏与灾害医学杂志，2008，3（10）：577-579.

23. 王陇德. 突发公共卫生事件应急管理—理论与实践. 北京：人民卫生出版社，2008.

24. 王与荣，胡小南. 谈应急医疗救援队建设. 解放军医院管理杂志，2010，17（10）：938-940.

25. 姚国庆，张亮，丁琴，等. 军地联合组建应急医学救援队的思考. 解放军医院管理杂志，2010，17（10）：944-945.

26. 姚卫光. 关于组建我国突发公共事件医疗救援队的思考. 卫生软科学，2007，27（6）：472-473.

27. 张洪存. 建立适应我国国情的灾害医学救援队伍. 中国急救复苏与灾害医学杂志，2010，5（4）：319-321.

28. 郑静晨，樊毫军，侯世科. 从中国国际救援队国外地震救援实战论灾害医疗救援模式. 中国急救复苏与灾害医学杂志，2006，1（1）：23-25.

29. 国务院. 国家突发公共事件总体应急预案. 2006.

30. 王仙园. 野战护理学. 北京：人民卫生出版社，2009.

31. 陈海花. 应急护理学. 北京：人民卫生出版社，2011.

32. 王仙园. 现代战创伤护理. 北京：人民军医出版社，2005.

33. 肖华军. 航空供氧防护装备生理学. 北京：军事医学科学出版社，2003.

34. 石海明，杨海平，赵伯诚. 直升机医学救护与救援. 北京：人民军医出版社，2010.

35. 马中立，王建昌. 临床航空医学进展2010. 北京：人民卫生出版社，2011.

36. 李莉，杨小平，苏迅，等. 2009年卫勤演习空运后送护理及其装备的实践探讨. 医疗卫生装备，2010，31（7）：100-101.

37. 孙巍，钟方虎，张津晖，等. SKWZ01-100空运救护装备的研制. 医疗卫生装备，2004，25（5）：9-10.

38. 安瑞卿，陈良恩，张晓丽. 关于发展我军空中医院的总体构想. 空军医学杂志，2011，27（4）：185-188.

39. 王一镗，刘中民. 灾难医学. 镇江：江苏大学出版社，2009.

40. 徐如祥. 地震灾害医学. 北京：人民军医出版社，2009.

41. 周忻, 徐伟, 袁艺等. 灾害风险感知研究方法与应用综述. 灾害学, 2012, 27 (2): 114 – 117.

42. 邱慧萍. 灾难性危机事件的心理干预. 江西农业大学学报, 2004, 3 (1): 134.

43. 彭聃龄. 普通心理学 (修订版). 北京: 北京师范大学出版社, 2001.

44. 董惠娟, 顾建华等. 论重大突发事件的心理影响及本体应付以印度洋地震海啸为例. 自然灾害学报, 2006, 15 (4): 88-91.

45. Gilliland BE, James RK. 危机干预策略. 肖水源, 译. 北京: 中国轻工业出版社, 2000.

46. 李莘, 罗艳华, 瞿丽玲, 等. 地震灾区救护护士心理反应与应对方式的分析 [J]. 中华护理杂志, 2008, 43 (12): 1070-1072.

47. 李权超, 王应立. 军人心理应激反应与心理危机干预. 临床心身疾病杂志, 2006, 12 (2): 136-138.

48. 尚蕾, 王择青. 创伤后的应激障碍及其预测因素. 中国临床康复, 2005, 16 (9): 127-129.

49. 陈美英, 张仁川. 突发灾害事件的心理应激与危机干预. 临床和实验医学杂志, 2006, 12 (5): 1960-1961.

50. 姜乾金. 医学心理学. 北京: 人民卫生出版社, 2010.

51. 麻晓琳, 张连阳. 灾害医学. 北京: 人民卫生出版社, 2010.

52. 中国红十字会总会. 救护. 北京: 社会科学文献出版社, 2007.

53. 梁万年, 王声湧, 田军章. 应急医学. 北京: 人民卫生出版社, 2012.

54. 王正国. 灾难和事故的创伤救治. 北京: 人民卫生出版社, 2005.

55. 彭学明. 核设施核事故应急预案与应急准备. 职业卫生与病伤, 2012, 27 (6): 360-362.

56. 夏治强. 《2010 年美国陆军武器系统》化生放核防护装备介绍. 装备与技术: 6-16.

57. 易湛苗, 翟所. 药师在医院核辐射和放射事故应急准备与响应工作中的作用. 中国药房, 2012, 23 (9): 859-862.

58. 赵斌, 张军帅, 刘培勋. 辐射防护剂研究现状及其进展. 核化学与放射化学, 2012, 34 (1): 8-13.

59. 张雷, 李小玲, 曾祥文, 等. 核事故一二级应急医学救援的组织与实施要点探讨. 人民军医, 2012, 55 (3): 212-213.

60. 南新中, 郭宝石, 刘波. 核事故医学应急救援有关问题的探讨. 中国辐射卫生, 2012, 21 (4): 469-470.

61. 蒲小金, 阳琴. 从核泄漏事故后的恐慌看循证健康教育的重要性. 教育研究, 2012, 30 (8): 27-28.

62. 王川, 张建国, 王月兴. 核潜艇海上核事故医学应急救援研究. 原子能科学技术, 2012, 46: 689-693.

63. 牛颖梅，郝凤桐. 急性刺激性气体中毒防治研究现状. 职业卫生与应急救援，2012，30 (4)：190-193.

64. 闫照琴，侯颖慧，杜娟. 常见的急性中毒性疾病及其治疗与护理. 中外医疗，2011，36：152.

65. 戴冬梅. 苯胺与硝基苯中毒的救护体会. 中国临床研究，2012，25 (10)：1036-1037.

66. 孙维生. 化学事故的现场抢险. 职业卫生与应急救援，2010，28 (3)：119-121.

67. 梁艳冰. 群体急性化学中毒的一体化救治. 成都医学院学报，2012，7 (3z)：300-301.

68. 车志军，陆琳，孙福军. 国境口岸生物恐怖特征及医学现场关键应对要点的分析. 中国国境卫生检疫杂志，2012，35 (1)：51-55.

69. 曹勇平，贾德胜. 反生物恐怖袭击医学救援中人员洗消技术与装备. 中华卫生杀虫药械，2012，18 (3)：181-184.

70. 刘炬，徐俊杰，陈薇. 炭疽杆菌检测方法的研究现状与展望. 微生物学报，2012，52 (7)：809-815.

71. 陈焕永，张新. 炭疽的早期识别及处理. 医学与哲学，2010，31 (9)：15-18.

72. 杨瑞馥. 鼠疫耶尔森菌的研究及其军事医学意义. 解放军医学杂志，2012，37 (3)：172-176.

73. 祖正虎，许晴，张文斗，等. 生物恐怖视角下的天花应对策略研究进展. 军事医学，2013，37 (2)：146-149.

74. 许晴，祖正虎，张文斗. 天花生物恐怖风险下最优疫苗接种比例. 军事医学，2012，36 (10)：736-744.

75. Carl H, Kristi L, Eric K. A Medical Disaster Response To Reduce Immediate Mortality After An Earthquake. The New England Journal of Medicine, 2008, 334 (7)：438-444.

76. Garry S, Simon B, Beverley R. Disaster Medical Assistance Teams：What Psychosocial Support is Needed? Prehospital and Disaster Medicine, 2008, 23 (2)：202-207.

77. Koji Mori, Seiichiro Tateishi, Koh Hiraoka, et al. How Occupational Health can Contribute in a Disaster and What We should Prepare for the Future-Lessons Learned through Support Activities of a Medical School at the Fukushima Daiichi Nuclear Power Plant in Summer 2011. J Occup Health, 2013, 55：6-10.

78. Jonghyun Kim. Categorizing accident sequences in the external radiotherapy for risk analysis. Radiat Oncol J, 2013, 31 (2)：88-96.

79. Mettler Jr FA, Brenner D, Coleman CN, et al. Can Radiation Risks to Patients be Reduced Without Reducing Exposure? The Status of Chemical Radio-protectants. Am J Roentgenol, 2011, 196 (3)：616-618.

80. Annetta Watson, Linda Hall, Ellen Raber, et al. Developing Health-Based Pre-Planning Clearance Goals for Airport Remediation Following Chemical Terrorist Attack：Introduction and Key Assessment Considerations. Human and Ecological Risk Assessment, 2011, (17)：2-56.

81. Cardoso DR, Cardoso TA. Bioterrorism: data of a recent history of risks and uncertainties. Cien Saude Colet, 2011, 16 (11): 821-830.

82. Switala CA, Coren J, Filipeto FA, et al. Bioterrorism--a health emergeney: do physicians believe there is a threat and are they prepared for it. Am J Disaster Med, 2011, 6 (3): 143-152.

83. Muller KM, Arndt KM. Standardization in synthetic biology. Methods Mol Biol, 2012, 813: 23-43.